Zertifizierte Fortbildung 2005 – 2006

Beiträge, Fragen und Antworten aus dem Rettungsdienst

Zertifizierte Fortbildung 2005 – 2006

Beiträge, Fragen und Antworten aus dem Rettungsdienst

Herausgeber

Frank Flake
Klaus Runggaldier
Thomas Semmel

Mit Beiträgen von

Matthias Bastigkeit
Dirk Biersbach
Boris Lutomsky
Ulrich Mayer
Oliver Peters / Paul Müller-Lindloff
Oliver Peters / Markus Niemann
Oliver Peters
Christoph Redelsteiner / Heinz Kuderna / Wolfgang Schaden
Hans Richter / Carsten Waskow / Stefan Poloczek
Frank Scheinichen / Christiane Mayer / Frank Flake
Ralf Schnelle
Robert Stangl / Peter Rupp
Marcus Stoetzer
Tim Viergutz / Jochen Hinkelbein / Harald Genzwürker

Verlagsgesellschaft Stumpf + Kossendey mbH, Edewecht 2007

Bibliografische Information der Deutschen Nationalbibliothek

Die Deutsche Bibliothek verzeichnet diese Publikation in der Deutschen Nationalbibliografie; detaillierte bibliografische Daten sind im Internet über http://dnb.d-nb.de abrufbar.

© Copyright by Verlagsgesellschaft Stumpf und Kossendey mbH, Edewecht 2007
Satz: Stumpf und Kossendey mbH, Edewecht
Umschlagfotos: BilderBox
Druck: Media-Print, Paderborn

ISBN 978-3-938179-45-1

Inhalt

Vorwort 7

Beiträge und Fragen

1. *Apoplektischer Insult: Der »Blitzschlag im Gehirn«* 9
2. *Asthma bronchiale: Ursachen, Symptome, Maßnahmen* 21
3. *Neugeborenen-Management im Rettungsdienst* 33
4. *Akutes Koronarsyndrom: Ursachen, Symptome, Maßnahmen* 45
5. *Das 12-Kanal-EKG: Standardableitungen im Rettungsdienst* 59
6. *Einsatzdokumentation im Rettungsdienst: Ein Mittel zur Qualitätsverbesserung?* 73
7. *Vergiftungen: Zum Stand der präklinischen Therapie* 87
8. *»Bretter, die die Welt bedeuten«: Das Spineboard* 103
9. *Pathophysiologie, Symptome und Primärversorgung des Schocks* 115
10. *Präklinische Narkose in der Rettungsmedizin, Teil I* 129
11. *Präklinische Narkose in der Rettungsmedizin, Teil II* 141
12. *Schrittmacher, AICD und implantierbare Ereignisrekorder* 149
13. *Analgetika im Rettungsdienst: Allgemeine Aspekte* 165
14. *Analgetika im Rettungsdienst: Zentral wirksame Substanzen* 175
15. *Reanimation nach den gültigen Leitlinien des ERC* 187
16. *Postexpositionelle HIV-Prophylaxe im Rettungsdienst* 201
17. *Der hypothermische Notfall: Ein Einsatz mit vielen Facetten* 211
18. *Tauchunfälle: Die Physik bestimmt den Notfall* 225
19. *Gynäkologische Notfälle* 239
20. *Der anaphylaktische Schock* 251
21. *Behandlung von Extremitätenfrakturen – Schienungssysteme im Überblick* 261
22. *Verletzungen im Bereich von Mund, Kiefer und Gesicht* 277
23. *Verletzungsmechanismen bei Pkw-Unfällen* 289
24. *Toxikologie der Ätzmittel: Behandlungsstrategien* 301

Antworten

1	*Apoplektischer Insult: Der »Blitzschlag im Gehirn«*	314
2	*Asthma bronchiale: Ursachen, Symptome, Maßnahmen*	315
3	*Neugeborenen-Management im Rettungsdienst*	316
4	*Akutes Koronarsyndrom: Ursachen, Symptome, Maßnahmen*	317
5	*Das 12-Kanal-EKG: Standardableitungen im Rettungsdienst*	318
6	*Einsatzdokumentation im Rettungsdienst: Ein Mittel zur Qualitätsverbesserung?*	319
7	*Vergiftungen: Zum Stand der präklinischen Therapie*	320
8	*»Bretter, die die Welt bedeuten«: Das Spineboard*	321
9	*Pathophysiologie, Symptome und Primärversorgung des Schocks*	322
10	*Präklinische Narkose in der Rettungsmedizin, Teil I*	323
11	*Präklinische Narkose in der Rettungsmedizin, Teil II*	324
12	*Schrittmacher, AICD und implantierbare Ereignisrekorder*	325
13	*Analgetika im Rettungsdienst: Allgemeine Aspekte*	326
14	*Analgetika im Rettungsdienst: Zentral wirksame Substanzen*	327
15	*Reanimation nach den gültigen Leitlinien des ERC*	328
16	*Postexpositionelle HIV-Prophylaxe im Rettungsdienst*	329
17	*Der hypothermische Notfall: Ein Einsatz mit vielen Facetten*	330
18	*Tauchunfälle: Die Physik bestimmt den Notfall*	331
19	*Gynäkologische Notfälle*	332
20	*Der anaphylaktische Schock*	333
21	*Behandlung von Extremitätenfrakturen – Schienungssysteme im Überblick*	334
22	*Verletzungen im Bereich von Mund, Kiefer und Gesicht*	335
23	*Verletzungsmechanismen bei Pkw-Unfällen*	336
24	*Toxikologie der Ätzmittel: Behandlungsstrategien*	337

Anhang

Literatur 340

Abbildungsnachweis 348

Herausgeber / Autoren 349

Vorwort

Fortbildung nimmt im Rettungsdienst einen breiten Raum ein. Dies ist wichtig, um eine effiziente Patientenversorgung auf hohem Niveau zu gewährleisten. Entsprechend ist die Pflicht zur Fortbildung in vielen Rettungsdienstgesetzen der einzelnen Bundesländer klar geregelt. Arbeitgeber und Mitarbeiter sind im Normalfall gegenüber dem Rettungsdienstträger verpflichtet, ihre meist 30 Fortbildungsstunden pro Jahr nachzuweisen. Zur Ableistung dieser Pflichtfortbildungen gibt es mehrere Möglichkeiten. Üblicherweise erfolgt die Fortbildung in einer Rettungsdienstschule oder innerhalb des eigenen Rettungsdienstbereiches und ist häufig mit einem hohen organisatorischen und zeitlichen Aufwand verbunden.

Mit der Reihe »Zertifizierte Fortbildung« der Zeitschrift RETTUNGSDIENST wurde vor nunmehr fast drei Jahren ein ganz spezielles Fortbildungsangebot für das Rettungsfachpersonal gestaltet. Seit Januar 2005 wird jeden Monat ein Fortbildungsbeitrag im Heft präsentiert. Alle Abonnenten haben nach intensiver Lektüre die Möglichkeit, 10 Fachfragen im Multiple-Choice-Format via Internet zu beantworten. Damit können die Leser ihr Fachwissen unter Beweis stellen und erhalten bei regelmäßiger, erfolgreicher Teilnahme am Jahresende ein Zertifikat.

Schnell waren fast alle namhaften Organisationen mit eingebunden und haben mit ihrer Teilnahme das System unterstützt. Dafür gilt ihnen unser besonderer Dank. Somit werden die Zertifikate von fast allen Rettungsdienstorganisationen anerkannt und können dort zur Anrechnung der Fortbildungsstunden eingereicht werden.

Die große Resonanz von mehr als 1.000 Teilnehmern im Monat und die vielen positiven Rückmeldungen zeigen, dass dieser Weg zeitgemäß, bedarfsgerecht und nutzbringend ist. Daher wird die »Zertifizierte Fortbildung« fortgeführt, verbunden natürlich mit der Hoffnung, weitere unterstützende Organisationen und Teilnehmer zu gewinnen – die übrigens über ein »ZF-Abo« auch ohne Heftbezug mitmachen können.

Viele Leserinnen und Leser haben angeregt, die Beiträge in gebundener Form zu erhalten, um das Wissen aus der ZF jederzeit greifbar zu haben. Diesem Wunsch haben wir gern entsprochen und mit dem vorliegenden Buch die ersten 24 ZF-Beiträge inklusive Fragen und Antworten zusammengestellt.

Da gerade die Notfallmedizin ständigen Weiterentwicklungen und Veränderungen unterliegt und die ersten Beiträge Anfang 2005 veröffentlicht wurden, weisen wir darauf hin, dass die einzelnen Buchbeiträge ggf. kritisch vor dem Hintergrund bereits fortgeschrittener Entwicklungen und neuer Erkenntnisse zu betrachten sind.

Wir hoffen, mit diesem Buch das fundierte Wissen zu den behandelten Themen weiter zu stärken und freuen uns, wenn Sie, liebe Leserinnen und Leser, für Ihre persönliche Tätigkeit im Rettungsdienst davon profitieren können.

Klaus Runggaldier, Frank Flake und Thomas Semmel

November 2007

1 Apoplektischer Insult: Der »Blitzschlag im Gehirn«

Oliver Peters

Unter einem apoplektischen Insult versteht man eine akut einsetzende Unterbrechung bzw. Störung des Blutflusses und damit der O_2-Versorgung im Gehirn. Die Folge ist eine zerebrale Durchblutungsstörung. Diese zerebrale Ischämie stellt mittlerweile die zweithäufigste Todesursache und die häufigste Ursache für eine dauerhafte Invalidität in den industrialisierten Ländern dar. Weltweit gilt der apoplektische Insult als eine der größten Herausforderungen des Gesundheitssystems. Allein in Deutschland erleiden jährlich mehr als 200.000 Menschen einen solchen »Blitzschlag im Gehirn«. Studienergebnisse der letzten Jahre haben gezeigt, dass vor einem optimalen Behandlungserfolg ein Behandlungsbeginn innerhalb von 3 Stunden – in Ausnahmesituationen auch noch bis zu 6 Stunden – nach Auftreten der ersten Symptome stehen muss. Damit dies möglich wird, ist das rasche und reibungslose Ineinandergreifen der präklinischen Notfall- und der innerklinischen Akutversorgung notwendig.

Ursachen und Pathophysiologie

Mit 75-80% stehen thrombotisch-embolische Ursachen als Auslöser des apoplektischen Insultes an erster Stelle (akuter ischämischer Infarkt). Bei den Thromben handelt es sich in der Regel um die Folge arteriosklerotischer Läsionen intrakranieller Arterien, was bedeutet, dass analog zum Geschehen beim Myokardinfarkt beim Apoplex häufig eine arteriosklerotische Veränderung der intrakraniellen Gefäße in Form von Plaqueablagerungen besteht. Eine Plaqueruptur, z.B. in Folge eines Bluthochdrucks, führt dann zur Einblutung in die Plaque und andererseits zur Ausbildung einer intraluminalen Thrombose (Thrombozytenaggregation). Folge ist eine zunehmende Einengung des Gefäßlumens, die bis zum kompletten Verschluss des Gefäßes führen kann.

Bei den Emboli handelt es sich zumeist um extrakranielle Emboli aus der Bifurkation der A. carotis, dem Aortenbogen oder dem Herzen, die die intrakranielle Zirkulation erreichen und dann die Hirnarterien verschließen. Diese entstehen bei einer unzureichenden Entleerung der Herzbereiche, z.B. im Rahmen eines Vorhofflimmerns bei absoluter Arrhythmie. Der Embolus

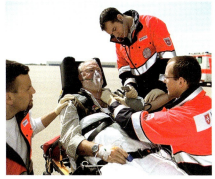

ABB. 1 ▶ Apoplex: zweithäufigste Todesursache in den Industriestaaten

wird dann mit der Strömung durch die Karotiden nach intrakraniell gespült, wo er an einer engen Stelle eingeklemmt wird und den Blutfluss vermindert bzw. aufhebt.

Die Störung bzw. Unterbrechung der Hirndurchblutung (Cerebral Blood Flow = CBF), die im gesunden Hirngewebe ca. 50 ml/100 g/min beträgt, führt zu Veränderungen der Perfusion im betroffenen Bereich. Auf die Perfusion bezogen werden in der Frühphase nach einem zerebralen Gefäßverschluss zwei Zonen unterschieden:

- der Infarktkern, mit einer Perfusion von 8-10 ml/100 g/min und die dem Kern angrenzende Zone, in der über Kollateralgefäße eine Notversorgung des Gewebes erfolgt,
- die ischämische Penumbra, deren Perfusion zwischen 20-30 ml/100 g/min beträgt.

Mit etwa 15-20% stehen Blutungen als Auslöser eines apoplektischen Insultes (hämorrhagischer Insult) an zweiter Stelle. Hier sind es meist die Massenblutungen im Rahmen einer chronischen arteriellen Hypertonie und die rupturierten Aneurysmen, die im Vordergrund stehen. Die spezielle Gefährdung, die von einer intrakraniellen Blutung ausgeht, liegt in der Entstehung eines raumfordernden Prozesses. Der Verlauf der intrakraniellen Raumforderung ist in der Regel weitestgehend gleich, da sich das Gehirn in einer starren Kapsel (Schädelknochen) befindet, die mit drei Kompartimenten gefüllt ist: Hirngewebe (85%), Blut (5%) und Liquor (10%). Nach Ausschöpfung der beschränkten Kompensationsmechanismen des Gehirns – im Wesentlichen bestehend aus der Liquorverschiebung in den Spinalkanal, vermehrter Liquorresorption und Komprimierung der Hirnvenen – führt jede weitere, auch kleine Volumenzunahme zu einem steilen Anstieg des intrakraniellen Drucks (ICP). Die Steigerung des ICP senkt den zerebralen Perfusionsdruck und bewirkt eine zunehmende Hypoxie über eine direkte Komprimierung des Gehirns und seiner Gefäße, speziell auch in dem die Blutung umgebenden Bereich der Penumbra.

Die Aufrechterhaltung der elektrischen Aktivität bedarf eines CBF von mind. 15-18 ml/100 g/min. Bei diesen Werten sind zwar neuronale Funktionen nicht mehr nachweisbar, da die Durchblutung nicht zur Aufrechterhaltung des Funktionsstoffwechsels (Zelle arbeitet nicht mehr > neurologische Ausfälle) ausreicht, jedoch bleibt die zelluläre Integrität durch den noch möglichen Baustoffwechsel zeitlich begrenzt erhalten. Die zelluläre Auswirkung der Ischämie bezieht sich vorrangig auf metabolische Veränderungen, die zur Schädigung der Zellen führen. Eine Unterbrechung der Hirndurchblutung führt im betroffenen Gewebe innerhalb von 5-8 min zu einem irreversiblen Untergang (Infarktkern). Im Bereich der Penumbra ist jedoch eine zelluläre Erholung auch noch in einer Zeit von 3 h nach Einsetzen der Ischämie möglich.

> **Jede akut auftretende neurologische Funktionsstörung kann Folge einer Ischämie (apoplektischer Insult) sein und gilt daher als Ausschlussdiagnose!**

Zeitliche Profile

Die Störungen beim apoplektischen Insult reichen von einem Tag mit vollständiger Rückbildung bis hin zu Störungen mit bleibenden neurologischen Ausfällen. Mitunter kann sich ein am Notfallort dargestellter Apoplex noch während des Transportes zurückbilden. Aus diesem Grund werden folgende zeitliche Profile unterschieden, die in der Regel präklinisch jedoch aufgrund des zeitlichen Faktors nicht differenziert werden können:

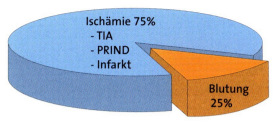

ABB. 2 ▶ Ursachen der Apoplexie

- Transitorische ischämische Attacke (TIA) – die neurologische Symptomatik bildet sich innerhalb der ersten 24 h wieder vollständig zurück.
- Prolongiertes reversibles ischämisches neurologisches Defizit (PRIND) – die neurologische Symptomatik bleibt länger als 24 h bestehen, bildet sich aber innerhalb einer Woche vollständig zurück oder führt zu einer geringgradigen Restsymptomatik, die den Alltag nicht beeinträchtigt.
- Progressive Stroke – die neurologische Symptomatik nimmt schrittweise oder kontinuierlich innerhalb von Stunden bis Tagen zu und bildet sich gar nicht oder nur unvollständig zurück.
- Complete oder Major Stroke – plötzlich einsetzende neurologische Ausfälle, ohne oder mit nur unvollständiger Rückbildung.

Apoplex bei Kindern

Experten gehen davon aus, dass jährlich ca. 300-500 Kinder in Deutschland einen Apoplex erleiden. Die Dunkelziffer ist wahrscheinlich erheblich höher, da ein kindlicher Apoplex nicht zuletzt aufgrund der fehlenden Sensibilität für das Krankheitsbild bei Kindern schwer zu diagnostizieren ist. Im Gegensatz zum erwachsenen Apoplexpatienten ist bei Kindern meist nicht der Bluthochdruck oder die Arteriosklerose ursächlich für einen Apoplex, sondern angeborene Herz- und Gefäßerkrankungen bzw. Infektionen oder Verletzungen.

Symptome

Unterschieden werden die allgemeinen klinischen Zeichen, die auf einen ischämischen Insult schließen lassen, von denen, die auf das Vorliegen eines hämorrhagischen Insultes hinweisen.

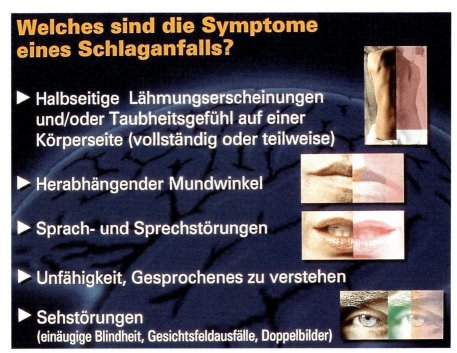

ABB. 3 ▶ Symptome des Schlaganfalls

Je nach Lokalisation des betroffenen Bereichs entstehen unterschiedliche neurologische Symptomatiken, z.B. finden die häufigsten zerebralen Ischämien im Bereich der Aa. cerebri media (ACM) statt. Anzeichen hierfür sind schlaffe Paresen der oberen Extremitäten und des Gesichts (z.B. hängender Mundwinkel). Ischämien im Bereich der Aa. cerebri anterior (ACA) äußern sich als Monoparesen des kontralateralen Beines. Kleinhirnischämien (z.B. im Bereich der Aa. cerebri) manifestieren sich in Form von Stand- und Gangunsicherheiten, Somnolenz und zerebraler Ataxie.

Häufig sind es auch allgemeingültige Hinweise wie Übelkeit, Erbrechen, Schwankschwindel, Sprach-, Gefühls- oder Sehstörungen, Einnässen, Einkoten bis hin zu Bewusstseinsstörungen oder Bewusstlosigkeit und dem Auftreten von pathologischen Atemtypen wie der Cheyne-Stokes-Atmung, die auf einen Apoplex hinweisen.

Spezielle Anzeichen für einen hämorrhagischen Insult

Symptome, die für einen hämorrhagischen Insult sprechen, sind zum Beispiel die Pupillendifferenz als Ausdruck einer Einklemmungssymptomatik mit Folge der Kompression des Nervus oculomotorius (3. Hirnnerv), oder der Meningismus, der infolge einer Blutung zur Steifigkeit des Nackens führt, die beim Vorbeugen des Kopfes zunimmt (positiver Meningismus). Dieses Zeichen ist auch bei einem bewusstlosen

Patienten darstellbar. Beim Anheben des Kopfes Richtung Brustbein erfolgt reflektorisch das Anziehen der Beine (Brudzinski-Zeichen). Ein weiteres Anzeichen für einen hämorrhagischen Insult ist die progrediente Bewusstseinsstörung innerhalb von Minuten bzw. den ersten Stunden, ausgelöst durch die Steigerung des Hirndrucks. Die akute zerebrale Blutung ist bei dieser Symptomatik wahrscheinlicher, da das raumfordernde zytotoxische Ödem nach einer Ischämie erst nach mehreren Stunden bis Tagen entsteht.

Untersuchung

Wichtig ist die frühzeitige Bewertung des neurologischen Zustandes eines Apoplexpatienten mithilfe der Glasgow Coma Scale (GCS) (Tab. 1 und 2). Der sich aus dieser Untersuchung ergebende Wert soll nicht nur einmalig an der Einsatzstelle erhoben werden, sondern auch während des Transportes und bei der Übergabe. Nur so lässt sich die Dynamik der neurologischen Veränderung verfolgen. Die GCS findet sich in allen gängigen Notfallprotokollen wieder.

Anhand der erreichten Punktzahl lässt sich präklinisch eine Gefährdung bestimmen:

- 15-13 Punkte: nicht akut vital gefährdet
- 12-10 Punkte: auffälliger Patient, engmaschige Überwachung der Vitalparameter
- 9-3 Punkte: akut gefährdeter Patient, der i.d.R. zur Sicherung der Atemwege im Verlauf durch den Notarzt intubiert und beatmet werden muss.

Glasgow Coma Scale		Tab. 1
Öffnen der Augen	spontan	4
	auf Ansprache	3
	auf Schmerzreize	2
	keine Antwort	1
verbale Antwort	orientiert	5
	verwirrt	4
	Wortsalat	3
	unspezifische Laute	2
	keine Antwort	1
motorische Antwort	befolgt Aufforderung	6
	gezielte Schmerzabwehr	5
	normale Beugeabwehr	4
	Beugesynergismen	3
	Strecksynergismen	2
	keine Antwort	1

Weitere Untersuchungen beziehen sich aus Zeitgründen auf die motorischen Funktionen der Extremitäten. Der ansprechbare, auf dem Rücken liegende Patient wird aufgefordert, seine Beine anzuheben und im Hüft- und im Kniegelenk zu beugen, sodass die Unterschenkel ungefähr horizontal verlaufen. Beim Vorliegen einer Parese werden sich allmählich eine Unsicherheit, ein Schweregefühl und das Absinken des betroffenen Beins einstellen. Auf ähnliche Weise können auch die Arme geprüft wer-

Modifizierte Glasgow Coma Scale für Kinder und Säuglinge			Tab. 2
	Kind	Säugling	
Öffnen der Augen	spontan	spontan	4
	auf Ansprache	auf Ansprache	3
	auf Schmerzreize	auf Schmerzreize	2
	keine Antwort	keine Antwort	1
verbale Antwort	orientiert	plappert	5
	verwirrt	ist verstört und weint	4
	Wortsalat	schreit auf Schmerzreiz	3
	unspezifische Laute	stöhnt auf Schmerzreiz	2
	keine Antwort	keine Antwort	1
motorische Antwort	befolgt Aufforderung	spontane gezielte Bewegung	6
	gezielte Schmerzabwehr	entzieht sich Berührungen	5
	entzieht sich Schmerzreiz	entzieht sich Schmerzreiz	4
	Beugesynergismen	Beugesynergismen	3
	Strecksynergismen	Strecksynergismen	2
	keine Antwort	keine Antwort	1

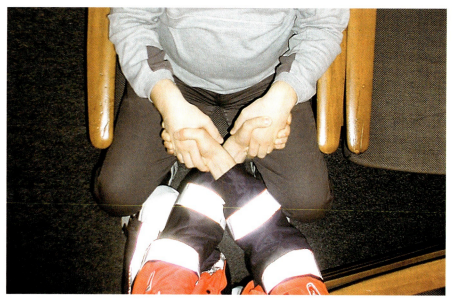

ABB. 4 ▶ Untersuchung der oberen Extremitäten mittels Kreuzgriff

den, indem der Patient aufgefordert wird, diese nach vorn zu strecken und in dieser Position zu halten.

Zusätzlich zum Absinken des Arms kann oft auch eine Einwärtsdrehung beobachtet werden. Eine andere schnell durchführbare Untersuchung der oberen Extremitäten ist der Kreuzgriff. Hierbei fasst der Rettungsassistent die Hände des Patienten, wobei er seine Arme über Kreuz hält, damit sichergestellt ist, dass beide Personen jeweils die seitengleiche Hand festhalten. Nun wird der Patient aufgefordert, die Hände seines Gegenübers kräftig zu drücken. Eine einseitige Schwäche als Zeichen eines Apoplex kann so schnell erkannt werden.

Aufgaben des Rettungsdienstes

Je kürzer die Zeiten bis zur endgültigen Diagnosestellung und anschließenden Therapie, desto besser ist dies für das Outcome des Patienten. Hierbei ist nicht nur die Lyse, die in ca. 10-12% der Fälle infrage kommt, sondern auch die Kontrolle und Optimierung verschiedener Parameter wie Perfusion, Glukose, Temperatur, Oxygenierung usw. für das Überleben der Hirnzellen wichtig.

> **Abgestorbene Zellen können nicht wiederbelebt werden, man kann nur noch das Umfeld retten, das jedoch stark gefährdet ist.** *Merke:* Time is brain!

Maßnahmen des RTW-Teams

Die Lagerung des Apoplexpatienten muss sich an den aktuellen Blutdruckwerten orientieren. Entscheidend für die richtige Lagerung ist, dass ein ausreichender zerebraler Perfusionsdruck aufrechterhalten wird. Daher erfolgt bei ansprechbaren Patienten mit einem syst. RR < 130 mmHg die Flachlagerung. Bei syst. RR-Werten > 130 mmHg wird der Patient in eine 30°-Oberkörperhochlagerung gebracht. Bei der Lagerung soll der Kopf zur Verbesserung des venösen Rückstroms mit Hilfe des Kopf-Fixierungssets in eine Mittelstellung gebracht werden.

Neben einem kontinuierlichen Monitoring – bestehend aus RR-Messung, Puls, EKG und S_pO_2 zur Vermeidung von Hypotonien bzw. hypertensiven Werten – erfolgt die O_2-Gabe mit einem Flow von mindestens 8 l/min. Die erhöhte Oxygenierung soll die gefährdeten Bereiche (Penumbra) stärken. Zusätzlich zum Standardmonitoring erfolgt die Temperaturmessung, da sich eine Erhöhung der Körpertemperatur auf verschiedene Weise negativ auf das Outcome des Patienten auswirkt. Die Temperaturerhöhung steigert den O_2-Verbrauch, beeinflusst das Ausmaß eines sich entwickelnden Hirnödems und erhöht das Risiko sekundärer Einblutungen. Daher erfolgt bei Temperaturen > 38 °C der Einsatz von Wadenwickeln und die Gabe von 1.000 mg Parace-

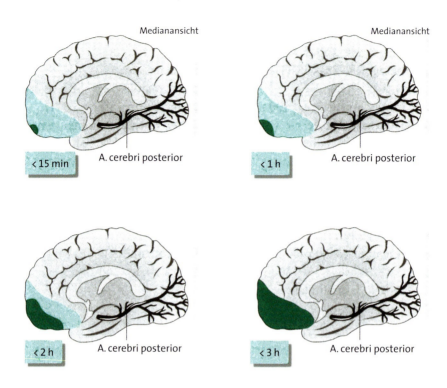

ABB. 5 ▶ Zeitliche Darstellung des Zelluntergangs. Dunkelgrün: bereits abgestorbene Zellen, hellgrün: gefährdetes Gebiet (Penumbra) (Grafik: Adler, 2003)

tamol als Supp. Paracetamol verfügt über eine potente antipyretische Wirkung, ohne dabei relevante Nebenwirkungen zu erzeugen.

Ebenfalls wichtig ist in dieser Phase die Erhebung der GCS-Werte und der Seitenzeichen als Grundlage für das weitere diagnostische und therapeutische Vorgehen. Besonders im Hinblick auf Patienten, die im Versorgungsverlauf intubiert/beatmet werden und sich somit einer differenzierten neurologischen Untersuchung entziehen, ist der initiale Neurostatus entscheidend.

Eine Besonderheit stellt die Alarmierung des Notarztes dar. Generell handelt es sich beim akuten Apoplexpatienten um eine Notarztindikation. Ist jedoch eine Nachalarmierung erforderlich, kann bei kurzer Transportzeit und klinisch stabilem Patienten auf die Nachforderung zugunsten einer kürzeren Patientenversorgungszeit, die < 20 min betragen sollte, verzichtet werden. Der Notarzt muss alarmiert werden bei einem GCS-Wert < 11 und/oder RR syst. > 220 mmHg oder < 130 mmHg und/oder bei Patienten, die die Lysekriterien erfüllen, zum Beispiel Hemiparese beim nicht multimorbiden, ansprechbaren älteren Patienten. Diese Patienten werden gegebenenfalls direkt in ein Zentrum mit der Möglichkeit zur Lyse transportiert.

Beim Legen des i.v.-Zugangs muss darauf geachtet werden, dass aufgrund der erhöhten Thrombophlebitisgefahr die Punktion nicht am gelähmten bzw. geschwächten Arm vorgenommen wird. Vor dem Anschließen einer kristalloiden Lösung kann bereits Blut abgenommen werden, um in der Klinik z.B. den Hämatokritwert sowie den Glukose- und Hämoglobingehalt schneller bestimmen zu können. Bei syst. RR-Werten < 130 mmHg werden 500-1.000 ml der kristalloiden Lösung zügig infundiert, um eine Anhebung des Blutdrucks zu erreichen.

Cave: Ein niedriger RR ist gleichzusetzen mit einem niedrigen Perfusionsdruck, was sich negativ auf die Infarktgröße auswirkt. Zur Aufrechterhaltung der Autoregulation des Gehirns wird ein mittlerer arterieller Druck (MAP) von mind. 90 mmHg benötigt, was in etwa einem systolischen RR von 130 mmHg entspricht.

Apoplexpatienten, insbesondere solche mit Blutungen, sind hinsichtlich der Vitalfunktion (Bewusstsein) gefährdete Patienten, die in der Regel neurologische Ausfälle aufweisen. Differenzialdiagnostisch ist bei diesen Patienten eine Hypoglykämie als Ursache auszuschließen. Ebenfalls wird hierbei die gewebstoxische Wirkung einer Hyperglykämie erkannt, auch wenn diese erst in der Klinik zu behandeln ist. Aus diesen Gründen muss bei allen Patienten mit V.a. Apoplex eine Blutzuckerkontrolle bereits präklinisch erfolgen.

Bei systolischen RR-Werten > 220 mmHg kann vom Team des Rettungswagens bereits eine Ampulle Urapidil (Ebrantil®) zur Verabreichung durch den Notarzt vorbereitet werden.

> **Klares Ziel des Apoplexmanagement muss ein gutes Zeitmanagement sein.**

Maßnahmen des NEF-Teams

Die wohl häufigste Aufgabe des NEF-Teams im Rahmen des apoplektischen Insults liegt in der Korrektur des Blutdrucks. Bei hypertensiven Werten erfolgt die Gabe von Urapidil 10-50 mg i.v. (Ebrantil®). Hierbei ist darauf zu achten, dass der Blutdruck langsam um maximal 20% des Ausgangsdrucks und nicht unter syst. 180 mmHg gesenkt wird, da sonst aufgrund des Abfalls der zerebralen Perfusion die Gefahr der Störung der Autoregulation droht. Liegt im Gegenteil weiter eine Hypotonie – auch nach der oben genannten Gabe einer kristalloiden Lösung – vor, erfolgt die Gabe einer kolloidalen Lösung. Bei syst. Werten < 110 mmHg wird der Einsatz von Katecholaminen, z.B. Noradrenalin 0,05-0,2 µg/kg/min i.v. (z.B. Arterenol®) oder Dopamin 3-8 µg/kg/min (z.B. Dopamin ratiopharm®) erforderlich. Anzustreben sind systolische Blutdruckwerte zwischen 160 und 200 mmHg.

Spezielle Maßnahmen bei intrazerebralen Blutungen

Ab systolischen RR-Werten > 130 mmHg muss einer Hirndrucksymptomatik entgegen gearbeitet werden. Eine der effektivsten Maßnahmen ist – neben den oben genannten – die Narkose und Intubation mit Etomidate 0,15-0,3 mg/kg i.v. (z.B. Etomidat Lipuro®), Midazolam 3-5 mg (z.B. Dormicum®) und Fentanyl 0,1-0,2 mg i.v. Der Vorteil der Narkoseeinleitung liegt in der Verminderung der Aktivität der Gehirnzellen, woraus ein verminderter Sauerstoffbedarf resultiert.

Die präklinische Beatmungsstrategie wird in der Regel die Normoventilation – Atemminutenvolumen von 100-120 ml/kg – sein. Die Kapnometrie eignet sich hier gut als Verlaufskontrolle. Die früher propagierte kontrollierte Hyperventilation senkt den pCO_2 um Werte von 30-35 mmHg und vermindert die Laktatazidose. Folge ist die Drosselung der Perfusion durch Abnahme des intrakraniellen Blutvolumens. Der Hirndruck fällt dabei um bis zu 40%. Zu beachten ist jedoch, dass dies zerebrale Ischämien begünstigt. Gerade im Bereich der Penumbra kann es zu einem gefährlichen Abfall des CBF führen.

Das Hauptziel der präklinischen Versorgung muss die Vermeidung einer Hypotonie zugunsten einer leichten Hypertonie, die optimale Oxygenierung und die zügige präklinische Versorgung zugunsten eines schnellen Transportes sein. Während die Gefahr des Schlaganfalls und seine klinische Bedeutung vor Jahren noch verkannt wurde, muss der apoplektische Insult mit dem heutigen Wissen endgültig aus seinem »Dornröschenschlaf Krankentransport« erweckt werden.

Fragen

> Für alle 24 Beiträge gilt: Für jede Frage ist jeweils nur eine der vorgegebenen Antworten richtig.

FRAGEN

1. Welche Aussage zur TIA ist richtig?
a. Hierbei handelt es sich um eine neurologische Störung, die sich innerhalb von 24 h vollständig zurückbildet.
b. Hierbei handelt es sich um eine neurologische Störung, die sich meist innerhalb von 7 Tagen langsam zurückbildet.
c. Hierbei handelt es sich nicht um einen Apoplex.
d. Eine TIA stellt eine Situation dar, die i.d.R. keine weiteren Maßnahmen erforderlich macht.

2. Wie hoch ist die Zahl der Kinder, die jährlich einen Apoplex erleidet?
a. 5-10 Kinder
b. 50-100 Kinder
c. 300-500 Kinder
d. 100-200 Kinder

3. Was versteht man unter der Penumbra?
a. Den an den Infarktkern angrenzenden gefährdeten Bereich bei einem Apoplex.
b. Den Bereich des Gewebes, der bereits abgestorben ist.
c. Eine besondere Form des Apoplex, die vornehmlich bei Kindern auftritt.
d. Eine Form des Apoplex, die sich innerhalb von 24 Stunden wieder vollständig zurückbildet.

4. Welches Symptom deutet auf einen hämorrhagischen Insult hin?
a. Hemiparese
b. Pupillendifferenz (Anisokorie)
c. Sprachstörungen
d. hängender Mundwinkel

5. Welche Aussage zu den Maßnahmen ist richtig?
a. Bei syst. RR-Werten < 130 mmHg wird der Patient mit OHL 30° gelagert.
b. Bei syst. RR-Werten < 130 mmHg sollte das Rettungsfachpersonal 500-1.000 ml kristalloide Lösung zügig infundieren.
c. Bei syst. RR-Werten < 130 mmHg darf wegen eines drohenden Hirnödems keine Blutdruckerhöhung mit kristalloiden Lösungen erfolgen.
d. Der Blutdruckwert ist nicht entscheidend für die Maßnahmen.

6. Welche Aussage zur Blutdruckregulation ist richtig?
a. Die Blutdruckregulation sollte grundsätzlich nur in der Klinik erfolgen.
b. Der optimale syst. RR liegt zwischen 130-160 mmHg.
c. Blutdruckwerte < 110 mmHg syst. bedürfen einer umgehenden Therapie durch einen Notarzt.
d. Syst. RR-Werte > 220 mmHg sind akzeptabel.

7. Die frühzeitigen Bewertung des neurologischen Zustands erfolgt durch …
a. die Erhebung des GCS und der Seitenzeichen.
b. die frühzeitige Laborblutentnahme.
c. die bereits präklinische Spiegelung des Augenhintergrundes.
d. die bereits präklinische Nachalarmierung eines Neurologen.

8. Die Temperaturerhöhung im Rahmen des Apoplex …
a. stellt keine weitere Gefährdung für den Patienten dar.
b. ist akzeptabel, solange die Temperatur nicht über 40 °C steigt.
c. sollte bereits präklinisch zum Einsatz von Paracetamol führen.
d. ist für den Patienten von Vorteil, da sich höhere Temperaturen positiv auf die Sauerstoffbilanzierung auswirken.

9. Welche Aussage zur Intubation/Beatmung ist richtig?
a. Eine kontrollierte Hyperventilation stellt in der Regel die richtige Beatmungsstrategie dar.
b. Eine präklinische Hyperventilation ist nur sinnvoll, wenn sie mittels Kapnometrie überwacht werden kann.
c. Eine kontrollierte Hyperventilation bewirkt zwar eine Senkung des Hirndrucks, kann jedoch zu einem gefährlichen Abfall der Hirndurchblutung führen.
d. Sie sollte bei allen Patienten mit ausgeprägter Hemiparese angestrebt werden.

10. Welche der folgenden Aussagen ist richtig?
a. Vor einem optimalen Behandlungserfolg steht ein frühzeitiger Behandlungsbeginn.
b. Bei den Emboli, die einen Apoplex auslösen, handelt es sich häufig auch um Emboli aus dem Beckenvenen.
c. Sind kleine Verbesserungen des Zustandes erkennbar, sollte der Patient in Absprache mit dem Hausarzt vorerst bei den Angehörigen zu Hause belassen werden.
d. Ursächlich für den hämorrhagischen Apoplex sind meist zerebrale Tumore.

2 Asthma bronchiale: Ursachen, Symptome, Massnahmen

Oliver Peters
Markus Niemann

Der Begriff Asthma wurde bereits vor über 2000 Jahren von dem Philosophen Hippokrates geprägt, der damit eine anfallsartige Störung der Atmung beschrieb, wobei der Patient zwischen den Anfällen beschwerdefrei ist. Diese bronchospastische Reaktion stand dabei lange im Vordergrund der Betrachtung und auch der therapeutischen Intervention. Die neueren Definitionen beschreiben das Asthma als eine chronisch immunologische Entzündungsreaktion mit bronchialer Hyperreaktivität und variabel reversibler Atemwegsobstruktion. Ähnlich dem Asthma bronchiale präsentieren sich die chronische obstruktive Bronchitis und das Lungenemphysem. Da sie sehr häufig gemeinsam vorliegen, werden Sie unter dem Kürzel COPD (Chronic Obstructive Pulmonary Disease) zusammengefasst. Vom Asthma bronchiale unterscheiden sie sich jedoch durch die fehlende Reversibilität und den fehlenden Anfallscharakter. Eine präklinische Abgrenzung zwischen der COPD und dem Asthma bronchiale ist auch wegen der Überlagerung in einem Teil der Fälle nicht immer sicher möglich oder sogar unmöglich. Das Venn-Diagramm (Abb. 2) zeigt die Beziehungen zwischen den einzelnen Krankheitsbildern.

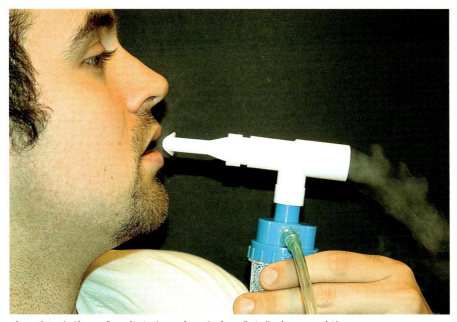

Abb. 1 ▶ Asthma: Resultat einer chronischen Entzündungsreaktion

Entstehung

Asthma bronchiale ist das Resultat einer chronischen Entzündungsreaktion. Entzündungen stellen eine Abwehrreaktion des Körpers bei schädigenden Einflüssen wie Infektionen, Verletzungen oder auch Allergenen dar. Die Entzündung ist somit ein Ausnahmezustand. Für die Einleitung dieses Ausnahmezustandes sind Leukozyten verantwortlich, die dafür Sorge tragen, dass sich die Infektionen nicht ausbreiten und die Verursacher abgetötet werden. Eine solche Entzündungsreaktion ist i.d.R. harmlos, zeitlich begrenzt und schützt den Organismus. Wird eine Entzündung zum Dauerzustand, entwickelt sich jedoch eine chronische Erkrankung wie das Asthma.

Die permanent ablaufende asthmatische Entzündung führt dann zu einer überschießenden Reaktionsbereitschaft der Atemwege, die als Hyperreaktivität bezeichnet wird. Das bedeutet, dass die Atemwege bei den Asthmapatienten nach dem Kontakt mit dem auslösenden Reiz über das für den gesunden Menschen hinausgehende Maß (siehe unten) reagieren.

> **An Asthma bronchiale sind in den meisten industrialisierten Ländern 5-10% der Bevölkerung erkrankt.**

Bei etwa einem Drittel der Patienten tritt das Asthma vor dem zehnten Lebensjahr auf, bei der Mehrzahl vor dem vierzigsten Lebensjahr.

Ursachen und Pathophysiologie

Die bei Asthma bronchiale charakterisierte Hyperreaktivität der Bronchien, d.h. die zum Teil erblich bedingte übermäßig gesteigerte Bronchokonstriktion auf verschiedene Stimuli (siehe unten), bewirkt eine anfallsweise auftretende Atemnot. Diese Atemnot wird verursacht durch eine Trias aus einer

- ▶ Bronchokonstriktion (Verengung der kleinen Bronchien und Bronchiolen),
- ▶ Hypersekretion von zähflüssigem Bronchialschleim (Dyskrinie) und
- ▶ – bei länger anhaltendem Anfall – einer sich entwickelnden ödematösen Schwellung der Bronchialwand (Bronchialwandödem).

Diese auftretenden Veränderungen bewirken eine Verengung innerhalb des Bronchialsystems, was an der erschwerten und verlängerten Ausatemphase erkennbar wird. Die hieraus resultierende Minderbelüftung (Hypoventilation) der Alveolen, kombiniert mit der massiven Verteilungsstörung (bestimmte Lungenareale werden aufgrund der Verengung nicht mehr belüftet), verursacht dann eine Hypoxie. Diese wird dadurch verstärkt, dass zur Überwindung des sich entwickelnden hohen

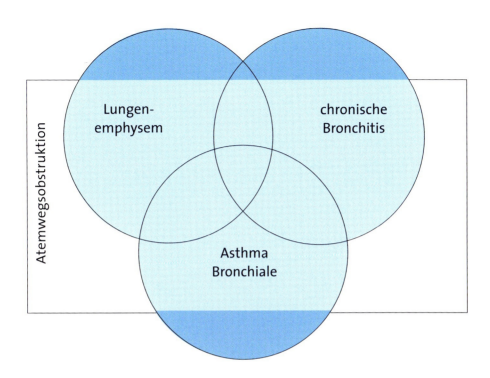

Abb. 2 ▶ Abgrenzung schwierig: »Venn-Diagramm«

Atemwiderstandes, speziell während der Ausatemphase, eine verstärkte muskuläre Atemaktivität erforderlich wird (Ausatemphase wird aktiv). Dadurch kommt es zu einem Anstieg des intrathorakalen Drucks speziell in der Exspirationsphase, während in der Inspirationsphase nichts Besonderes passiert. Die nicht mehr durch Knorpel offen gehaltenen kleinen Bronchiolen können in der Exspiration sogar kollabieren. Die »Lippenbremse«, das Ausatmen gegen den Widerstand der Lippen, wirkt diesem Bronchialkollaps entgegen. Durch die Behinderung der Ausatmung kommt es zum so genannten »Air Trapping«, im Brustkorb »gefesselte Luft« verhindert tiefe Atemzüge (Problem bei der Anwendung inhalativer Medikamente!).

Das auftretende spastische Atemgeräusch bei verlängerter Ausatmung ist Ausdruck der starken Bronchokonstriktion, zusätzliches Brummen wird durch sich bewegende Schleimansammlungen innerhalb der Bronchien bewirkt. Die direkte Kompression der Lungenkapillaren durch die überblähten Bronchiolen und die durch die Hypoxie bedingte Vasokonstriktion führen dann zu einem Rückstau des Blutes im Lungenkreislauf. Die Folge ist eine pulmonale Hypertonie und eine sich daraus entwickelnde Rechtsherzinsuffizienz. Die akut auftretende Rechtsherzinsuffizienz und nicht die Atemwegsobstruktion ist in vielen Fällen Ursache für das Versterben des Patienten im akuten Anfall.

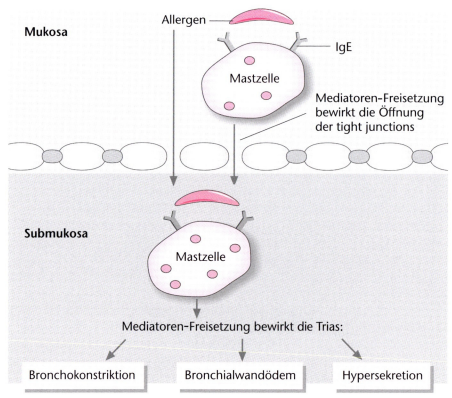

Abb. 3 ▶ »Trias der Atemnot«

Die beschriebenen Funktionsstörungen sind die primäre Folge der chronischen Entzündungsreaktion des Körpers auf Allergene oder unspezifische Reize. Wenn diese als Trigger bezeichneten Reize auf die hyperreaktive Bronchialschleimhaut treffen, folgt eine Freisetzung von Mediatoren aus den Mastzellen (Abb. 3). Hierbei handelt es sich beispielsweise um Histamin oder die bei der Degranulation der Mastzellen ad hoc gebildeten Substanzen wie Leukotriene oder Thromboxan. Diese sind in der Lage, die Asthmasymptome in der Frühphase direkt und/oder auch indirekt zu entfachen, indem sie in der Spätphase als Lockstoff für die Aktivierung weiterer Entzündungszellen fungieren. Durch diese weitere Freisetzung von Mediatoren schließt sich der Kreis für eine chronische, sich selbst unterhaltende Entzündung, die wiederum die Hyperreaktivität zur Folge hat. Die Differenzierung der Asthmaformen erfolgt nach den jeweiligen Auslösern in

- ▶ nicht allergisches Asthma (Intrinsic Asthma)
- ▶ allergisches Asthma (Extrinsic Asthma)

▶ Nicht allergisches (»Intrinsic«) Asthma

Diese Form des Bronchialasthmas findet man in mehr als 50% der Fälle, wobei hier eine genetisch bedingte Disposition für ein hyperreaktives Bronchialsystem zugrunde liegt. Häufig ist der Übergang zum allergischen Asthma nicht genau abgrenzbar oder es bestehen sogar Mischformen. Unterschieden werden üblicherweise vier Formen:

> **Asthmaanfälle, die zur Alarmierung des Rettungsdienstes führen, stellen sich meist als sehr ausgeprägte, schwere Asthmaanfälle dar.**

Infektasthma
Infekte der Luftwege, die meist viraler Art sind, verstärken die Entzündungsreaktion innerhalb der Atemwege. Die Viren infizieren Zellen der bronchialen Epithelschicht, die bereits durch die Mediatoren vorgeschädigt sind. Die Infekte lösen dann die zum Teil schweren Asthmaanfälle aus.

Analgetika-Asthma
Hierbei handelt es sich um eine pseudoallergische, stoffwechselbedingte Reaktion auf die Einnahme von Nichtopiatanalgetika wie ASS® und andere NSAID (nichtsteroidale Antiphlogistika, z.B. Diclofenac). Der Anfall tritt meist 15-20 min nach der Einnahme auf. Bei diesen Asthmaanfällen handelt es sich in der Regel um sehr schwere Anfälle, die bis zur Bewusstlosigkeit führen können.

Belastungsasthma
Durch einen verstärkten Flüssigkeitsverlust, bedingt durch die heftige Atmung unter Belastung, trocknet die Schleimhautoberfläche zunehmend aus. Dies steigert die Hyperreaktivität des Bronchialsystems erheblich, wodurch ein akuter Asthmaanfall ausgelöst wird, der sich nach 30-60 min meist spontan zurückbildet.

Nicht einzuordnendes Asthma unklarer Genese
Es kommen noch weitere Ursachen als Auslöser infrage, z.B. Wetter und Klima – kalte und trockene Luft reizt das empfindliche Bronchialsystem, zudem erhöht kaltes, nasses Wetter die Gefahr von Infekten. Auch Stress ist zu nennen – psychische Faktoren können zu einer Verstärkung des Anfalls beitragen. Schließlich ist das Rauchen anzuführen – der Tabakrauch ist ein wesentlicher Triggerfaktor für das Asthma. Neben dem Nikotin enthält der Rauch zahlreiche andere Schadstoffe, die an der hyperreaktiven Bronchialschleimhaut wirken.

Bei dieser Personengruppe aktivieren die Reize zunächst Rezeptoren in der Bronchialwand, die als Irritant Receptors bezeichnet werden. Durch Stimulation des Rezeptors kommt es über den Reflexweg zur Erregung der efferenten Vagusfasern, deren Überträgerstoff Acetylcholin, z.B. in den Bronchien, die Bronchokonstriktion verursacht. Ferner beeinflusst Acetylcholin die Mastzellen, die sich in großer Zahl in der Bronchialwand befinden. Sie werden zur Degranulation veranlasst, was zur Freisetzung der sich im Zellinneren befindlichen Mediatoren wie Histamin usw. (s.o.) führt. Diese Mediatoren verstärken die o.g. Trias und die beschriebene Entzündungsreaktion.

▶ Allergisches (»Extrinsic«) Asthma

Das allergische Asthma ist zumeist auf den inhalatorischen Allergenkontakt, z.B. Hausstaubmilben, Tierhaare, Blüten- und Gräserpollen, nach einer vorhergehenden Sensibilisierung zurückzuführen. Bei der Sensibilisierung erkennt das Immunsystem bestimmte Proteine, die nicht mit den körpereigenen übereinstimmen, so genannte Allergene. Als Immunantwort auf das jeweilige Allergen kommt es zur verstärkten Bildung von IgE-Antikörpern. Die Form der IgE-Antikörper gleicht einem Y, an dessen offenen Enden sich zwei Antigen-Bindungsstellen befinden. Diese variablen Abschnitte entstehen als Gegenstück der Endungen des Allergens (Epitope), sodass nur das auslösende Allergen hier gebunden werden kann (Schlüssel-Schloss-Prinzip). Mit dem geschlossenen Ende des Y bindet sich der Antikörper am Oberflächenrezeptor der Mastzelle, die in fast allen Geweben zu finden ist. Werden zwei benachbarte Bindungsstellen durch das Allergen überbrückt (Crosslinking), so tritt die Degranulation der Mastzellen mit Freisetzung der bereits oben beschriebenen Mediatoren und deren Reaktion auf das Bronchialsystem ein. Diese Form des Asthmas manifestiert sich meist vor dem 30. Lebensjahr und liegt bei 10-20% aller Menschen mit einer bekannten Überempfindlichkeitsreaktion vor, die als Atopie bezeichnet wird.

Symptome

Asthmaanfälle, die zur Alarmierung des Rettungsdienstes führen, stellen sich meist als sehr ausgeprägte, schwere Anfälle dar, die trotz durchgeführter Eigenmedikation des Patienten therapieresistent bleiben. Aus diesem Grund fällt die Diagnosefindung unter Zuhilfenahme der Eigen- und Fremdanamnese zumeist leicht.

▶ Allgemeine Anzeichen

Anfallsartige Luftnot, die häufig nachts oder in den frühen Morgenstunden auftritt. Gründe für diese zeitliche Häufung sind die körpereigene Kortisonproduktion (Cortisol), die morgens gegen 4 Uhr ihren niedrigsten Stand hat, und der nächtlich erhöhte Parasympathikotonus. Cortisol wirkt der chronischen Entzündung entgegen. Die Atmung zeigt eine verlängerte Exspiration, meist verbunden mit einem giemenden Atem-

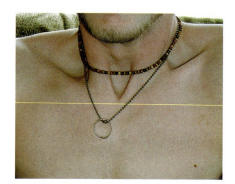

Abb. 4 ▶ Typische Einziehungen bei Asthma bronchiale

geräusch (Spastik) und Hustenattacken. Das Sprechen ist mühsam und wird ständig durch das Luftholen unterbrochen. Bei der Auskultation hört man auch pfeifende und brummende Nebengeräusche. Im akuten Anfall wird meist wenig oder kein Auswurf abgehustet. Die Verengung in den Atemwegen bewirkt eine Verlängerung der Ausatemphase und kann während der Einatemphase zu interkostalen Einziehungen führen (Abb. 4). Der Kreislauf reagiert auf die Luftnot und die dabei entstehende Angstsituation des i.d.R. schweißigen Patienten mit einer Tachykardie.

▶ Zeichen der Rechtsherzbelastung

Als Zeichen der Rechtsherzinsuffizienz imponiert im akuten Anfall eine Halsvenenstauung. Im EKG kann sich in diesen Fällen das Mc-Ginn-White-Syndrom darstellen. Hierbei findet sich im EKG ein tiefes S in Ableitung I und ein tiefes Q in Ableitung III, auch als S_I-Q_{III}-Typ bezeichnet.

▶ Anzeichen für eine Dekompensation oder sehr schweren Anfall

Der schwere Anfall ist meist gekennzeichnet durch den Einsatz der Atemhilfsmuskulatur (Orthopnoe) und das Auftreten einer zentralen Zyanose. Die Inspiration ist häufig bereits stark beeinträchtigt, sodass kaum Atemgeräusche auskultierbar sind (»Silent Chest«). Dieses darf nicht den Trugschluss einer fehlenden Atemwegsobstruktion zulassen. Einen weiteren Hinweis auf einen schweren Anfall stellt das Einsetzen der Bradykardie dar.

Maßnahmen

▶ Maßnahmen des RTW-Teams

Nach der Feststellung der Bewusstseinslage wird das RTW-Team den ansprechbaren Patienten als erste Maßnahme zur Reduktion des Sauerstoffverbrauchs konsequent immobilisieren und beruhigen.

Die Lagerung des ansprechbaren Patienten erfolgt in Oberkörperhochlage 60-90°. Hierbei bieten sich zwei Möglichkeiten der Lagerung an:

- ▶ Die Arme werden auf die Oberschenkel aufgestützt, sodass das Gewicht des Schultergürtels von den Rippen genommen wird (Kutschersitz), oder
- ▶ der Patient setzt sich mit nach hinten gestützten Armen auf die Trage, um so aktiv die Atemhilfsmuskulatur mit einzusetzen.

Der Patient sollte aufgefordert werden, die Lippenbremse einzusetzen, wenn er diese noch nicht zu Hilfe nimmt. Bei der Lippenbremse atmet der Betroffene so lange wie möglich gegen die nicht vollständig geschlossenen Lippen aus. Diese Technik bewirkt, dass der Atemstrom abgebremst wird und die Atemwege so weit bleiben, was einen gleichmäßigen Ausatmungsfluss gewährleistet. Die Ausatmung wird verbessert und es verbleibt nicht so viel Restluft in den Lungen. Neben dem üblichen Monitoring (RR, Puls, EKG und S_pO_2) und der Notarztalarmierung, die bei Atemnotsituationen als obligat angesehen werden muss, erfolgt eine kontinuierliche Sauerstoffgabe von anfangs 6 l/min über Maske, die, wenn sich keine Besserung der Symptomatik einstellt, auf 8-10 l/min erhöht wird. Unter der hohen Sauerstoffgabe ist der Patient kontinuierlich auf eine entstehende CO_2-Narkose (Eintrübung, auffällig ruhige, ggf. auch unregelmäßige Atmung) zu überwachen, die in der Regel jedoch nur bei chronischen Atemstörungen (z.B. Freizeichen COPD Pat. über dem 50. Lebensjahr) auftreten.

Zur Anlage des i.v.-Zugangs eignen sich besonders große Venen am Unterarm, da durch die ständige Kortisoneinnahme der Asthmatiker kleine Gefäße leicht platzen. Vor dem Anschließen der kristalloiden Lösung kann ggf. die Laborblutentnahme erfolgen, um in der Klinik u.a. verschiedene Entzündungswerte überprüfen zu können. Danach erfolgt die Salbutamol-Gabe per inhalationem, 5 mg (z.B. Sultanol® forte Fertiginhalat 2 Amp = 5 mg) bei Erwachsenen bzw. 2,5 mg (1 Amp.) bei Kindern zum Vernebeln. Salbutamol gehört zur Gruppe der β-Sympathomimetika. Aus der Lokalisation der $β_2$-Rezeptoren an der glatten Muskulatur der Bronchien, des Uterus und der Mastzellen heraus ist die Wirkung der Substanz zu erkennen, u.a.:

- Erschlaffung der Bronchialmuskulatur (Bronchodilatation),
- Hemmung der Mediatorenfreisetzung aus den Mastzellen,
- Förderung der Zilienfunktion des Flimmerephithels.

Um einen ausreichenden Verneblungseffekt zu erzielen, ist es notwendig, einen O_2-Flow von 6 l/min zu wählen!

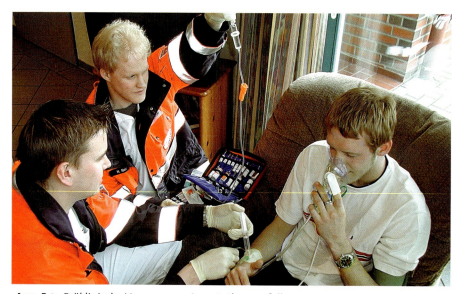

ABB. 5 ▶ Präklinische Versorgung eines Asthmaanfalls

Alternativ: Salbutamol per inhalationem 2 Sprühstöße = 0,2 mg (zum Beispiel Salbutamol®-ratiopharm N Dosieraerosol), wenn keine Inhalationsmöglichkeit vorgehalten wird. Sultanol® wirkt dreimal so selektiv auf die β_2-Rezeptoren wie das oftmals noch verwendete Fenoterol (Berotec®). Auch lässt sich durch die kontinuierliche Inhalation eine effektivere Wirkung auf die Bronchialschleimhaut erzielen als durch ein Dosieraerosol. Bei der Verwendung eines Dosieraerosols wird der Patient aufgefordert, langsam und kräftig auszuatmen, um dann am Anfang der nächsten Inspirationsphase den Sprühstoß zu applizieren. Im Anschluss sollte der Patient kurzzeitig die Luft anhalten, um so sicherzustellen, dass das Medikament sich im Lungengewebe »niederschlagen« kann.

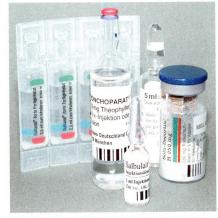

ABB. 6 ▶ Medikamente für die präklinische Versorgung eines Asthmaanfalls

Als Nebenwirkungen der β-Sympathomimetika können Tachykardien und Arrhythmien auftreten oder auch verstärkt werden. Daher sollte die Gabe bei nicht kompensierten Tachykardien mit Frequenzen > 150/min nur in Anwesenheit des Notarztes erfolgen.

▶ *Maßnahmen des NEF-Teams*
Lässt sich durch die oben genannten Maßnahmen keine wesentliche Verbesserung des Patientenzustandes erzielen, stehen dem Notarzt weitere Mittel zur Verfügung. Führt die lokale (inhalative) Anwendung eines β_2-Sympathomimetikums nicht zum Erfolg, kann eine systemische (subkutane oder intravenöse) Gabe von Betamimetika, beispielsweise Salbutamol 0,2-0,4 mg i.v. (z.B. Salbulair®) erfolgen (Abb. 6). Hierbei sollte wegen der unerwünschten Wirkungen auf das Herzkreislaufsystem (Tachykardie) die Gabe titriert (je 0,1 mg) erfolgen. Reicht die Wirkung des Salbutamol nicht aus, um die Symptomatik entscheidend zu verbessern, kann gegebenenfalls der Einsatz von Theophyllin (z.B. Euphylong®) erwogen werden. Die therapeutische und toxische Breite des Theophyllin liegen sehr dicht beieinander. Tageshöchstdosen, in die natürlich auch die orale Dauermedikation mit einberechnet werden muss, sollten 800 mg nicht überschreiten, da sonst schwere Rhythmusstörungen bis hin zum Kammerflimmern drohen. Die Höchstdosis liegt daher bei 2-3 mg/kg i.v. bei oraler Dauermedikation oder 4-5 mg/kg i.v. ohne Dauermedikation. Theophyllin wirkt relaxierend auf die glatte Bronchialmuskulatur und verbessert die mukoziliäre Clearance (Reinigungsfunktion des Bronchialbaumes). Zudem hemmt es die Freisetzung der Mediatoren, die den Asthmaanfall auslösen, indem es die Mastzellendegranulation sowie die Aktivierung anderer Entzündungszellen hemmt. Theophyllin kann somit

auch die chronische bronchiale Entzündung beeinflussen. Die Gabe sollte sehr langsam mit 1 ml/min erfolgen, um frühzeitig auftretende Rhythmusstörungen zu erkennen. Auch droht bei der raschen Applikation ein Blutdruckabfall. Um frühzeitig den Kreislauf der sich selbst unterhaltenden Entzündung zu durchbrechen, erfolgt bereits präklinisch die Kortisongabe. Prednisolon 250 mg i.v. (z.B. Solu Decortin H®) besitzt eine die Zellmembran stabilisierende, antiphlogistische und antiallergische Wirkung. Empfohlen wird im Notfall nur die intravenöse Kortikoidgabe. Inhalative Kortikosteroide sind nicht für die Notfallbehandlung geeignet.

> **Asthma bronchiale ist die häufigste chronische Erkrankung im Kindesalter, die sich auch im Erwachsenenalter weiter manifestiert.**

Eine Intubation und Beatmung ist indiziert bei zunehmender Erschöpfung oder zunehmender Bewusstseinstrübung trotz eingesetzter Therapie oder bei dem therapieresistenten Status asthmaticus, der die Maximalform des Asthma bronchiale darstellt. Hierbei handelt es sich um einen schweren Anfall, der Stunden bis Tage ohne Unterbrechung anhält. Bewährt bei der Narkoseeinleitung im Rahmen des Asthma bronchiale hat sich das Esketamin 0,5-1mg/kg i.v. (Ketanest S®), dessen bronchodilatatorische Wirkung vermutlich auf eine sympathomimetische Stimulation zurückzuführen ist. Kombiniert wird dieses in der Regel mit Midazolam 2,5-5mg i.v. (Dormicum®).

Cave: Die Intubation löst nicht die Atemprobleme des Patienten, die sich auf die kleinen Bronchien beziehen. Sie ermöglicht jedoch die Gabe stark bronchodilatatorischer Medikamente (beispielsweise Esketamin oder in der Klinik z.B. Isofluran) und therapiert die Erschöpfung der Atemmuskulatur. Als Ultima Ratio kann gegebenenfalls nach der Intubation Adrenalin 0,5 mg auf 9 ml NaCl 0,9% e.b. verabreicht werden, um hier direkt eine bronchodilatatorische Wirkung zu erzielen.

Neben der Medikation ist jedoch auch die psychische Betreuung des aufgeregten und ängstlichen Patienten wichtig. Hier kann das ruhige und professionelle Vorgehen des Rettungsteams bereits einen entscheidenden Anteil an der Verbesserung der Gesamtsituation des Patienten bringen.

Trotz verbesserter Diagnostik, verbesserter Medikamente und besseren Wissens über die Erkrankung, steigt nicht nur die Anzahl der Betroffenen, sondern auch die Letalitätsrate. 0,1% aller an Asthma erkrankten Menschen sterben an dieser Erkrankung oder ihren Folgen. Diese Zahl erscheint zunächst gering, ist aber angesichts der Absolutzahl von ca. 4-5 Millionen Asthmaerkrankten verhältnismäßig hoch.

Fragen

1. Welche pathophysiologische Trias liegt einem Asthma bronchiale zugrunde?
a. Bronchokonstrikion, Hyposekretion, Ödem der Bronchialschleimhaut
b. Bronchodilatation, Hypersekretion, Ödem der Bronchialschleimhaut
c. Bronchokonstriktion, Hypersekretion, Ödem der Bronchialschleimhaut
d. Bronchodilatation, Hyposekretion, Verletzung der Bronchialschleimhaut

2. Die Atemnot resultiert aus …
a. Bronchodilatation.
b. Blutdruckabfall.
c. Bronchokonstriktion.
d. Erhöhung des zirkulierenden Blutvolumens.

3. Salbutamol ist ein …
a. Beta-2-Sympatholytikum.
b. Beta-2-Sympathomimetikum.
c. Theophyllinpräparat.
d. Kortisonpräparat.

4. Wie hoch wird Salbutamol bei einem akuten Asthmaanfall eines Erwachsenen zur inhalativen Applikation initial dosiert?
a. 2 mg
b. 5 mg
c. 2,5 mg
d. 1 mg

5. Welche Formen des nicht allergischen Asthma gibt es *nicht*?
a. Analgetika-Asthma
b. Barbiturat-Asthma
c. Belastungsasthma
d. Infektasthma

6. Wobei handelt es sich um Anzeichen für einen schweren Asthmaanfall?
a. Zyanose
b. Unruhe
c. syst. RR > 160 mmHg
d. Tachykardie

7. Welche Aussagen zur Intubation und Beatmung sind richtig?
a. Sie sind grundsätzlich im akuten Anfall anzustreben.
b. Sie bewirken eine Verbesserung der Atmung, vor allem in den kleinen Bronchien.
c. Sie lösen nicht das Atmungsproblem, ermöglichen jedoch den Einsatz stark bronchodilatatorischer Präparate.
d. Sie sind vor allem bei älteren Patienten sinnvoll.

8. Kortison ist im Rahmen des akuten Asthmaanfalls ...
a. nicht zu empfehlen.
b. sinnvoll, da es die Entzündung, die ursächlich ist, unterdrückt.
c. nur bei Patienten anzuwenden, die bereits mit Kortison behandelt werden.
d. kontraindiziert.

9. Wie sollte ein Patient mit einem akuten Asthmaanfall gelagert werden?
a. Ansprechbare Patienten sollten in OHL 60-90° zum Einsatz der Atemhilfsmuskulatur gelagert werden.
b. Die leichte OHL von ca. 30° stellt in der Regel die beste Lagerungsart dar.
c. Vorsorglich sollten alle Patienten zur Sicherung der Atemwege in die stabile Seitenlage gebracht werden.
d. Der bewusstlose Patient sollte in OHL 60-90° gelagert werden.

10. Welches Medikament eignet sich besonders, aufgrund seiner zusätzlichen bronchodilatatorischen Wirkung, bei einem Asthmaanfall zur Narkoseinleitung?
a. Etomidat
b. Fentanyl
c. Thiopental
d. Ketamin

3 Neugeborenen-Management im Rettungsdienst

FRANK SCHEINICHEN
CHRISTIANE MAYER
FRANK FLAKE

Die Geburt und die anschließende Versorgung des Neugeborenen in der Präklinik ist eine sehr seltene Einsatzart. Somit besteht beim Rettungsfachpersonal wenig oder keine Routine bei derlei Notfallgeschehen. Eine Zunahme rettungsdienstlicher Einsätze zur Geburt eines Kindes ist durch die statistische Zunahme von Hausgeburten und die Etablierung von Geburtshäusern zu verzeichnen. Dadurch gewinnt das Wissen um die Versorgung Neugeborener zunehmend an Bedeutung.

Während sich die Begleitung des Geburtsvorgangs in den letzten Jahren kaum verändert hat, ist das Neugeborenen-Management dem stetigen Wandel und den aktuellen wissenschaftlichen Forschungen unterworfen – nicht zuletzt durch die Aufnahme in die Richtlinien der AHA und des ERC. Daher wird die Geburt hier nur kurz beschrieben.

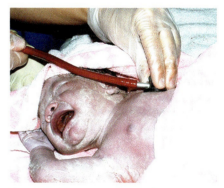

ABB. 1 ▶ Versorgung Neugeborener: Auskultation der Herztöne und -frequenz

Die normale Geburt

Die normale Geburt ohne zu erwartende Geburtskomplikationen verläuft auch im Rettungsdienst problemlos. Das Rettungsfachpersonal ist hier meist nur unterstützend tätig. Der Geburtsverlauf gliedert sich in drei Abschnitte:

- Eröffnungsperiode: Einleitung der Geburt durch Eröffnung des Muttermundes, begleitet von einer regelmäßigen Wehentätigkeit,
- Austreibungsperiode: vollständige Eröffnung des Muttermundes, Verkürzung der Wehenabstände, Blasensprung und eigentliche Geburt,
- Nachgeburtsperiode: Abnabeln des Neugeborenen und Abstoßung der Plazenta.

Idealerweise erfolgt die Geburt in der Klinik. Befindet sich der Geburtsvorgang bereits in der Austreibungsperiode und haben schon Presswehen eingesetzt, ist ein Transport der Gebärenden in die Klinik oft nicht mehr möglich. Die Geburt wäre dann an Ort und Stelle durchzuführen. Liegen noch keine Presswehen vor, sollte ein Transport in die Zielklinik erfolgen. Zu beachten ist, dass eine Schwangere nach einem Blasen-

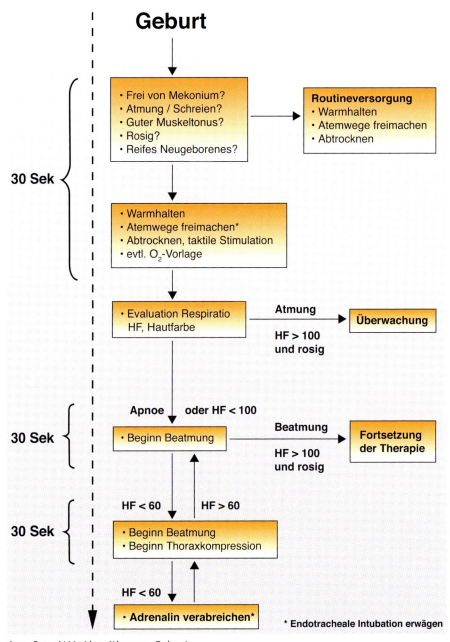

Abb. 2 ▶ AHA-Algorithmus »Geburt«

sprung keinesfalls mehr laufen darf, um die Gefahr eines Nabelschnurvorfalls zu vermeiden. Darüber hinaus sollte die Gebärende möglichst zur Vermeidung des Vena-cava-Kompressionssyndroms in der Linksseitenlage gelagert werden. Bei relativ kurzen Wehenabständen ist prophylaktisch ein Notarzt nachzufordern.

Versorgung des Neugeborenen

Ist die Geburt komplikationslos verlaufen, steht die Versorgung des Neugeborenen an erster Stelle. Wichtigste Prämisse ist der Wärmeerhalt. Das Neugeborene ist nach der Geburt sehr feucht und durch die Verdunstung dieser Feuchtigkeit kann die Körperkerntemperatur merklich gesenkt werden. Dadurch verschlechtert sich der Zustand des Kindes deutlich. Das Neugeborene zunächst gründlich abtrocknen und anschließend in eine wärmeerhaltende Decke, ein Handtuch oder Silberfolie einwickeln.

Atemwege

Das Neugeborene muss in neutraler Kopfposition gelagert werden. Ein zu starkes Überstrecken des Kopfes kann zu einer Verlegung der Atemwege führen. Ein Absaugen der Atemwege ist nicht immer erforderlich. Indikationen für das Absaugen sind eine schnarchende/schnorchelnde Atmung oder ein Stridor. Der Sog sollte max. -0,2 bar betragen. Absaugkatheter der Größen 5-10 Charrière oder Orosauger sind geeignet. Zunächst ist der Mund, dann der Nasen- und Rachenraum abzusaugen. Der Absaugvorgang sollte möglichst rasch durchgeführt werden, um reflektorische Bradykardien zu vermeiden, dennoch immer gründlich absaugen.

Atmung

Die meisten Neugeborenen schreien spontan nach der Geburt. Eine Atemkontrolle ist in diesem Fall nicht erforderlich. Atmet das Neugeborene unregelmäßig oder röchelt es, kann eine Atemwegsverlegung die suffiziente Atmung behindern. Häufige Ursache ist Fruchtwasser, das sich noch in den Atemwegen befindet. Dieses soll durch Absaugen entfernt werden. Liegt ein Atemstillstand vor, muss zunächst versucht werden, diesen Zustand nach dem

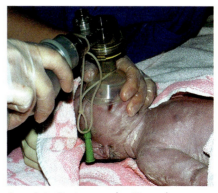

Abb. 3 ▶ Beatmung des Neugeborenen

Absaugen durch eine Stimulation mittels Berühren, Reiben an der Fußsohle oder am Rücken zu beheben. Erfolgt keine Verbesserung, muss unverzüglich mit der Beatmung des Neugeborenen begonnen werden. Die Beatmung erfolgt immer mit einem FiO_2 von 1,0 (100% Sauerstoff).

Kreislauf

Die Überprüfung der Kreislaufsituation erfolgt über das Tasten des Pulses an der A. brachialis, die Prüfung der Herzfrequenz eventuell auch durch eine Auskultation der Herztöne. Die Pulskontrolle ist zunächst nur bei einem deprimierten Neugeborenen erforderlich. Liegt eine Bradykardie vor, ist häufig eine insuffiziente Atmung verantwortlich. Daher müssen zunächst die respiratorischen Probleme gelöst werden. In der Folge stabilisiert sich der Kreislauf.

Hautfarbe

Bereits die Inspektion der Hautfarbe eines Neugeborenen gibt wichtige Hinweise auf den Zustand. Postnatal ist eine kurze periphere Zyanose normal und erfordert bei vitalen Kindern zunächst nur eine engmaschige Beobachtung. Weicht diese Zyanose jedoch nach einer Zeit von max. 1-2 Minuten nicht einer normalen roten/rosigen Haut oder liegt zusätzlich eine zentrale Zyanose vor, wird die Einatemluft des Neugeborenen bei suffizienter Spontanatmung mit Sauerstoff angereichert. Dies erfolgt über eine nicht zu eng angelegte Gesichtsmaske oder Vorlage einer Maske mit angeschlossenem O_2-Schlauch und einem Flow von 2-3 l O_2/min. Verbessert sich die Situation nicht oder hat das Kind keine ausreichende Spontanatmung, ist eine Beatmung mit Beutel und Maske bei einem FiO_2 von 1,0 unerlässlich.

Abnabeln

Etwa eine Minute nach der Geburt, oder wenn keine Pulsation der Nabelschnur mehr erkennbar ist, erfolgt die Durchtrennung der Nabelschnur. Dazu werden in einer Entfernung von ca. 10-15 cm vom Kind zwei Nabelklemmen gesetzt. Zwischen diesen wird mit einer sterilen Schere oder einem Skalpell die Nabelschnur durchtrennt. Der Nabelschnurstumpf wird mit einer sterilen Kompresse abgedeckt und ggf. mit einer Mullbinde am Neugeborenen fixiert. Wichtig ist es dabei, die Nabelschnur nicht zu früh zu durchtrennen. Dies kann einen Volumenmangel zur Folge haben Das Neugeborene sollte vor der Durchtrennung aus diesem Grunde maximal auf der Höhe des mütterlichen Uterus gelagert werden. Ist bis zu diesem Zeitpunkt alles komplikationslos verlaufen, wird das Kind der Mutter gegeben und den Eltern gratuliert.

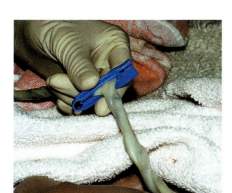
ABB. 4 ▶ Setzen der Nabelklemme

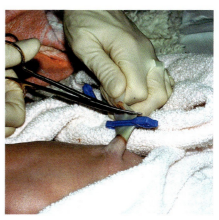
ABB. 5 ▶ Durchtrennen der Nabelschnur

Beurteilung des Neugeborenen

Die Beurteilung des Neugeborenen erfolgt nach dem bekannten APGAR-Score. Dieser wird direkt nach der Geburt und jeweils fünf und zehn Minuten nach der Geburt erhoben und dokumentiert. Die Summe der Punkte kann eine Einschätzung der vitalen Situation des Neugeborenen geben:

- 10-7 Punkte: lebensfrisches Kind in gutem vitalen Zustand
- 6-4 Punkte: vitale Störungen sind vorhanden und weitere stabilisierende Maßnahmen erforderlich
- 3-0 Punkte: reanimationspflichtiges Neugeborenes.

APGAR Score			Tab. 1
	0	1	2
Aussehen und Hautfarbe	blass/blau	zyanotisch, zentral rosig, Extremitäten blau	überall rosig
Puls oder Herzfrequenz	keine	< 100/min	> 100/min
Grimassen oder Reflexe beim Absaugen	keine	Verziehen des Gesichtes	Husten, Niesen oder Schreien
Aktivität/ Muskeltonus	schlaff	träge Flexion	aktive Bewegung
Respiration oder Atmung	keine	unregelmäßig oder Schnappatmung	schreiend

Neugeborenes: Definition und Gewicht	Tab. 2
Frühgeborenes (FG)	Gestationsalter < 37. SSW
reifes Neugeborenes	Gestationsalter 37.–42. SSW
Neugeborenes (NG)	Geburt bis 28. Lebenstag
übertragenes Neugeborenes	Gestationsalter > 42. SSW
normalgewichtiges Neugeborenes	NG mit Geburtsgewicht zwischen der 10. und 90. Perzentile
übergewichtiges Neugeborenes	NG mit Geburtsgewicht > 90. Perzentile
untergewichtiges Neugeborenes	NG mit Geburtsgewicht < 10. Perzentile

Gestationsalter = Schwangerschaftsalter in Wochen; SSW = Schwangerschaftswoche;
Perzentile = Prozentangabe, die das Gewicht in Bezug auf das Gewicht der Altersgenossen angibt;
Normale SS = 40 Schwangerschaftswochen

Definition des Neugeborenen

Ein Neugeborenes hat üblicherweise ein Gestationsalter (Schwangerschaftsalter in Wochen) von 37-42 Schwangerschaftswochen. Ist das Gestationsalter geringer als die 37. vollendete SSW, so wird das geborene Kind als Frühgeborenes bezeichnet. Nach Überschreiten der 42. SSW gilt das Neugeborene als übertragen.

Geburtskomplikationen

Zu unterscheiden sind bekannte und zu erwartende Komplikationen, wie etwa die Fehllage des Kindes oder Komplikationen, die sich erst während der Geburt entwickeln. Nachfolgend sind die für den Rettungsdienst wichtigsten aufgeführt, die den Zustand des Kindes nachhaltig beeinflussen können.

▶ *Mekoniumaspiration*

Während der Schwangerschaft bildet sich im Darm des Kindes eine schwärzlich-grüne Masse: das Mekonium, auch als »Kindspech« bezeichnet. Dieser Darminhalt wird in den ersten zwei Lebenstagen des Neugeborenen ausgeschieden. Unter besonderen Bedingungen, meist bei Stress des Kindes im Mutterleib, kann es zur vorzeitigen Ausscheidung im Mutterleib kommen. Dies führt zu einer sichtbaren Verfärbung des Fruchtwassers und der Haut des Neugeborenen. Nicht selten stellt sich sein Zustand dann deprimiert dar. In etwa jedem dritten Fall kommt es zu einer prä- oder postnatalen Aspiration von Mekonium. Daraus kann sich eine Aspirationspneumonie entwickeln (Mekoniumaspirationssyndrom).

Grundsätzlich gilt es, das Neugeborene frühzeitig abzusaugen. Dies erfolgt noch unter der Geburt, nach Austritt und Zugänglichkeit des Kopfes.

Deprimierte Neugeborene müssen vor der Stimulation ebenfalls gründlich abgesaugt werden – zunächst oral, dann nasal. Wird es vom Neugeborenen toleriert, sollte zusätzlich laryngoskopisch abgesaugt werden. Ist dabei hinter der Stimmritze Mekonium sichtbar, muss eine direkte Intubation durchgeführt werden. Über den Tubus intratracheal absaugen. Anschließend erfolgt die Beatmung des Neugeborenen. Schreiende Neugeborene müssen ebenfalls gründlich abgesaugt werden, jedoch ist hier aufgrund der Aspirationsgefahr durch Auslösen von Erbrechen keine Laryngoskopie durchzuführen.

Das deprimierte Neugeborene

Bei etwa jeder 100. Geburt ist es notwendig, die spontane Atemtätigkeit des Neugeborenen durch äußere Maßnahmen anzuregen. Führt die im Abschnitt »Versorgung des Neugeborenen (Atmung)« dargestellte Stimulation nicht zum Erfolg, sind folgende Maßnahmen erforderlich:

Noch einmal ein konsequentes Atemwegsmanagement durchführen. Die Atemwege sollten nochmals gründlich abgesaugt werden, falls diese nicht komplett frei sind. Diese Maßnahme rasch durchführen, anschließend den Kopf in Neutral- oder Schnüffelstellung lagern. Um die Atemwege freizumachen, Esmarch-Handgriff anwenden. Wichtig: kein Überstrecken des Kopfes, keine Extension. Atemkontrolle durchführen. Bleibt die Dyspnoe oder Apnoe weiterhin bestehen, Beutel-Masken-Beatmung durchführen

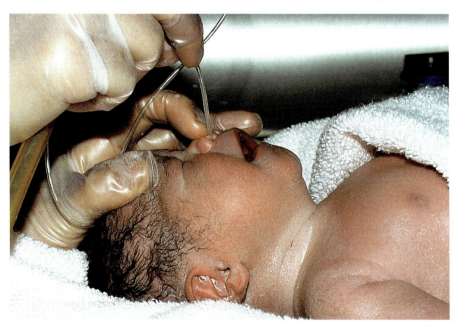

Abb. 6 ▶ Absaugen des Neugeborenen

(FiO$_2$=1,0). Möglicherweise ist es sinnvoll, mit den ersten 2-3 Beatmungshüben die Lunge zu blähen. Dazu mit einem ausreichenden Volumen beatmen und den Beatmungshub für ca. 2-3 Sekunden halten. Diese Maßnahme ist jedoch nicht unproblematisch. Ist der Beatmungsdruck zu hoch, besteht zum einen die Gefahr der Magenblähung, die zu einer Aspiration oder zu einem Zwerchfellhochstand führen kann. Zum anderen kann bei zu hohen Beatmungsdrücken ein Pneumothorax entstehen, der sich eventuell unter Beatmung zu einem Spannungspneumothorax entwickelt. Besteht Unsicherheit hinsichtlich dieser Maßnahme, sollte ausschließlich eine normale Beatmung durchgeführt werden. Liegt die Pulsfrequenz nach Beginn der Beatmungen unter 60/min, muss mit der Thoraxkompression begonnen werden. Die Indikation zur Intubation sollte streng gestellt und eher dem Erfahrenen überlassen werden. Unter einer suffizienten Beatmung stabilisieren sich Neugeborene in der Regel recht schnell.

Bei blassen Neugeborenen mit schlechten Vitalparametern ist oft ein prä- oder intrapartaler, selten ein postpartaler Blutverlust die Ursache. Zur erforderlichen Volumentherapie sollte ein venöser oder intraossärer Zugang gelegt werden bzw., falls darin geübt, ein Nabelvenenkatheter. Das zu infundierende Volumen sollte, in Abhängigkeit von den Kreislaufparametern, ca. 10 ml/kg KG betragen. Geeignete Infusionen sind kristalloide Lösungen wie NaCl 0,9% oder Vollelektrolytlösungen (z.B. Ringer). Eher ungeeignet ist die Ringer-Laktat-Lösung wegen der enthaltenen Laktate, die möglicherweise eine Verschiebung des ph-Wertes bewirken. Falls notwendig, sind über den Zugang max. 20-40 ml/kg KG Infusionslösung zu infundieren. Auf keinen Fall sind Pädiafusion- oder Glukoselösungen zur Volumengabe zu verwenden! Auch hier gilt: Bei der gesamten Versorgung ist der Wärmeerhalt zu beachten. Unterkühlte Neugeborene haben eine deutlich schlechtere Prognose!

Asphyxie

Das Wort Asphyxie beschreibt die Pulslosigkeit oder Kreislaufdepression beim Neugeborenen. Dabei bestehen neben dem Sauerstoffmangel (Hypoxie) eine Hyperkapnie und eine saure ph-Wert-Verschiebung mit sowohl respiratorischer als auch metabolischer Ursache. Die Hautfarbe des Neugeborenen gibt einen Hinweis auf die Schwere der Asphyxie. Eine zyanotische Hautverfärbung weist auf eine weniger schwere Asphyxie hin, bei einer weißlichen Hautverfärbung liegt eine sehr schwere Störung vor. Die Asphyxie kann zu schwerwiegenden (Folge-)Schädigungen führen, verursacht durch den Sauerstoffmangel, aber auch durch die erhebliche Organschädigung aufgrund des sauren anaeroben Stoffwechsels. Neben der auffälligen Hautverfärbung ist das Neugeborene pulslos oder hat eine Pulsfrequenz < 60/min und reagiert nicht oder deutlich eingeschränkt auf Reize. Liegt eine Asphyxie vor, sollte zunächst sofort abgenabelt werden. Die Nabelschnur vor der Durchtrennung in Richtung Kind ausstreichen. Anschließend das Kind absaugen und mit der Beatmung und Reanimation beginnen.

Nabelschnurumschlingung

Bei der Nabelschnurumschlingung hat sich die Nabelschnur um den Hals des Feten gewickelt. Durch Komprimierung der Nabelschnur vermindert sich die Blut- und damit auch die Sauerstoffversorgung. Die Umschlingung ist nach Sichtbarwerden des Halses des Neugeborenen zu erkennen. Es besteht Lebensgefahr. Das Rettungsfachpersonal sollte versuchen, die Nabelschnur über den Kopf zu ziehen. Da die Nabelschnur bei dieser Maßnahme auch reißen kann, ist sie sehr vorsichtig durchzuführen. Reißt die Nabelschnur, kann das Kind verbluten. Ist ein Überstreifen über den Kopf nicht möglich, können als Ultima Ratio zwei Nabelklemmen gesetzt und die Nabelschnur mittels einer (chirurgischen) Schere durchtrennt werden. Für den weiteren Geburtsverlauf ist jetzt höchste Eile geboten, da das Neugeborene nicht mehr durch die Mutter versorgt wird. Es besteht die Gefahr der Asphyxie.

Nabelschnurvorfall

Beim Nabelschnurvorfall legt sich die Nabelschnur vor bzw. in den Geburtskanal. Die Gefahren entsprechen den Gefahren der Nabelschnurumschlingung. In dieser Situation muss versucht werden das Kind mit sterilen Handschuhen in den Geburtskanal zurückzuschieben. Die Hand ist dort zu belassen und das Kind in dieser Lage schnell in die nächste Klinik mit gynäkologischer Abteilung zu transportieren. Der Nabelschnurvorfall stellt auch eine der seltenen Indikationen für eine präklinische medikamentöse Wehenhemmung durch den Notarzt mittels Partusisten (Fenoterol) dar.

Der i.v.-Applikation sollte der Vorzug gegeben werden. Fenoterol-Aerosol ist zur Wehenhemmung eher ungeeignet, eine ausreichende und genaue Dosierung ist schwierig, ebenso fehlt die Indikationsangabe des Herstellers.

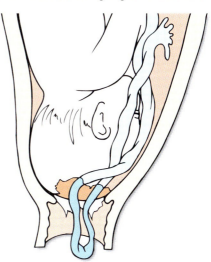

ABB. 7 ▶ Nabelschnurvorfall: Der Kopf drückt die Nabelschnur ab (aus: LPN III)

Weitere Geburtskomplikationen

Andere Geburtskomplikationen wie Placenta praevia oder schwere angeborene Fehlbildungen des Neugeborenen sind präklinisch sehr schwer oder nicht zu beherrschen.

Es besteht Transportpriorität (Scoop and Run) in die nächstgelegene gynäkologische Fachabteilung, möglichst mit angeschlossener neonatologischer Abteilung, falls der Transportweg dadurch nicht erheblich verlängert wird.

Transport von Neugeborenen und Kindern

Neugeborene und Kinder, die präklinisch versorgt werden, müssen in den meisten Fällen auch in die Klinik transportiert werden. Dabei unterscheidet sich der Transport gegenüber Erwachsenen in vielfältiger Hinsicht. Neben der besonderen Schwierigkeit der Sicherung der kleinen Patienten im Rettungsmittel ist eine Kommunikation eingeschränkt oder gar nicht möglich. Angehörige in Sichtweite der Kinder sorgen dafür, nicht unnötigen Stress und Angst zu erzeugen. Auch der Transport zum Rettungsmittel ist nicht unproblematisch. Nicht selten tragen Eltern oder das Rettungsfachpersonal das Kind auf dem Arm. Zu beachten ist dabei, dass Neugeborene und Kinder nur ausreichend gesichert im Rettungsmittel transportiert werden dürfen. Die Verantwortung für die ausreichende Sicherung trägt der Fahrzeugführer. Neugeborene oder Säuglinge müssen möglicherweise mit einem Transportinkubator transportiert werden. Allerdings werden Inkubatortransporte nur durch besonders geschultes Personal durchgeführt, das mit der Bedienung und der Funktion des Inkubators vertraut und entsprechend eingewiesen ist. Auf keinen Fall sollten Kinder während des Transports auf dem Arm der Angehörigen oder des Rettungsfachpersonals transportiert werden. Auch nicht bei kurzer Fahrtstrecke.

> **Neugeborene und Kinder, die präklinisch versorgt werden müssen, müssen in den meisten Fällen auch in die Klinik transportiert werden.**

Fazit

Die Versorgung Neugeborener im Anschluss an eine präklinische Geburt ist eine sehr seltene Notfallsituation im Rettungsdienst. Beim Umgang mit den kleinen Patienten besteht eine gewisse Unsicherheit und Scheu, die durch umfangreiches Wissen wieder wettgemacht werden kann. Zu beachten ist, dass die normale Geburt meist ein Vorgang ist, der lediglich einiger Unterstützung durch das Rettungsfachpersonal bedarf. Schwieriger ist es, wenn Geburtskomplikationen auftreten. Dann ist häufig der schnelle Transport in die geeignete Klinik die Strategie der Wahl.

Fragen

1. Aus welchem Grund ist es wichtig zu überprüfen, ob die Fruchtblase bereits eröffnet ist?
   a. Die Versorgung des Feten ist nach Abfluss des Fruchtwassers unterbrochen.
   b. Es besteht die Gefahr des Nabelschnurvorfalls, wenn die Schwangere weiterhin läuft.
   c. Für den Feten besteht eine erhöhte Infektionsgefahr.
   d. Für die Schwangere besteht die Gefahr eines Volumenmangels.

2. Liegt die Pulsfrequenz bei einem deprimierten Neugeborenen < 60/min, ist umgehend ...
   a. der Notarzt nachzufordern.
   b. die Thoraxkompression einzuleiten.
   c. zweimal blähend zu beatmen.
   d. Adrenalin in entsprechender Dosierung zu applizieren.

3. Das Freimachen der Atemwege beim Neugeborenen wird erreicht durch ...
   a. ausreichende Reklination des Kopfes.
   b. sofortige unmittelbare endotracheale Intubation nach der Geburt.
   c. Lagerung des Kopfes in Neutralposition sowie Anheben des Unterkiefers mit dem Esmarch-Handgriff.
   d. die Blähung der Lungen mit dem Beatmungsbeutel.

4. Der Begriff »Gestationsalter« bezeichnet ...
   a. den Zeitpunkt des Geburtsbeginns (Eröffnungsperiode).
   b. den Zeitpunkt der Abnabelung des Neugeborenen.
   c. das Schwangerschaftsalter in Wochen.
   d. den Zeitpunkt der vollständigen Öffnung des Muttermundes.

5. Wann wird ein Neugeborenes als übertragen bezeichnet?
   a. Die Geburt liegt in der 39. Schwangerschaftswoche (SSW).
   b. Die Geburt liegt vor der 37. Schwangerschaftswoche (SSW).
   c. Die Geburt liegt zwischen der 40. und 42. Schwangerschaftswoche (SSW).
   d. Die Geburt liegt nach der 42. Schwangerschaftswoche (SSW).

6. Der Begriff Mekonium bezeichnet ...
a. die Abnabelung des Neugeborenen.
b. den Austritt von Darminhalt des Feten in das Fruchtwasser.
c. den Austritt von Erbrochenem des Feten in das Fruchtwasser.
d. Darminhalt vor der Geburt, auch »Kindspech« genannt.

7. Ein Neugeborenes mit den Parametern: Herzfrequenz 80/min, zyanotische Extremitäten, rosiger Körperstamm, das Neugeborene schreit und bewegt sich träge, erhält eine Gesamtpunktzahl nach APGAR Score von ...
a. 7 Punkten.
b. 10 Punkten.
c. 2 Punkten.
d. 5 Punkten.

8. Der Begriff »Asphyxie« bezeichnet ein Kind, das ...
a. eine rosige Verfärbung der Extremitäten aufweist.
b. eine zu hohe Sauerstoffkonzentration im Blut hat.
c. eine pH-Wert-Verschiebung mit dem Ergebnis einer Alkalose hat.
d. keinen tastbaren Puls aufweist.

9. Welcher der nachfolgenden Parameter wird nicht im APGAR Score erhoben?
a. Hautfarbe
b. Reflexe
c. Aktivität
d. Atemreflexe

10. Beim Absaugen des Neugeborenen darf kein Sog über ...
a. – 2 bar verwendet werden.
b. + 0,2 bar verwendet werden.
c. – 0,2 bar verwendet werden.
d. – 0,2-0,3 bar verwendet werden.

4 Akutes Koronarsyndrom: Ursachen, Symptome, Massnahmen

Oliver Peters
Markus Niemann

Unter dem Sammelbegriff des akuten Koronarsyndroms (ACS) werden die akut lebensbedrohlichen Phasen der koronaren Herzerkrankung wie 1. die instabile Angina pectoris (IAP), 2. der Non-ST-Strecken-Elevations-Myokardinfarkt (NSTEMI), 3. der ST-Strecken-Elevations-Myokardinfarkt (STEMI) und 4. der plötzliche Herztod definiert. Der Oberbegriff wurde eingeführt, da diesen Notfallbildern ein gemeinsamer Pathomechanismus zugrunde liegt, der vergleichbare diagnostische und therapeutische Strategien erfordert. Die Übergänge der Krankheitsbilder sind oft fließend, sodass es bei dem Versuch der isolierten Betrachtung der einzelnen Notfallbilder zu Fehlbehandlungen kommen kann. Hinter dem Begriff »akutes Koronarsyndrom« verbergen sich ca. zwei Mio. Notfallpatienten, die jährlich vom Rettungsdienst versorgt und transportiert werden. 300.000 dieser Patienten erleiden einen Myokardinfarkt, einen kompletten Gefäßverschluss. Trotz verbesserter Diagnostik und Therapie versterben heute noch fast 40% der Patienten, wobei über 60% der Todesfälle innerhalb der ersten Stunde nach dem Infarktereignis aufgrund von plötzlich auftretenden Rhythmusstörungen oder einer kardialen Dekompensation (kardialer Schock) eintreten.

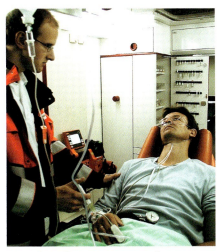

Abb. 1 ▶ Akutes Koronarsyndrom: Einsatzindikation für zwei Millionen Notfälle pro Jahr

Ursachen und Pathophysiologie

Der bei weitem überwiegende Teil der Koronarsyndrome entsteht aufgrund atherosklerotisch veränderter Koronarien in Form von Plaqueablagerungen. Für die Entstehung von Plaques werden u.a. Endothelschäden verantwortlich gemacht, die eine Einlagerung von Lipiden (Fetten) innerhalb der Gefäßintima ermöglichen. Im weiteren Verlauf heften sich Monozyten und T-Lymphozyten zunächst am Endothel an. Die Monozyten wandeln sich innerhalb der Plaques später zu Makrophagen um, die sich wiederum mit den Lipiden in Schaumzellen (Xanthomzellen) umwandeln. Diese werden in der Frühphase als so genannte »fatty streaks« in den Koronargefäßen sichtbar. Bedingt durch diese Ablagerung kommt es zu einer Verschlechterung der Durchblutung, die sich z.T. schon als Myokardischämie darstellt. Eine instabile atherosklerotische Plaque, mit Neigung zur Ruptur, besteht meist aus einer zunehmenden Masse von Lipiden, die durch ein Bindegewebe vom Gefäßlumen getrennt ist. Diese Ablagerungen unterliegen hohen lokalen Scherkräften. Hier gilt: Je dünner die Bindegewebsabdeckung wird, desto höher ist das Risiko der Ruptur oder Plaquefissur.

Die Plaqueruptur führt zum einen zur Einblutung in die Plaque und andererseits zur intraluminalen Thrombose. Die Thrombose wird durch die freie Kommunikation zwischen den Lipiden, der Plaque und den Makrophagen, die reich an Prokoagulantien (gerinnungsbegünstigenden Substanzen) sind, ausgelöst. Folge ist eine zunehmende Einengung des Gefäßlumens, die bis zum kompletten Verschluss des Gefäßes führen kann. Bedingt durch die Myokardischämie werden Nährstoffe nicht mehr vollständig verbrannt (anaerobe Glykolyse), dadurch fallen saure Stoffwechselendprodukte (Laktat) an, die – bedingt durch die Verengung bzw. den Verschluss – nicht ausreichend abtransportiert werden. Die Ansäuerung des Gewebes löst dann den typischen Angina-pectoris-Schmerz aus. Zusätzlich kommt es zur Funktionsstörung des Gefäßendothels, sodass dessen eigene Vasodilatatoren, z.B. das EDRF (Endothelium Derived Relaxing Factor), und auch Antithrombin III fehlen. Erschwerend kommt hinzu, dass im Rahmen der Gerinnung vasokonstriktorische Substanzen wie das Thromboxan A2 ausgeschüttet werden. Hält die Ischämie längere Zeit an, entsteht eine Gewebsnekrose, der Myokardinfarkt. Je nach Infarktgröße resultiert hieraus eine erhebliche Einschränkung der Leistungsfähigkeit des Herzmuskels (Insuffizienz). Sind Zellen des Herzreizleitungssystems von der Nekrose betroffen, können schwerwiegende Herzrhythmusstörungen resultieren (insbesondere beim Vorderwandinfarkt). Die hypoxische Muskulatur verharrt zunächst in einem dauerkontrahierten Zustand, wodurch die Dehnbarkeit des betreffenden Ventrikels zusätzlich eingeschränkt wird.

Symptome

Die Diagnostik des ACS beruht auf den drei Säulen Klinik, EKG und Enzymdiagnostik (Labor).

▶ Klinik
Im Regelfall finden wir unruhige Patienten vor, die meist über einen intensiven, lang anhaltenden retrosternalen, drückend empfundenen Schmerz, ggf. ausstrahlend in den linken Arm, in Oberbauch, Schultern, Hals und/oder Unterkiefer, klagen.

Cave: Bei älteren Menschen, Diabetikern und bei Frauen kann es eine atypische Symptomatik geben. Beispielsweise könnte die Schmerzsymptomatik aufgrund ei-

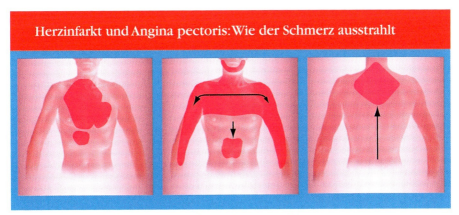

ABB. 2 ▶ Schmerzlokalisation beim akuten Koronarsyndrom

ner diabetischen Polyneuropathie fehlen, hier spricht man von einem so genannten stummen Infarkt, der bei 15-25% der Myokardinfarkte zu finden ist.

> **Mit diesem Druck- und Beklemmungsgefühl stellt sich in den meisten Fällen ein starkes Angstgefühl ein, das vom Betreffenden als Todesangst geschildert wird.**

Zusätzlich zur klebrigen, kaltschweißigen Haut und einer auftretenden Dyspnoe klagen viele Patienten über Übelkeit und Erbrechen. Der Blutdruck kann im Rahmen der entstehenden Herzinsuffizienz absinken, worauf das Herz mit einer Tachykardie reagiert. Eine Ausnahme stellt der Hinterwandinfarkt dar, der meist zu keiner Tachykardie, sondern eher zur Bradykardie führt.

▶ EKG

Stirbt ein Herzmuskelgebiet durch Ischämien ab, zeigt sich dies meist in typischen EKG-Veränderungen der ST-Strecke, die oft richtungweisend für die Arbeitsdiagnose akutes Koronarsyndrom sind. Je nach Lokalisation des Infarktes sind die EKG-Veränderungen in verschiedenen EKG-Ableitungen erkennbar. Hierbei liefert das komplett registrierte 12-Kanal-EKG unverzichtbare Dienste. Dieses muss dann auch in der weiteren klinischen Diagnostik und Versorgung herangezogen werden. Spezielle Vorderwandinfarkte können ohne 12-Kanal-EKG z.B. nicht diagnostiziert werden, da sie sich in den Brustwandableitungen V1-V6 zeigen.

Die oft beobachtete Praxis, in der Klinik ein »eigenes« neues EKG zu schreiben, muss in diesem Zusammenhang als unnötig und zeitverzögernd gewertet werden. Die korrekte Ableitungspositionierung zeigt Tabelle 1.

Die Elektroden sollten möglichst herzfern und jeweils in gleicher Höhe und gleichem Abstand voneinander aufgeklebt werden. Das »alternativ« in Tabelle 1 bezieht sich auf das bereits geklebte EKG (Routine-EKG), das mit einbezogen wird.

Korrekte Ableitungspositionierung	Tab. 1

4-Pol-Kabel – Extremitätenableitung
- rote Elektrode: rechte Unterarminnenseite (alternativ rechte vordere Schulter)
- gelbe Elektrode: linke Unterarminnenseite (alternativ linke vordere Schulter)
- grüne Elektrode: linke Unterschenkelinnenseite (alternativ linker Unterbauch/Leiste)
- schwarze Elektrode: rechte Unterschenkelinnenseite (alternativ rechter Unterbauch/Leiste)

6-Pol-Kabel – Brustwandableitung
- V1: 4. ICR rechts parasternal
- V2: 4. ICR links parasternal
- V3: zwischen V2 und V4
- V4: 5. ICR linke Medioklavikularlinie
- V5: 5. ICR linke vordere Axillarlinie
- V6: 5. ICR linke mittlere Axillarlinie

Bei über 30% der instabilen Angina-pectoris-Patienten zeigen sich bereits Senkungen (Depressionen) des ST-Segments. Infarkttypische Veränderungen zeigen sich je nach zeitlichem Stadium. Hier werden die präklinisch wichtigsten dargestellt:

> **Beim Myokardinfarkt sind nicht immer typische EKG-Veränderungen wie eine ST-Streckenhebung oder ein Pardee-Q zu sehen. Hier spielt es eine entscheidende Rolle, ob der Infarkt die ganze Dicke der Herzwand durchdringt (transmuraler Infarkt) oder sich auf die Innen- bzw. die Außenschicht (NSTEMI) beschränkt.**

Stadium 0 (Initialstadium)
Das Initialstadium wird unmittelbar nach dem Infarktereignis durchlaufen und daher in den meisten Fällen präklinisch selten erfasst. Es stellt sich i.d.R. als eine beträchtliche, schmalbasige T-Erhöhung (Erstickungs-T) dar.

Cave: Ein ähnliches Bild weist die Hyperkaliämie im EKG auf, diese bleibt jedoch im Verlauf – also bis zur Korrektur des Wertes – bestehen.

Stadium 1 (frisches Stadium)
Nach dem Initialstadium imponieren ST-Streckenhebungen, mit pathologischem oder ohne pathologisches Q (Pardee-Q). Die ST-Streckenhebung entsteht über dem Verletzungsgebiet. Sie geht unmittelbar vom absteigenden R ab und verschmilzt mit der T-Zacke zu einer Kuppelform. Bei Vorderwandinfarkten kommt sie allerdings

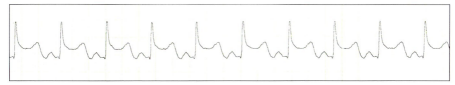

Abb. 3 ▶ Infarkt-EKG: Hier ist eine deutliche ST-Streckenhebung erkennbar

auch aus der dort oft tiefen S-Zacke! Die Strecke ist jedoch nur scheinbar angehoben, da dieses Myokardgebiet anfänglich durch Störung der Ionenströme nicht in der Lage ist, ein normales Ruhepotenzial aufzubauen. Bei den betroffenen EKG-Ableitungen wird im Verlauf – oft schon in den ersten Stunden – ein deutliches Q (Pardee-Q) im EKG sichtbar. Von einem Pardee-Q spricht man, wenn dieses größer als ein Viertel der R-Zacke oder mindestens 0,04 sec breit ist.

▶ *Enzymdiagnostik (Labor)*

Zur Bestätigung myokardialer Schädigungen werden in der Klinik routinemäßig myokardiale Enzyme oder Herzmarker bestimmt, die präklinisch jedoch nicht ausgewertet werden können. Die besten laborchemischen Indikatoren sind:

Kreatinkinase (CK)
Die CK ist ein Enzym, das nur im Muskelgewebe zu finden und dort maßgeblich für die Umwandlung von chemischer in mechanische Energie (Muskelkraft) verantwortlich ist. Die CK kommt in höchster Konzentration in der Skelettmuskulatur und in niedriger Konzentration im Herzmuskelgewebe vor. Mit Hilfe einer spezifischen Untergruppe der CK, der CK-MB, die fast ausschließlich in der Herzmuskulatur zu finden ist, wird es möglich zu erkennen, ob eine CK-Erhöhung durch einen Schaden am Herzen oder durch eine Traumatisierung an der Skelettmuskulatur bedingt ist. Normwerte liegen bei der CK unter 80 U/l (Units/Liter) und bei der CK-MB unter 10 U/l bzw. unter 6% der Gesamt-CK.

Troponin T und I
Die Verkürzung eines Muskels im menschlichen Körper beruht auf dem aktiven Ineinandergleiten von verschiedenen Eiweißstrukturen. An diesem Prozess sind auch die Eiweiße (Proteine) Troponin T und I beteiligt. Das kardiale Troponin T sowie das kardiale Troponin I sind beim Erwachsenen typisch für die Muskulatur des Herzens.

Kommt es nun, zum Beispiel aufgrund einer mangelnden Durchblutung des Herzmuskels, zur Unterversorgung der Muskulatur mit Sauerstoff, stirbt ein Teil des Herzmuskelgewebes ab – es entsteht der Myokardinfarkt. Aus diesem abgestorbenen Gewebe entweichen die darin enthaltenen Eiweiße und gelangen in die Blutbahn, darunter auch das kardiale Troponin T und das kardiale Troponin I. In einer Blutprobe können beide nach einem Herzinfarkt nachgewiesen werden. Die Normwerte liegen bei beiden kardialen Troponinen unter 0,1 ng/ml.

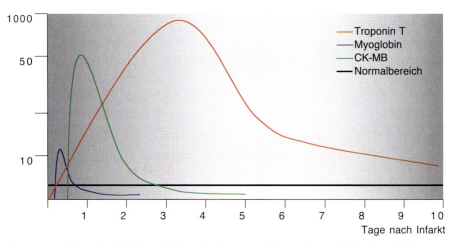

ABB. 4 ▶ Myokardinfarkt: Darstellung der Enzymerhöhung im zeitlichen Verlauf

Hinweis: Anstieg frühestens nach 3 bis 4 Stunden! Ab dem 3. bis 4. Tag nach dem Ereignis sind Rückschlüsse auf die Größe des Infarktes möglich.

Myoglobin

Myoglobin ist ein Protein, das sich nur in der quergestreiften Muskulatur befindet und ähnlich dem Troponin bei einer Schädigung aus dem Gewebe freigesetzt wird. Im Gegensatz zu den beiden oberen Enzymmarkern kann mit den heute verfügbaren Tests nicht zwischen Herzmuskel- und Skelettmuskelmyoglobin unterschieden werden. Dies macht eine gute Anamnese besonders wichtig.

Charakteristisch für Myoglobin ist der rasche Anstieg, aber auch der schnelle Abfall nach der Muskelschädigung aufgrund der renalen Elimination. Gerade der schnelle Abfall innerhalb weniger Stunden ermöglicht es, diesen Marker bei einem Re-Infarkt, der innerhalb weniger Tage auftreten kann, erneut zu verwenden. Die Normwerte liegen bei unter 70 ng/ml.

Maßnahmen

Die Maßnahmen beim akuten Koronarsyndrom lassen sich in zwei Maßnahmenpakete unterteilen. Gerade um den zeitlichen Faktor bei diesem Notfall zu beachten, erscheint es auch bei Eintreffen des Notarztes sinnvoll, dass die Maßnahmen parallel zueinander abgearbeitet werden. Dies bedeutet, dass das RTW-Team unter Absprache mit dem Notarzt sein Maßnahmenpaket an der Stelle weiter abarbeitet, an der es sich vor der Übergabe befand. Der NEF-Fahrer assistiert dem Notarzt bei seinen Maßnahmen.

▶ Maßnahmen des RTW-Teams

Die Lagerung des ansprechbaren Patienten mit leicht (ca. 30°) angehobenem Oberkörper führt zu einer Verminderung des venösen Rückstroms (Vorlastsenkung), was insbesondere bei einer Linksherzinsuffizienz von Bedeutung ist. Zudem erleichtert diese Lagerung gerade bei adipösen Patienten die Atmung und damit die Oxygenierung. Die konsequente Immobilisation und Beruhigung verstärkt zusätzlich die Vorlastsenkung und reduziert die durch Anstrengung und Stress freigesetzten Katecholamine, die u.a. für die plötzlich auftretenden Rhythmusstörungen verantwortlich gemacht werden.

> **Die Lagerung des ansprechbaren Patienten mit leicht (ca. 30°) angehobenem Oberkörper führt zu einer Verminderung des venösen Rückstroms (Vorlastsenkung).**

Neben dem üblichen kontinuierlichen Monitoring (RR, Puls, EKG und S_pO_2) und der Notarztalarmierung erfolgt eine kontinuierliche Sauerstoffgabe von mind. 8 l/min. Bei der Anlage des i.v.-Zugangs muss, um gegebenenfalls bei einer Fehlpunktion und der anschließenden Lyse eine adäquate Kompression durchführen zu können, eine periphere Vene punktiert werden. Vor dem Anschließen einer kristalloiden Lösung kann eine Laborblutentnahme erfolgen, um in der Klinik unverzüglich u.a. die oben genannte Enzymdiagnostik zu starten oder eventuell mit einer im Krankenhaus entnommenen Probe gleich einen Trend aufzeigen zu können.

Bei einem Blutdruck über 100 mmHg systolisch erfolgt die Gabe von 2 Hüben = 0,8 mg Nitroglyzerin s.l. (z.B. Nitrolingual®-Spray), was alle 5 min wiederholt werden kann. Nitroglyzerin wird wie alle Nitrate im Körper zur eigentlichen Wirksubstanz, dem Stickstoffmonoxid (NO) umgewandelt. Dieses ist identisch mit dem körpereigenen EDRF (siehe oben), was bei einem atherosklerotisch veränderten Gefäß nicht mehr gebildet wird. Nitroglyzerin bewirkt im Einzelnen:

- ▶ Vasodilatation vor allem der venösen Gefäße des Lungen- und Körperkreislaufs sowie der größeren Koronararterien, gerade auch in den atherosklerotisch veränderten Gefäßen. Hieraus resultiert eine Vorlastsenkung, was zur Abnahme der Herzarbeit und des Sauerstoffverbrauchs führt.
- ▶ Druckentlastung der Innenschichten des Herzmuskels (subendokardiales Myokard) durch verminderte Füllungsdrücke, was zu einer Verbesserung der dortigen Kapillardurchblutung führt.
- ▶ Hemmung der Thrombozytenaggregation und Leukozytenadhäsion.
- ▶ Schmerzreduktion bei Patienten mit einer instabilen Angina pectoris, da durch Senkung der Vorlast der myokardiale Sauerstoffverbrauch gesenkt wird und somit die Übersäuerung rückläufig ist.

Bei Eintreffen des Notarztes kann diese Maßnahme intravenös mittels 1-5 mg/h z.B. Nitrolingual® infus. Fertiglösung über eine Infusionsspritzenpumpe weitergeführt werden. Die Gabe wird zurzeit beim gesicherten Myokardinfarkt kontrovers diskutiert, da eine Schmerzreduktion nicht zu erwarten ist, Untersuchungen keine Verbesserungen im Bereich der Infarktsterblichkeit nachweisen konnten, jedoch durch eine Gabe eine einsetzende Hypotension droht. Die derzeitige Datenlage lässt allerdings keine Änderung des allgemeinen Vorgehens beim ACS zu, da die Gabe bei der instabilen Angina pectoris einen klaren Vorteil bringt.

Cave: Keine Nitroglyzeringabe darf erfolgen, wenn der Patient innerhalb der letzten 48 Stunden Viagra®, Cialis® oder Levitra® (alles Phosphodiesterasehemmstoffe) genommen hat, da hier extreme Blutdruckabfälle drohen. In diesen Fällen muss auf das Eintreffen des Notarztes gewartet werden. Dieser wird alternativ Betablocker oder Kalziumantagonisten statt Nitroglyzerin einsetzen.

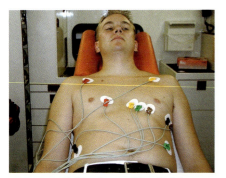

ABB. 5 ▶ Elektrodenposition bei der 12-Kanal-Ableitung

Nach der »Nitro«-Gabe sollte – wo bereits auf dem RTW vorgehalten – die 12-Kanal-EKG-Ableitung erfolgen, was im Regelfall 2-3 Minuten dauert. Das komplett registrierte 12-Kanal-EKG hilft bei der Diagnosestellung des Myokardinfarktes, aber auch anderer ischämiebedingter Veränderungen sowie bei der Klassifizierung evtl. auftretender Rhythmusstörungen. Die Dokumentation eines kompletten Standard-EKG ist bei der Versorgung von ACS-Patienten unverzichtbar (Klasse 1A-Empfehlung der AHA). Je nach Situation können sogar wiederholte Untersuchungen sinnvoll sein, um Veränderungen zu erfassen. Die Auswertbarkeit eines präklinisch geschriebenen EKG ist bei über 80% der Patienten gegeben. Bei diesen Patienten reduziert sich i.d.R. die innerklinische Zeit für die Diagnostik, wodurch sie zügiger auf die Intensivstation verlegt werden können, wo dann schneller eine Reperfusionstherapie (Lyse oder Ballondilatation – Perkutane Koronarintervention, PCI) erfolgen kann.

> **Nach der »Nitro«-Gabe sollte – wo bereits auf dem RTW vorgehalten –
> die 12-Kanal-EKG-Ableitung erfolgen.**

▶ Maßnahmen des NEF-Teams

Die Aufgabe des NEF-Teams liegt beim ACS schwerpunktmäßig in der weiterführenden medikamentösen Behandlung mit dem Ziel:

- Begrenzung der Infarktgröße
- Senkung der Herzarbeit
- Schmerzbekämpfung
- Vermeidung von Komplikationen
- ggf. Lysetherapie.

Am Anfang der notärztlichen Therapie steht meist die Reduzierung der oft mit Todesangst einhergehenden Brustschmerzen. Im Regelfall wird hier Morphin in ggf. wiederholenden Einzeldosen von 3-5 mg i.v. bis zum Beginn der Schmerzfreiheit eingesetzt. Morphin bewirkt jedoch nicht nur eine Reduzierung des Infarktschmerzes und der Angst, sondern auch eine Abnahme der damit verbundenen starken Ausschüttung von körpereigenen Katecholaminen (zum Beispiel Adrenalin, Noradrenalin), die u.a. für das Auftreten von Rhythmusstörungen verantwortlich gemacht werden. Auch bewirkt es durch seine zentrale sympatholytische Wirkung auf die Gefäße eine Vor- und Nachlastsenkung, die eine weitere Abnahme des myokardialen O_2-Verbrauchs zur Folge hat. Zur Vermeidung der Ausdehnung des Infarktgebietes durch weitere Thrombozytenaggregation erfolgt die Gabe von 250-500 mg Acetylsalicylsäure (z.B. Aspisol®). Das als Trockenpulver vorliegende Präparat wird mit 5 ml Aqua dest. aufgelöst, sodass 1 ml = 100 mg ergibt. In dieser Dosierung wird fast die komplette Thromboxan A2-Produktion (TxA2) gehemmt.

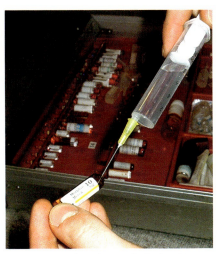

Abb. 6 ▶ Ziel »Schmerzfreiheit«: Morphinverabreichung beim akuten Koronarsyndrom

Die sehr differenzierte medikamentöse Therapie mit Thrombozytenaggregationshemmern und Antikoagulantien ist eindeutig Aufgabe des Notarztes. Wechselwirkungen, die schlimmstenfalls mit einer erhöhten Blutungsneigung, etwa bei Kombination von Marcumar und ASS®, auftreten können, sind zu beachten. Ebenso die Differenzialdiagnostik.

> **Morphin bewirkt durch seine sympatholytische Wirkung auf die Gefäße eine Vor- und Nachlastsenkung.**

Cave: Beispielsweise dissezierendes Aortenaneurysma mit ebenfalls retrosternalen Schmerzen. Hier kann eine Thrombozytenaggregationshemmung zum Tod des Patienten führen.

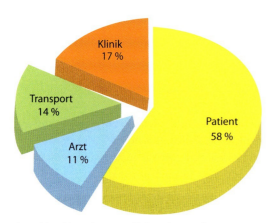

Abb. 7 ▶ Ursachen von Zeitverlusten bei Patienten mit akutem Herzinfarkt (Quelle: Prähospitalstudie Ludwigshafen)

Unter stabilen Kreislaufverhältnissen ist der Einsatz eines langwirksamen β-Blockers wie Metoprolol 5-10 mg i.v. (z.B. Beloc®) sinnvoll. Beta-Rezeptoren-Blocker sind wirksame antiischämische Medikamente, die besonders auch zur Reduzierung ischämiebedingter Rhythmusstörungen geeignet sind. Metoprolol hemmt selektiv die Erregungsübertragung an den sympathischen $β_1$-Rezeptoren im Herzen. Therapeutisches Ziel ist es, eine Herzfrequenz von ca. 50-60/min zu erreichen. Beim akuten Infarkt belegt eine Vielzahl von Studien einen prognostischen Benefit der β-Blocker-Therapie. Die Leitlinien der Deutschen Gesellschaft für Kardiologie sprechen wegen fehlender präklinischer Studien allerdings noch keine »generelle Empfehlung zur routinemäßigen prähospitalen Anwendung« aus.

Ein heftig diskutierter Therapieansatz ist die präklinische Lyse. Indikationen für die Lysetherapie sind: Infarktsymptome sowie ein eindeutiges 12-Kanal-EKG (ST-Streckenhebungen von > 0,1 mV in mind. zwei zusammenhängenden Extremitätenableitungen bzw. > 2 mV in mind. zwei zusammenhängenden Brustwandableitungen), Einsetzen des Infarktschmerzes < 3 h und Fehlen von relativen und absoluten Kontraindikationen (s.u.) bei einem rüstigen Alter des Patienten.

Cave: Das Risiko einer Blutung – speziell der Hirnblutung – unter Lyse steigt jenseits des 75. Lebensjahres deutlich an. Je früher die Thrombolysetherapie einsetzt, desto günstiger die Prognose. Der Zeitgewinn durch die präklinische Lyse im Vergleich zur stationären Lyse beträgt zwischen 30 und 130 min, im Mittel 60 min. Eine erfolgversprechende Wiedereröffnung des thrombotisch verschlossenen Koronargefäßes ist auch über die 3-Stunden-Frist hinaus mittels einer Ballondilatation möglich. Die Infarktlimitierung trägt zur Erhaltung der Pumpleistung des Herzens bei. Die Reperfusion birgt allerdings auch einige Probleme, wie z.B. ventrikuläre Rhythmusstörungen, so genannte Reperfusionsarrhythmien, die sich i.d.R. gut mit Amiodaron 150-300 mg i.v. (z.B.Cordarex®) beherrschen lassen. Die Wahl der optimalen Reperfusionsstrategie, also Lyse oder PCI, muss sich nach den lokalen Verfügbarkeiten richten, da derzeit nur ca. 20% aller Krankenhäuser in Deutschland die Möglichkeit zur PCI bieten. Ist innerhalb von 90 min nach Eintreffen des Notarztes eine PCI möglich, so ist diese der Lyse vorzuziehen.

Welches Präparat zur Lyse sollte vorgehalten werden? Hier kann keine generelle Empfehlung gegeben werden, sondern die Auswahl muss in Absprache mit dem weiterbehandelnden Zentrum erfolgen. Als Anspruch gilt, ein Präparat zu wählen, das möglichst unkompliziert in einem oder höchstens zwei Boli verabreicht werden kann, wie z.B. Tenecteplase (z.B. Metalyse®). Absolute Kontraindikationen für eine Lysetherapie sind:

- Schlaganfall in den letzten sechs Monaten (hämorrhagisch zeitunabhängig),
- Trauma, Operation, Kopfverletzung innerhalb der letzten drei Wochen,
- Neoplasma oder neurologische ZNS-Erkrankung,
- gastrointestinale Blutung innerhalb der letzten vier Wochen,
- Blutgerinnungsstörungen,
- dissezierende Aortendissektion.

Relative Kontraindikationen für eine Lysetherapie sind:

- (orale) Antikoagulanzien-Therapie,
- nicht komprimierbare Gefäßpunktionen,
- floride Endokarditis,
- kardiopulmonale Reanimation mit Rippen-/Sternumfrakturen,
- aktives Ulkusleiden,
- Schwangerschaft,
- therapierefraktäre Hypertonie (> 180 mmHg),
- fortgeschrittene Lebererkrankung.

Wichtig beim akuten Koronarsyndrom ist der Zeitfaktor. Eine Prähospitalzeit unter einer Stunde ist anzustreben. Daher muss ein schnellstmöglicher Transport in die nächstgeeignete Zielklinik erfolgen, ggf. mit Voranmeldung im Katheterzentrum. Bei einem Kreislaufstillstand wird sofort mit der Reanimation begonnen.

Fazit

Die Zeit, in der bei retrosternalen Schmerzen versucht wurde, präklinisch eine Unterscheidung zwischen einer instabilen Angina pectoris und einem Myokardinfarkt herbeizuführen und daran die allgemeine Therapie auszurichten, ist zu Ende. Eine Ausnahme stellt die präklinische Lyse dar, die wegen der Komplikationsmöglichkeiten nur beim gesicherten Infarkt durchgeführt werden darf. Damit es nicht, wie oft in der Praxis zu beobachten ist, zu einer willkürlichen Zuordnung kommt, gilt heute die frühzeitige Intervention analog der Infarkttherapie. Diese Strategie ist dann in der Lage, das Outcome des Patienten entscheidend zu verbessern.

Fragen

1. Welche Aussage zur EKG-Diagnostik beim ACS ist richtig?
a. Ein Myokardinfarkt ist generell im EKG zu erkennen.
b. Die Verwertung eines präklinisch registrierten 12-Kanal-EKG ist i.d.R. nicht möglich.
c. Deutliche Infarktzeichen im EKG sind gegeben bei: ST-Streckenhebungen von ≥ 0,1 mV in mindestens 2 zusammenhängenden Extremitätenableitungen und/oder ≥ 2 mV in mindestens 2 zusammenhängenden Brustwandableitungen.
d. Auf die Registrierung eines 12-Kanal-EKG sollte zugunsten der kürzeren Patientenversorgungszeit verzichtet werden.

2. Welche Aussage zum Begriff des »akuten Koronarsyndroms« ist richtig?
a. Der Begriff beschreibt nur den Myokardinfarkt.
b. Mit dem Begriff werden die lebensbedrohlichen Phasen der KHK definiert – instabile Angina pectoris, Myokardinfarkt und plötzlicher Herztod.
c. Der Begriff beschreibt die drei unterschiedlichen Unterteilungen der Angina pectoris: stabile, instabile und Prinzmetal-Angina pectoris.
d. Der Begriff hat präklinisch keine Bedeutung, da die Diagnose ACS nur unter klinischen Bedingungen gestellt werden kann.

3. Welche Aussage zur Gabe von Nitroglyzerin ist richtig?
a. Die Gabe erfolgt nur, wenn die Verdachtsdiagnose ACS gestellt wird.
b. Mit der Gabe sollte bis zum Eintreffen des Notarztes gewartet werden.
c. Die Gabe erfolgt im Rahmen des ACS nur dann, wenn der systolische RR > 100 mmHg beträgt.
d. Die Gabe sollte nur erfolgen, wenn sich deutliche ST-Hebungen im EKG darstellen.

4. Was versteht man unter einer Vorlastsenkung?
a. eine Verminderung des Körpergewichts durch die Seitenlagerung
b. eine Verminderung des venösen Rückstroms
c. die Abnahme des Gefäßdrucks innerhalb der Arterien
d. einen Vorgang, der zur Abnahme des zirkulierenden Blutvolumens führt

5. Was ist ein Myokardinfarkt?
a. Eine Unterversorgung eines Myokardareals mit Sauerstoff, die zu einer Nekrose führt, wenn das Gefäß nicht rechtzeitig wiedereröffnet wird.
b. Ein embolischer Verschluss der Lungenvene, die das Blut zum linken Herzen transportiert.
c. Der Verschluss der oberen Hohlvene, die das Blut zum Herzen transportiert.
d. Ein Notfallbild, bei dem ein Notarzt nicht generell erforderlich ist.

6. Welche Maßnahme ist bei einem ACS besonders wichtig?
a. Flachlagerung
b. Patiententransport mit Sonderrechten
c. Blutdrucksenkung
d. Sauerstoffgabe

7. Welche Aussage zur Akut-PTCA ist richtig?
a. Sie ist immer einer Lyse vorzuziehen.
b. Sie ist nur sinnvoll, wenn keine präklinische Lyse vorgehalten wird.
c. Sie ist nur sinnvoll bei älteren Patienten.
d. Sie sollte der Lyse vorgezogen werden, wenn sie innerhalb von 90 min nach Eintreffen des Notarztes durchgeführt werden kann.

8. Ziel der medikamentösen Therapie beim ACS ist …
a. die Senkung des systolischen RR auf Werte < 90 mmHg.
b. die Begrenzung der Infarktgröße.
c. die Erhöhung der Herzarbeit.
d. die Steigerung des systolischen RR auf Werte zwischen 160 und 200 mmHg.

9. Unter einem Pardee-Q versteht man …
a. eine besondere Form des Myokardinfarktes.
b. eine Enzymerhöhung im Rahmen des Herzinfarktes.
c. ein deutliches Q, das neben dem infarzierten Areal während der Erregung sichtbar wird.
d. eine Besonderheit im EKG, die überwiegend bei Franzosen zu finden ist.

10. Die Oberkörperhochlagerung beim ACS bewirkt …
a. die Erleichterung der Atmung, gerade bei adipösen Patienten.
b. die Steigerung der Vorlast.
c. eine Steigerung des venösen Rückstroms.
d. ausschließich eine psychische Reaktion des Patienten.

5 Das 12-Kanal-EKG: Standardableitungen im Rettungsdienst

DIRK BIERSBACH

Die Ableitung eines Elektrokardiogramms (EKG) gehört zu den Routinemaßnahmen im Rettungsdienst. Der Umgang mit der EKG-Technik und vor allem die Interpretation der Befunde erfordern eine fundierte Ausbildung. Der folgende Artikel zeigt neben den elektrophysiologischen auch die technischen Grundlagen der EKG-Ableitung.

Eine EKG-Ableitung liefert nur Informationen über die elektrischen Herzaktionen, nicht über die mechanische Leistung. Diese sind zwar Grundlage der mechanischen Herztätigkeit, sichere Rückschlüsse auf die Hämodynamik und die Verhältnisse im Herzen lassen sich mittels des EKG aber nicht ziehen.

Grundlagen der EKG-Technik

Im Prinzip arbeitet ein EKG-Gerät wie ein elektrischer Verstärker. Zur Ableitung dienen zwei Elektroden, zwischen denen ein Spannungsunterschied (Potenzialdifferenz) in Volt (V) gemessen wird. D.h. das EKG zeichnet Potenzialdifferenzen im Verlauf der Zeit auf. Folglich werden die Zeitachse in mm/s und die Amplitude als Spannung angegeben. Daher muss die Abweichung von der Nulllinie (isoelektrisch = 0 V) als Abweichung der Spannung, also in V oder Millivolt (mV) angegeben werden.

Zum leichteren Verständnis der EKG-Technik und der EKG-Befunde hat sich die Betrachtungsweise mit Vektoren bewährt. Ein Vektor ist vergleichbar einem Pfeil von bestimmter Länge und Richtung. Der Summenvektor entspricht der elektrischen Herzaktion, er zeigt von der negativ zur positiv geladenen Muskelmasse des Herzens. Es liegt nahe, dass der Summenvektor im Verlauf der Erregungsausbreitung seine Länge und Richtung ändert. Die Abbildung gilt also nur für einen bestimmten Zeitpunkt. Die Ableitungsebene entspricht dagegen der gewählten EKG-Ableitung, sie wird zwischen den beiden EKG-Elektroden eingezeichnet. Auch die Ableitungsebene verfügt über einen negativen und einen positiven Pol.

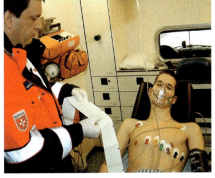

ABB. 1 ▶ Sollte Standard auf jedem RTW sein: die 12-Kanal-Interpretation

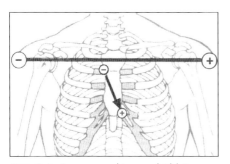

Abb. 2 ▶ Summenvektor und Ableitungsebene

Um zu erfahren, wie die elektrischen Aktionen am Herzen nun auf dem EKG-Monitor dargestellt werden, muss man den jeweiligen Summenvektor mit der Ableitungsebene vergleichen. Zeigen Summenvektor und Ableitungsebene in dieselbe Richtung, erscheint auf dem Monitor eine nach oben gerichtete Zacke, die umso größer ist, je paralleler die beiden Phänomene verlaufen. Zeigen sie dagegen in entgegengesetzte Richtungen, sieht man einen Ausschlag nach unten. Wenn der Summenvektor genau senkrecht zur Ableitungsebene steht, sieht man gar keinen Ausschlag.

Im zeitlichen Verlauf ändert sich die Position des jeweiligen Summenvektors als elektrische Größe im dreidimensionalen Raum. Betrachtet man nun dieses Phänomen für die beiden Atrien, ergibt sich eine schleifenförmige Bahn, die sich im Uhrzeigersinn entwickelt. Die Erregung der Ventrikel verläuft zunächst von der Herzspitze weg, kehrt sich dann in Richtung der Herzspitze um und verläuft anschließend über die Herzwände in Richtung Ventilebene. Dem entspricht eine Schleifenbahn entgegen dem Uhrzeigersinn, die zunächst in positive Richtung startet, dann aber die isoelektrische Linie in negativer Richtung überschreitet, um erneut umzukehren. Die Repolarisation aller ventrikulären Zellen ergibt wiederum eine Schleife im Uhrzeigersinn, ohne die isoelektrische Linie zu überschreiten. Die Erregung aller Myokardzellen kann in dieser Form als sogenannte Vektorschleifenkardiogramm dargestellt werden.

EKG-Monitoring über Dreipol- oder Vierpolkabel

Am weitesten verbreitet ist die Ableitung über ein dreipoliges Monitorkabel. Hierüber kann eine Überwachung der Herzaktion erfolgen, mit einigen Einschränkungen auch eine Diagnostik von Rhythmusstörungen. Die meisten Dreipolkabel haben die Farben Rot, Gelb und Grün, wobei Rot auf die rechte, Gelb auf die linke Schulter und Grün im Bereich der Herzspitze aufgeklebt wird. Nun kann man am Gerät die einzelnen Ableitungsebenen anwählen. Die Ableitungsebene II (nach Einthoven) entspricht der Ebene von der roten zur grünen Elektrode und liegt häufig nahezu parallel des Hauptsummenvektors der Ventrikelerregung. In diesem Fall ist die rote Elektrode negativ, die grüne positiv geschaltet. Da diese Ableitung besonders viele ventrikuläre Erregungsvorgänge erfassen kann, sind hohe EKG-Ausschläge zu erwarten. Eine schwarze Elektrode dient der aktiven Störunterdrückung durch das EKG-Gerät und wird bei einem Vierpolkabel sinnvollerweise vertikal gespiegelt der grünen Elektrode aufgesetzt.

Es gibt auch Dreipolkabel mit den Farben Rot, Gelb und Schwarz. Dabei werden die rote und die gelbe Elektrode entsprechend der gewünschten Ableitungsebene angebracht, d.h. Rot an der rechten Schulter, Gelb an der Herzspitze und Schwarz an der linken Schulter; dies ergibt wiederum die Ableitungsebene II.

Beim Anbringen der Elektroden ist zu beachten, dass die benötigten Stellen unterhalb des rechten Schlüsselbeins und etwas seitlich der Herzspitze frei bleiben müssen. Ist ein Umschalten für einen erforderlichen Wechsel der Ableitungsebenen am Gerät nicht möglich, muss ein umständlicher Kabelwechsel erfolgen, um zu ermitteln, in welcher Ableitung die größten P- und QRS-Amplituden zu sehen sind. Diese Ableitung eignet sich dann am besten zum Monitoring.

Neben weiteren im EKG erkennbaren Erkrankungen ist der Herzinfarkt für den Rettungsdienst von besonderer Bedeutung. Die EKG-Veränderungen eines frischen Herzinfarktes (Erstickungs-T, konvexe ST-Hebung) müssen von Rettungsassistent und Notarzt erkannt werden. Es ist zu beachten, dass diese Veränderungen nur in Ableitungen zu beobachten sind, die in Richtung des Infarktareals zeigen.

In Klinik, Praxis und zunehmend auch im Rettungsdienst gibt sich niemand mit nur einer EKG-Ableitung zufrieden. Die dort eingesetzten Geräte ermöglichen ein zeitgleiches Registrieren von je drei, sechs oder allen 12 Ableitungen.

Folgende Standardableitungen gehören zur klinischen Routine:

- die Extremitätenableitungen I, II und III nach Einthoven,
- die mit Verstärkung (aV: augmented Voltage) dargestellten Extremitätenableitungen aVR, aVL und aVF nach Goldberger
- sowie die Brustwandableitungen V1 bis V6 nach Wilson.

In Tab. 1 ist die Anordnung der Elektroden für die 12 Standardableitungen aufgelistet. An jeder Extremität ist eine Elektrode befestigt, nach dem »Ampelschema« die Farben Rot, Gelb, Grün und Schwarz. Die Brustwandelektroden werden entsprechend der in der Tabelle angegebenen Positionen direkt über dem Herzen platziert.

Es gibt für jede Ableitung eine Ableitungsebene. So ist z.B. bei der Ableitung nach Einthoven bei der Ableitung I die rote Elektrode negativ und die gelbe Elektrode po-

Elektrodenpositionen bei der Brustwandableitung — Tab. 1

Ableitung	Elektrodenposition
V1	im 4. ICR am rechten Sternalrand
V2	im 4. ICR am linken Sternalrand
V3	auf der 5. Rippe zwischen V2 und V4
V4	im 5. ICR auf der li. Medioclavicularlinie
V5	in gleicher Höhe wie V4
V6	in gleicher Höhe wie V4

sitiv. Die Ableitungsebene von I zeigt also vom rechten zum linken Arm. Bei den Ableitungen nach Goldberger bilden jeweils zwei Elektroden zusammen den negativen Pol, z.B. bei aVL die Elektroden am rechten Arm und am linken Fuß. Hier ist die Elektrode am linken Arm positiv, die aVL-Ebene zeigt also schräg zum linken Arm. Bei den Brustwandableitungen nach Wilson werden die drei »bunten« Extremitätenelektroden über sehr große Widerstände zusammengeschaltet, wodurch ein »Pseudominuspol« entsteht, den man

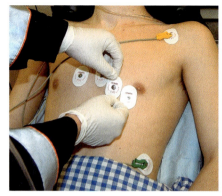

Abb. 3 ▶ Kleben der Wilson-Ableitung

sich am Rücken vorstellen kann. Den jeweiligen Pluspol der einzelnen Wilson-Ableitungen bilden die auf die Brustwand gesetzten Elektroden.

Bei der Ableitung über Kabel werden im Rettungsdienst meistens Einmal-Klebeelektroden verwendet, bei der Ableitung der Brustwandableitungen können alternativ auch Saugelektroden zur Anwendung kommen. Das Anbringen von Plattenelektroden, die mit Gummibändern befestigt werden, benötigt i.d.R. zu viel Zeit, kann aber bei schweißnasser Haut sinnvoll sein. Im Rettungsdienst spielen die beiden letztgenannten Verfahren aber keine Rolle.

> **Der Patient sollte möglichst bequem und ruhig liegen und nicht frieren, damit Störungen durch Muskelaktivität und Extremitätenbewegungen vermieden werden.**

Natürlich kann auch beim sitzenden Patienten ein EKG abgeleitet werden. Um atemabhängige Veränderungen zu vermeiden, kann der Patient aufgefordert werden, beim Ableiten den Atem anzuhalten. Allerdings kann dadurch die Herzfrequenz beeinflusst werden.

Üblicherweise werden die Extremitätenelektroden an den Unterarmen bzw. den Unterschenkeln angelegt. Man kann die Elektroden aber auch zeitsparend an der Schulter und am Unterbauch anbringen, wodurch auch die Störungen durch Muskelzittern geringer sind. Sie sollten aber immer so herzfern wie möglich angebracht werden und nicht an Stellen, die für Defibrillation oder Punktionen benötigt werden. Die Extremitätenelektroden und die Brustwandelektroden werden entsprechend der obigen Beschreibung befestigt. Zunächst sollten die sechs Extremitätenableitungen und danach die Brustwandableitungen auf Papierstreifen aufgezeichnet werden. Dabei reichen vier bis sechs beurteilbare Komplexe pro Ableitung aus, den Abschluss jedes Streifens sollte eine 1-mV-Eichzacke bilden.

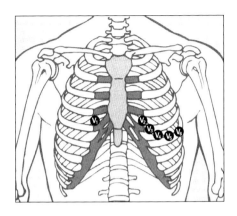

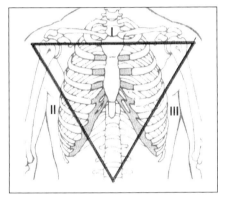 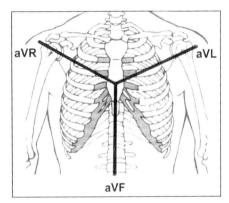

Abb. 4 ▶ Ableitungen nach Wilson (oben), Einthoven (unten links) und Goldberger (unten rechts)

Beim Zehnpolkabel erfolgt das Registrieren aller Ableitungen automatisch und vor allem zeitgleich. Dies hat den Vorteil, dass die gleichen Kammerkomplexe beurteilt werden. Zum Auffinden der Interkostalräume tastet man möglichst sternumnah. Bei Frauen sollten die Elektroden evtl. auf und nicht unter die Brust gesetzt werden, damit man in der richtigen Position bleibt. Zu beachten bleibt aber, dass der Widerstand durch schlecht leitendes Gewebe so gering wie möglich gehalten wird, um eine möglichst genaue Diagnostik zu ermöglichen. Daher im Zweifel unter die Brust kleben.

Alle geschriebenen Streifen werden mit der jeweiligen Ableitung beschriftet. Der Papiervorschub sollte, falls dies nicht automatisch erfolgt, mit den Patientenpersonalien, Tag und Uhrzeit am Beginn der Streifen versehen werden. Nach der Diagnostik kann selbstverständlich auch das Monitoring über das Diagnostik-Kabel erfolgen. Von Vorteil ist dabei, dass man sich bequem die am besten geeignete Ableitung suchen kann. Außerdem ist von Interesse, ob zwischen den QRS-Komplexen P-Wellen sichtbar sind. Es muss also zum Monitoring eine Ableitung gewählt werden, in der die P-Wellen und natürlich auch die QRS-Komplexe möglichst gut zu sehen sind. Dies sind normalerweise die Ableitungen I, II oder auch V2.

Bei der Interpretation von EKG-Bildern muss man immer an die Möglichkeit von Fehldiagnosen denken. Der größte Fehler ist, dem Bild auf dem Monitor vorbehaltlos zu glauben. Bei der Fehlersuche hat sich folgende Reihenfolge bewährt:

1. Patient
2. Elektroden und Kabel
3. Steckverbindungen und Gerät.

> **Bei der Interpretation von EKG-Bildern muss man immer an die Möglichkeit von Fehldiagnosen denken.**

Das normale EKG

Nach Depolarisation des Sinusknotens breitet sich die Erregung verteilt via Internodalbündel über die Vorhofmuskulatur aus. Sie erreicht auch den AV-Knoten. Hier kommt es wegen der im oberen Teil des Knotens niedrigen Weiterleitungsgeschwindigkeit von etwa 4 cm/sec zu einer kurzen Verzögerung, bis die Weiterleitung über das His-Bündel und die Tawara-Schenkel in die Kammern erfolgt. Die Ausbreitungsgeschwindigkeit in den Tawara-Schenkeln ist so hoch (1 bis 2 m/sec), dass man sie sich als »Schnellstraßen« vorstellen kann. Eine Erregungsausbreitung durch die Arbeitsmuskulatur würde deutlich mehr Zeit erfordern (0,5 m/sec), als das bei Umleitungsstrecken üblich ist. Wenn über die Purkinje-Fasern, die mit 4 m/sec die schnellste Weiterleitungsgeschwindigkeit haben, alle Muskelzellen erreicht wurden, sind für eine gewisse Zeit beide Ventrikel depolarisiert, bis es zur Rückbildung der Erregung kommt. Die Repolarisation erfolgt zuerst an der Oberfläche der Herzmuskulatur, zum Schluss in den subendokardialen Abschnitten. Wie sieht jetzt dieser normale Erregungsablauf auf dem EKG-Monitor aus?

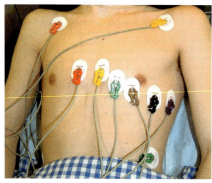

ABB. 5 ▶ Wilson-Brustwandableitungen mit angelegtem EKG-Kabel

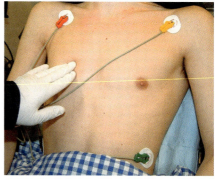

ABB. 6 ▶ Aufsuchen der Interkostalräume

▶ P-Welle und PQ-Strecke

Die Sinusknotenerregung ist zu schwach, um mit normalen EKG-Geräten dargestellt werden zu können. Erst wenn einzelne atriale Abschnitte erregt werden, ist der Summenvektor groß genug, um an der Körperoberfläche abgeleitet zu werden. Weil der Sinusknoten im oberen Abschnitt des rechten Atriums liegt, werden die dort liegenden Muskelzellen zuerst erregt. Dem zeitlichen Verlauf der atrialen Summenvektoren folgend, ergibt sich für die Vorhoferregung eine im Uhrzeigersinn sich entwickelnde Vektorschleife. Dieser entspricht die P-Welle, die deshalb auf den in gleicher Richtung zeigenden Ableitungsebenen positiv gerichtet ist.

Wegen der schon angesprochenen Verzögerung im AV-Knoten dauert es eine gewisse Zeit, bis die Impulsweiterleitung auf die Kammern erfolgt. In dieser Zeit sind beide Vorhöfe vollständig erregt, ein Vektor kann nicht mehr eingezeichnet werden. Die noch unerregten Ventrikel sind von den Vorgängen in den Atrien nicht berührt, weil sie von diesen durch die Isolierschicht der Ventilebene getrennt sind. Ohne Summenvektor ist auf dem EKG kein Ausschlag zu sehen. Die Größe der entsprechenden Myokardanteile und die Leitungsfähigkeit der Zellen bedingen die Maße, die für die einzelnen EKG-Abschnitte gelten. So entspricht beispielsweise die PQ-Zeit der Dauer von stattgefundener Sinusknotenerregung (Beginn P) bis Beginn der Ventrikeldepolarisation (Q). Dazu zählt auch die Überleitungszeit im AV-Knoten.

▶ QRS-Komplex

Die Ventrikelerregung zeigt sich im EKG im so genannten QRS-Komplex. Er besteht aus schmalen Zacken, die nach unten oder oben gerichtet sind. Ein positiver Ausschlag (nach oben) wird definitionsgemäß als R-Zacke bezeichnet. Ein negativer Ausschlag vor einer R-Zacke heißt Q-Zacke, ein negativer Ausschlag nach R heißt S-Zacke. Häufig ist kein Q, manchmal auch kein S zu sehen, man spricht dennoch von QRS-Komplex. Ein völliges Fehlen von R-Zacken, also das Bild eines einzigen negativen Ausschlags, wird auch als QS-Komplex bezeichnet.

Entsprechend der Anatomie werden zunächst die Muskelareale um die Tawara-Schenkel depolarisiert. Der vordere linke Tawara-Schenkel leitet zuerst die elektrische Erregung auf das Arbeitsmyokard weiter, und zwar im Bereich des Septums. Zu Beginn der Kammererregung zeigt also ein kleiner Vektor von links nach rechts und von der Herzspitze weg in Richtung Ventilebene. In der Ableitung II bewirkt er die kleine negative Q-Zacke.

Die Impulsweiterleitung erfolgt nun sehr schnell über die Herzspitze, in

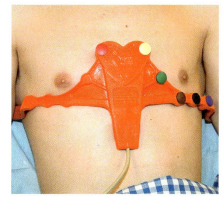

Abb. 7 ▶ Spezialgurt zur schnellen Wilson-Ableitung für den Corpuls 08/16

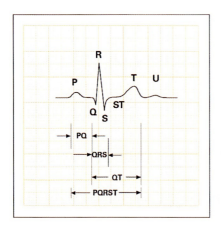

Abb. 8 ▶ Normales EKG

deren Bereich sich die größte Ansammlung an Arbeitsmyokardzellen befindet, also auch die größten Summenvektoren und damit in bestimmten Ableitungsebenen auch die größten EKG-Ausschläge (R-Zacken) gebildet werden. Danach kommt es zur Erregung der Herzwände; die Erregungsrichtung ist wiederum vom Apex zur Ventilebene, der Ausschlag folgerichtig erneut negativ (S-Zacke). Innerhalb einer Zehntelsekunde sind beide Ventrikel vollständig depolarisiert. Für jeden Sekundenbruchteil kann man einen Summenvektor einzeichnen. Er ändert aber ständig seine Richtung. Diese schleifenförmige Bewegung kann durch ein Vektorschleifenkardiogramm dargestellt werden.

Die Formen der QRS-Komplexe in den einzelnen Ableitungen hängen nun von den jeweiligen Projektionen der Summenvektoren auf die entsprechenden Ableitungen ab. Es liegt nahe, dass Ableitungen, deren Ableitungsebenen parallel zum Summenvektor liegen, einen sehr großen QRS-Komplex im EKG aufweisen.

▶ ST-Strecke

Genauso wie bei den Atrien kommt auch bei den Ventrikeln der Zeitpunkt, an dem alle Muskelfasern depolarisiert sind. Es kann kein Vektor mehr eingezeichnet werden. Die im EKG sichtbare Entsprechung ist die so genannte ST-Strecke. Diese verläuft in allen Ableitungen einigermaßen auf der Nulllinie, deutliche Hebungen oder Senkungen sind verdächtig. ST-Hebungen weisen auf eine transmurale Ischämie (z.B. Myokardinfarkt), ST-Senkungen auf eine endokardiale Ischämie (Leistungsangina) hin.

▶ T-Welle

Die Repolarisation, also die Erregungsrückbildung, beginnt in den subepikardialen (unterhalb der Herzaußenschicht) Anteilen der Herzkammern, also an der Oberfläche. Diese oberflächlich liegenden Zellen sind wieder negativ geladen, während sich im Innern des Herzens noch positiv geladene Zellen finden. Daher zeigt auch der

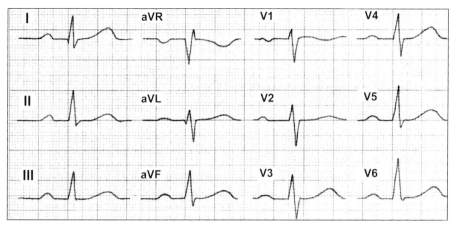

ABB. 9 ▶ Normalbefund in einer 12-Kanal-Ableitung

Rückbildungsvektor in Richtung der Herzspitze. Er präsentiert sich im EKG als so genannte T-Welle. Normalerweise geht die ST-Strecke allmählich in eine T-Welle über. Manchmal beobachtet man nach der T-Welle eine weitere Aktion, die so genannte U-Welle, über deren Ursache noch keine einheitlichen Vorstellungen bestehen.

12-Kanal-EKG und Infarktdiagnostik

Die Leitlinien der Deutschen Gesellschaft für Kardiologie vom März 2004 unterstreichen die Wichtigkeit des 12-Kanal-EKG im Rettungsdienst und fordern dieses diagnostische Verfahren auf jedem Rettungswagen in Deutschland. Die infarktspezifischen Veränderungen im EKG ermöglichen die Einteilung des Herzinfarktes in seine zwei Erscheinungsformen, den STEMI (engl. ST-elevated myocard infarction: ST-Strecken-Hebungsinfarkt) und den Non-STEMI (engl. non-ST-elevated myocard infarction: Nicht-ST-Strecken-Hebungsinfarkt). Ein STEMI darf diagnostiziert werden, wenn in zwei benachbarten Extremitätenableitungen die ST-Hebungen jeweils 0,1 mV betragen. In den Brustwandableitungen gelten ST-Hebungen von 0,2 mV als signifikant. Mit dem 12-Kanal-EKG als diagnostischem Mittel und der entsprechenden Klinik des Patienten kann vor Ort eine ausreichende Diagnosesicherung erfolgen, um eine kausale Therapie einleiten zu können.

Stadien des Infarktes

Ein Infarkt ist ein lokales Geschehen am Herzen. Daher wird es immer Ableitungen geben, die ein relativ unauffälliges EKG zeigen, und solche, die eine infarktspezifische Veränderung zeigen. Klassisch lässt sich der Herzinfarkt in sechs Stadien einteilen:

1. Erstickungs-T,
2. ST-Strecken-Hebung,
3. T-Verlust,
4. T-Wellen-Negativierung,
5. Q-Zacken-Infarkt und T-Verlust,
6. pathologische Q-Zacke.

▶ Erstickungs-T

Ausschließlich das Erstickungs-T und die ST-Strecken-Hebung bezeichnet man als »frischen« Infarkt. Ihr Erscheinen lässt Rückschlüsse darauf zu, dass der Infarkt nicht älter als sechs Stunden ist und somit noch durch eine Lysebehandlung und eine akute Ballondilatation (PTCA) behandelt werden kann. Befindet sich ein Patient außerhalb dieser Zeitzone, sind diese kausalen Behandlungsmöglichkeiten nur noch eingeschränkt durchführbar.

> *Goldene Regel der EKG-Ableitung:*
> 1. **Das EKG muss zur Interpretation ausgedruckt werden!**
> 2. **Suche nach frischen oder alten Infarktzeichen.**
> 3. **Wenn Zeichen des frischen Infarktes zu sehen sind, dann ist dieser mit hoher Sicherheit auch vorhanden.**

Ein frischer Infarkt zeigt Hebungen in einzelnen Ableitungen. Eine signifikante ST-Strecken-Hebung ist in den Extremitätenableitungen vorhanden, wenn die ST-Strecke mehr als 1 mV von der isoelektrischen Linie erhoben ist. In den Brustwandableitungen gilt eine Erhöhung von 2 mV als signifikant. Beim Ausdruck des EKG-Streifens ist auf die Druckgeschwindigkeit zu achten. Um die Interpretation so einfach wie möglich zu gestalten, sollte eine Druckgeschwindigkeit von 50 mm/sec gewählt werden. Ferner besteht die Möglichkeit, durch den Einsatz entsprechender Filter (z.B. zur Artefaktverhinderung) im Monitormodus, signifikante ST-Hebungen nicht ohne weiteres zu erkennen. Zunächst sucht man im EKG-Ausdruck nach signifikanten ST-Strecken-Hebungen und Senkungszeichen. Sind ST-Strecken-Hebungen auszumachen und gleichzeitig Senkungen in anderen Ableitungen zu sehen, lässt sich der Rückschluss auf einen frischen Infarkt ziehen. Sind jedoch ausschließlich Senkungen oder indifferente EKG-Komplexe auszumachen, kann die Diagnose nicht eindeutig gesi-

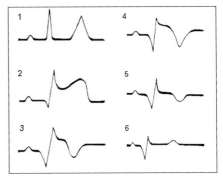

ABB. 10 ▶ EKG-Veränderungen beim Herzinfarkt (1–6)

chert werden. Es handelt sich zunächst um einen Non-STEMI. Es müssen bei der Infarktsuche immer alle EKG-Ableitungen beachtet werden. Je mehr Ableitungen die Diagnose sichern, umso genauer ist sie. Daher muss das Augenmerk nicht nur den Brustwandableitungen gelten, umgekehrt aber auch nicht nur den Extremitätenableitungen. Die Diagnose Infarkt kann nur durch Aufzeichnung aller 12 Kanäle und ST-Hebungen in mindestens zwei Ableitungen erfolgen.

Achtung: Bei der Suche nach Infarktzeichen gibt es kritische Fußangeln! Drei EKG-Veränderungen machen die Suche nach Infarktzeichen schwierig, manchmal sogar unmöglich:

- Linksschenkelblock,
- AV-Blöcke, vor allem bei breitem Kammerkomplex,
- Kammerersatzrhythmen.

Grundsätzlich ist allen Erscheinungen gemeinsam, dass sie die ST-Strecke verändern und die Suche nach Infarktzeichen verbieten. Liegt ein solcher Rhythmus vor, kann präklinisch die Diagnose STEMI nicht gestellt werden. Eine klinische Blutuntersuchung muss hier Klarheit schaffen.

Zusammenfassung

Die Ableitung eines 12-Kanal-EKG gilt als selbstverständliches Diagnose-Instrument bei jedem Patienten mit akuten thorakalen Schmerzen. Das Infarktstadium determiniert die Behandlungsstrategie. Zur definitiven Entscheidung pro oder contra präklinische Lyse ist das EKG nicht zur Bestimmung des Zeitfensters geeignet. Interessant ist für den Rettungsdienst die Unterteilung in STEMI und Non-STEMI. Drei goldene Regeln können bei der Begutachtung des 12-Kanal-EKG hilfreich sein:

- EKG stets ausdrucken, keine Diagnosefindung am Monitor.
- Frische Zeichen eines Herzinfarktes müssen zur STEMI-Diagnostik in wenigstens zwei unterschiedlichen Ableitungen vorhanden sein.
- Liegen beide Phasen des Infarktes gleichzeitig vor, ist es ein frischer Infarkt.

Diese Beurteilungskriterien ermöglichen einen Überblick, in welchem Stadium sich der Patient befindet. Hierdurch ist aber nicht die klinisch relevante Lokalisation eines Infarktareals möglich. Dies ist allerdings für die Präklinik auch nur von untergeordnetem Interesse.

Fragen

1. Welche Aussage zum Summenvektor ist korrekt?
a. Länge und Richtung des Summenvektors unterliegen im Verlauf der Erregungsausbreitung keiner Änderung.
b. Zeigen Summenvektor und Ableitungsebene in dieselbe Richtung, so erscheint auf dem EKG eine nach unten gerichtete Zacke.
c. Wenn der Summenvektor genau senkrecht zur Ableitungsebene steht, sieht man auf dem EKG keinen Ausschlag mehr.
d. Der Summenvektor entspricht der elektrischen Herzaktion, er zeigt von der positiv geladenen zur negativ geladenen Muskelmasse des Herzens.

2. Welche Aussage zu den Ableitungen ist richtig?
a. Zu den Goldberger-Ableitungen gehören I, II und III.
b. aV bei der Ableitung aVR bedeutet atrioVentrikular.
c. Zu den Wilson-Ableitungen gehören aVR, aVL und aVF.
d. Zu den Einthoven-Ableitungen gehören I, II und III.

3. Welche Aussage zu den Elektrodenpositionen bei der Brustwandableitung ist korrekt?
a. V2, im 4. ICR am rechten Sternalrand.
b. V4, im 6. ICR auf der Medioclavicularlinie.
c. V6, im 5. ICR auf der mittleren Axillarlinie.
d. V1, im 4. ICR am linken Sternalrand.

4. Welche Aussage zu den EKG-Ableitungen ist korrekt?
a. Bei den Ableitungen nach Goldberger bilden jeweils zwei Elektroden zusammen den negativen Pol.
b. Bei der Ableitung I ist die rote Elektrode positiv, die gelbe Elektrode negativ.
c. Bei den Ableitungen nach Goldberger bildet eine Elektrode allein den Minuspol.
d. Den jeweiligen Minuspol der einzelnen Wilson-Ableitungen bilden die auf die Brustwand gesetzten Elektroden.

5. Welche Aussage zum normalen EKG ist korrekt?
a. Die PQ-Strecke entspricht der Zeit von stattgefundener Sinusknotenerregung bis zum Beginn der Ventrikeldepolarisation.
b. Ein negativer Ausschlag im QRS-Komplex wird immer mit R gekennzeichnet.
c. Die ST-Strecke verläuft normal immer 5 mA über der Nulllinie.
d. Die Formen der ORS-Komplexe sind im physiologischen EKG in allen Ableitungsebenen gleich.

6. Welche Aussage zum 12-Kanal-EKG beim Myokardinfarkt ist korrekt?
a. Der akute Herzinfarkt wird durch Hebungen der ST-Strecke in allen Ableitungen zu erkennen sein.
b. Zur Diagnostik muss das EKG unbedingt mit 25 mm/s ausgedruckt werden.
c. Eine signifikante ST-Strecken-Hebung ist in den Extremitätenableitungen vorhanden, wenn die ST-Strecke mehr als 1 mV von der isoelektrischen Linie erhoben ist.
d. Ein frischer Herzinfarkt ist nicht älter als 0,5 Stunden.

7. Welche Aussage zum 12-Kanal-EKG ist korrekt?
a. Beim Herzinfarkt kann es nicht zu unterschiedlichen Darstellungen von ST-Streckenveränderungen in unterschiedlichen Ableitungen kommen.
b. Wichtig für die Interpretation und Bewertung eines Infarktes im EKG ist die Suche nach sicheren Infarktzeichen.
c. Sollte ein EKG keine Infarktzeichen darstellen, kann auch auf keinen Fall ein akuter Herzinfarkt vorliegen.
d. Die Diagnose Herzinfarkt kann nur durch ST-Senkungen in den Brustwandableitungen gestellt werden.

8. Welche Aussage zur ST-Streckenhebung ist korrekt?
a. Eine signifikante ST-Streckenhebung muss in den Brustwandableitungen größer als 3 mV sein.
b. Eine signifikante ST-Streckenhebung muss in den Brustwandableitungen größer als 1 mV sein.
c. Eine signifikante ST-Streckenhebung muss in den Extremitätenableitungen größer als 1 mV sein.
d. Eine signifikante ST-Streckenhebung muss in den Extremitätenableitungen größer als 3 mV sein.

9. Welche Aussage zum 12-Kanal-EKG beim Infarkt ist korrekt?
a. Für die Interpretation reichen drei zu beurteilende Komplexe in einer Ableitung aus.
b. Bei Bedarf können die sechs Brustwandableitungen mit weiteren Ableitungen, z.B. V7, V8, V9, ergänzt werden.
c. Den Abschluss eines jeden Streifens sollte eine 2 mV-Eichzacke bilden.
d. Die Position der Brustwandableitungen beim Liegenden muss immer anders gewählt werden als beim Sitzenden.

10. Welche generelle Aussage zur EKG-Ableitung ist *nicht* korrekt?

a. Der negative Ausschlag vor einer R-Zacke heißt S-Zacke.
b. Die EKG-Ableitung sagt nichts über die mechanische Aktivität des Herzens aus.
c. Auch in einer der Goldberger-Ableitungen ist eventuell eine ST-Streckenhebung zu erkennen.
d. Die sichere EKG-Interpretation setzt ein fundiertes Wissen sowie Übung voraus.

6 Einsatzdokumentation im Rettungsdienst: Ein Mittel zur Qualitätsverbesserung?

Oliver Peters
Paul Müller-Lindloff

Wenn man sich im Alltag noch nicht genügend mit Formularen und Dokumenten auseinandersetzen musste, besteht die Möglichkeit, eine Ausbildung zum Verwaltungsfachangestellten zu absolvieren. Eine Alternative wäre auch, gleich im Rettungsdienst anzufangen. So oder so ähnlich hört man es vielerorts, wenn sich Kollegen im Rettungsdienst mit Transportberichten und Einsatzprotokollen beschäftigen müssen. Das, was für die meisten Kollegen eher als unliebsame Arbeit empfunden wird, ist jedoch in vielerlei Hinsicht sinnvoll, da die Dokumentation verschiedene Aufgaben erfüllt.

Aufgabe der Dokumentation

Die Aufgabe der Dokumentation des Notarztes und Rettungsfachpersonals hat sich im Laufe der Zeit verändert. Stand zunächst das eigene Interesse des Arztes an den Aufzeichnungen im Vordergrund, kommen heute diverse weitere Belange hinzu.

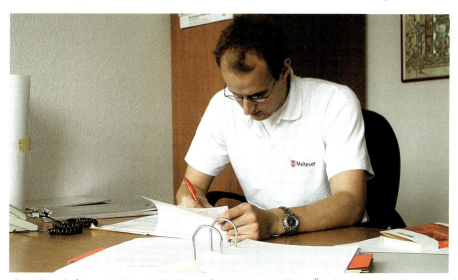

Abb. 1 ▶ Dokumentation im Rettungsdienst: Notwendiges Übel mit verschiedenen Aufgaben

> **Die Dokumentation dient der Wahrung des Persönlichkeitsrechts des Patienten und dem Eigenschutz vor haftungsrechtlichen Konsequenzen bis hin zur Beweislastumkehr zu Lasten des ärztlichen und nichtärztlichen Personals.**

Das Einsatzprotokoll dient vorrangig der Dokumentation des Patientenzustandes und der vom Rettungsdienstteam getroffenen Maßnahmen vom Einsatzort bis zur Übergabe in der Klinik. Erfasst werden neben medizinischen Parametern wie Blutdruck, Bewusstseinslage oder EKG-Befund auch die zur Abrechnung notwendigen Patientendaten.

Die Dokumentation ist ein formales Kommunikationsmittel zwischen dem Rettungsdienst, der Klinik und den Kostenträgern. Sie hat nicht nur medizinische Bedeutung, sondern wird zunehmend auch im gesundheitsökonomischen Bereich genutzt. So wird das Protokoll immer häufiger als Medium zur Qualitätssicherung und -verbesserung eingesetzt, indem z.B. anhand der Einordnung des Notfallpatienten im NACA-Score eine retrospektive Überprüfung der Einsatzindikationen von Notärzten und Rettungsmitteln erfolgt. Weiterhin dient es der Wahrung des Persönlichkeitsrechts des Patienten, dem jederzeit die Möglichkeit gegeben werden muss, seine Behandlungen und Befunde einsehen zu können (§ 810 BGB), und dem Eigenschutz vor haftungsrechtlichen Konsequenzen bis hin zur Beweislastumkehr zu Lasten des Rettungsdienstpersonals (siehe Seite 79) Eine Aufgabe besteht in der wirtschaftlichen Betrachtung des Rettungsdienstes.

Prinzip der Dokumentation

Das Rettungsdienstteam schreibt gewissenhaft einen Bericht über die Tatsachen: Was ist wann und wo passiert, wie ist es passiert, und wer war noch dabei? Notfallsituation und Patientenversorgung werden umfassend und genau geschildert, aber freigehalten von unwesentlichen oder überflüssigen Informationen. Der Bericht muss objektiv sein und sich an Tatsachen orientieren. Die eigene Meinung ist beeinflusst von eigenen Erfahrungen und Erlebnissen, also subjektiv, und gehört daher nicht in das Protokoll.

Das Notieren der eigenen Meinung kann vermieden werden, wenn man Beobachtungen, also objektive Daten, festhält. Der Kommentar »Patient ist benommen und hat Einstichstellen an den Unterarmen« ist besser als die Aussage »Patient ist drogensüchtig«. Der Inhalt des ersten Satzes ist nachprüfbar, der des zweiten präklinisch nicht zu beweisen. Die Beschreibung von Tatsachen bietet dem Leser der Einsatzdokumentation die Möglichkeit, auch andere Ursachen des Patientenverhaltens oder -zustandes zu finden, also auch eine andere Einschätzung vorzunehmen.

Die gängigen Notfallprotokolle unterstützen in ihrem didaktischen Aufbau den Kollegen bei dieser Art der Dokumentation. So folgt nach der Erhebung der Patientendaten die »Aufforderung« zur Beschreibung der Notfallsituation, was einer Situationsbeschreibung und nicht einer Mutmaßung bedarf. Danach folgen i.d.R. die Dokumentation der Messwerte und die Erhebung der (Verdachts-)Diagnose. Als Nächstes besteht die Möglichkeit zur Dokumentation der durchgeführten Maßnahmen und der Übergabesituation (Ergebnis). In vielen Protokollen wird jedoch gerade der Punkt »Ergebnis« eher schlecht vom Kollegen ausgefüllt, obwohl er hierdurch auch sein adäquates Handeln am Patienten darstellen kann. Im Anschluss besteht noch die Gelegenheit, in einem gesonderten Feld auf Besonderheiten hinzuweisen, z.B. auf die Übergabe von Wertgegenständen etc.

Die richtige Beschreibung

Innerhalb der Dokumentation sollte besonderes Augenmerk auf die Sprache gelegt werden, d.h. die Grammatik muss stimmen und Fremdwörter sollten nur dann benutzt werden, wenn sie an der richtigen Stelle gesetzt und auch richtig geschrieben werden können. Es ist professioneller, die Blinddarmentzündung zu nennen als ggf. auch unleserlich zu versuchen, eine »Abendititis« zu beschreiben.

> **Es ist professioneller, die Blinddarmentzündung zu nennen als zu versuchen, eine »Abendititis« zu beschreiben.**

Entscheidend für den guten Schreibstil ist neben einer leserlichen Handschrift auch der Inhalt. Dabei darf es jedoch nicht darum gehen, einen fachlich »aufgeblasenen« Exkurs wortgewaltiger Exzesse zu starten. Ein Beispiel soll der Text von Reiners (1991) sein, der verdeutlicht, wie hochtrabend etwas Einfaches gesagt werden kann: »Die wissenschaftliche Beobachtung hat ergeben, dass je geringer das Maß an ökonomischer Intelligenz auf der Produktionsstätte waltet, desto beträchtlicher ist das Volumen der ihr auf der Erfolgsseite entsprechenden subterranen Vegetationsform von Solanum tuberosum.« Einfacher und für alle verständlich beschrieben wäre der Umstand mit den Worten: Die dümmsten Bauern haben die dicksten Kartoffeln.

Zu vermeiden sind auch überflüssige Informationen. Die Kunst der Einsatzdokumentation liegt darin, das Wesentliche vom Unwesentlichen zu trennen. Hat man vor dem Schreiben schon klare Gedanken gefasst, fällt es in der Regel leicht, diese auch in eine klare Form zu bringen.

Ein weiteres lästiges Übel innerhalb der medizinischen Dokumentation ist die Verwendung von oft geheimnisvollen, vermeintlich fachspezifischen Abkürzungen. Viele dieser Kürzel führen eher zu Missverständnissen als zur Leseerleichterung. So stellt sich z.B. oftmals die Frage: Bedeutet »HI« Herzinsuffizienz oder doch Herzinfarkt, oder soll das »BE« im Bereich der Maßnahmen auf eine Blutentnahme hinweisen?

Dokumentationsformen

Eine wesentliche Arbeitserleichterung für das Rettungsdienstpersonal sollen einheitliche Protokollformen bringen. Vor fast 20 Jahren wurde durch die Sektion »Rettungswesen« der Deutschen Interdisziplinären Vereinigung für Intensiv- und Notfallmedizin (DIVI) erstmals versucht, ein überregionales Protokoll für die Dokumentation von Notarzteinsätzen zu etablieren. 1993 folgte die Dokumentation von Rettungsdiensteinsätzen ohne Notarztbeteiligung. Beide Protokolle werden kontinuierlich überarbeitet, wobei die Erfahrung und Kritik der vergangenen Jahre mit einfließen. Ziele der Weiterentwicklung bestehen zum einen darin, den Mitarbeitern im Rettungsdienst die Dokumentation zu erleichtern, und zum anderen, den Mitarbeitern der aufnehmenden Klinik eindeutige und aussagefähige Informationen über das Notfallereignis und die getroffenen Maßnahmen zu übergeben. Damit soll sichergestellt werden, dass keine für die weitere Diagnostik und Therapie des Patienten wichtigen Daten verloren gehen, was evtl. zu einer unangemessenen, vielleicht sogar falschen Versorgung führt. Das Einsatzprotokoll dient somit auch dem Schutz des Patienten.

Trotz der Bemühung um eine einheitliche Form der Dokumentation existiert bundesweit eine Vielzahl unterschiedlicher Protokollformen, z.B. DIVI-Notarztprotokoll, kombiniertes Einsatzprotokoll des Rettungszweckverbandes Saar oder das Kombi-Protokoll der Arbeitsgemeinschaft Mecklenburger Notärzte. Um trotzdem vergleichbare Daten erzeugen zu können, haben Ahnefeld und Messelken 1996 einen Kerndatensatz entwickelt, der bei jeder Dokumentationsvariante erzeugbar sein soll. Dieser Minimale Notarztdatensatz (MIND) findet sich derzeit in fast allen gängigen Protokolltypen wieder.

So uneinheitlich die Protokolle sind, so unterschiedlich ist oft auch das Vorgehen bei der Dokumentation. In einigen Rettungsdienstbereichen werden verschiedene Protokolle für den Notfalleinsatz mit und ohne Notarzt vorgehalten. Bei einigen erfolgt im Notfalleinsatz mit einem Notarzt jeweils eine eigene Dokumentation des Rettungsassistenten und des Notarztes, z.T. erfolgt auch die alleinige Dokumentation des Notarztes ohne Einfluss des Rettungsassistenten.

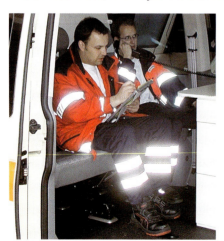

Abb. 2 ▶ Gemeinsame Dokumentation für Rettungsassistent und Notarzt

Bewährt hat sich ein einheitliches Protokoll, z.B. Einsatzprotokoll DIVIDOK© für den Notfalleinsatz mit und ohne Notarzt, da der Rettungsassistent einen Notfall genauso umfangreich dokumentieren muss und kann wie ein Notarzt. Aus rechtlichen Gründen sollte bei einem Notfalleinsatz mit einem Notarzt nur ein – jedoch gemeinsam – geführtes Protokoll erstellt werden. Der Vorteil: Widersprüche werden vermieden, der zeitliche Aufwand für die Dokumentation herabgesetzt und eine Kommunikation zwischen Arzt und Rettungsassistenten bei unterschiedlichen Auffassungen gefördert.

Im Bereich Krankentransport reicht in der Regel ein einfaches, z.B. einseitiges Rettungsdienstprotokoll (mit Durchschlag) zur Dokumentation der wichtigen Daten des nicht vital gefährdeten Patienten aus. Dies trägt zum einen zur Kostensenkung bei und reduziert zum anderen die zu bewältigende Papierflut zwischen den meist nicht selten aufeinanderfolgenden Transporten.

Eine Neuerung im Bereich der Dokumentationen gibt es derzeit in Niedersachsen. Hier wird aktuell landeseinheitlich nach Absprache des Landesausschusses Rettungswesen mit den Krankenkassen ein Einsatzprotokoll analog dem Einsatzprotokoll DIVIDOK© eingeführt. Die Besonderheit liegt u.a. darin, dass es einen vierten Durchschlag gibt, dessen medizinische Daten überwiegend in geschwärzter Form dargestellt werden. Dieser Durchschlag ist für den Kostenträger. Die Reduktion der Datenflut (geschwärzte Daten) erfolgte auf Wunsch der Krankenkassen, da sie diese Daten nicht zur Auswertung benötigen und damit keine unnötigen Datenmengen anfallen lassen wollen. Mit diesem Protokoll wurde ebenfalls neu geregelt, dass die »nachträgliche Verordnung« des Notfalleinsatzes mittels Arztunterschrift und Stempel endlich landesweit wegfällt.

▶ Spezielle Hinweise zur Dokumentation

Die Dokumentation muss noch in der aufnehmenden Klinik abgeschlossen werden. Auf dem Protokoll muss auch die Übergabe von Wertgegenständen etc. notiert werden. Das Original verbleibt in der Klinik und ist dort für die Patientenakte bestimmt. Beim Notfalleinsatz mit Notarzt bekommt dieser ebenfalls einen Durchschlag, der zweite verbleibt, z.B. für die Abrechnung, beim Rettungsdienst. Nach der Abgabe der Dokumentation dürfen keine Veränderungen mehr an den einzelnen Durchschlägen vorgenommen werden. Damit erübrigt sich auch die Frage, ob es sinnvoll ist, z.B. im Durchschlag des Rettungsdienstes Werte zu korrigieren oder die Übergabe von Wertgegenständen zu vermerken, wenn das Original diese Angaben nicht

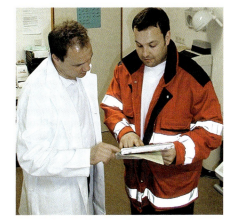

ABB. 3 ▶ Patientenübergabe mittels Dokumentation

enthält. Sollten Nachträge dennoch zwingend erforderlich sein (z.B. haben Sie in der Klinik angerufen und darauf hingewiesen, dass vergessen wurde, ein Präparat einzutragen), muss dies im Protokoll vermerkt werden. Hierbei sollte der Nachtrag mit Datum und Initialen gekennzeichnet sein. Sicherheitshalber vermerken Sie auch, mit wem Sie in der Klinik gesprochen haben.

▶ Möglichkeiten der Dokumentation

Unterschieden wird zwischen der schriftlichen und der elektronischen Dokumentation. Die schriftliche Dokumentation hat sich im Rettungsdienst in Deutschland in Form der DIVI-Einsatzprotokolle etabliert (s.o.). Sie bieten dem Benutzer eine lückenlose Dokumentationsvorlage und stellen sicher, dass alle wesentlichen Maßnahmen meist durch simples Ankreuzen dokumentierbar sind. Die Nachteile der schriftlichen Dokumentation liegen u.a. darin, dass der frei zu formulierende Teil einer lesbaren Schrift bedarf, was z.T. in beiden Gruppen des notfallmedizinischen Personals nicht immer gewährleistet ist, die Übersicht der Protokolle manche Mitarbeiter überfordert und keine Vollständigkeits- bzw. Plausibilitätskontrolle stattfindet. Um diese Nachteile zu kompensieren, entwickelt die Industrie seit einigen Jahren, elektronische Dokumentations-Hard- und Software. Vorteil der primär EDV-basierten Dokumentationssysteme ist neben der Gewährleistung der Lesbarkeit, dass die Daten schnell auf Vollständigkeit und Plausibilität geprüft werden können und die Möglichkeit zur Datenkommunikation mit anderen Einheiten, z.B. KV-Karten, Leitstelle, Abrechnungsstelle oder Krankenhaus, besteht. Nachteile sind neben den hohen Anschaffungskosten auch die meist fehlende Auswertbarkeit in den Kliniken usw., sodass i.d.R. über einen mitgeführten Drucker im RTW ein Ausdruck erfolgen muss, da ein Protokoll einer Unterschrift bedarf. Ebenfalls problematisch sind Sicherheitsaspekte gegenüber einem unbefugten Datenzugriff und die mögliche nachträgliche Manipulierbarkeit der Datensätze.

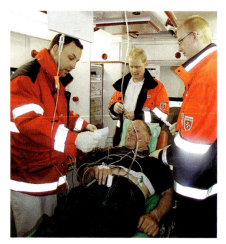

ABB. 4 ▶ Es gibt viele Arten der Dokumentation, z.B. den EKG-Ausdruck

Rechtliche Aspekte der Dokumentation

Die Dokumentationspflicht für den Arzt ist gesetzlich geregelt, die des Rettungsassistenten in den meisten Fällen nicht. So finden sich die gesetzlichen Regelungen zur Dokumentation an unterschiedlichen Stellen (2):

- Zum einen sieht die ärztliche Berufsordnung vor, dass eine ärztliche Tätigkeit als Grundlage der Qualitätssicherung zu dokumentieren ist.
- Ähnliche Vorschriften beinhalten die Paragrafen 135 ff. des Sozialgesetzbuches V.
- Zusätzliche Regelungen finden sich zum Teil in den Landesrettungsdienstgesetzen.

Während einige Länder keine konkreten Vorschriften zum Thema Dokumentation machen, z.B. Nordrhein-Westfalen, schreiben Niedersachsen, Thüringen und Bayern explizit die Pflicht zur Dokumentation fest. Konkrete Vorschriften zur Form der Dokumentation, wie sie z.B. aktuell in Niedersachsen oder auch in Mecklenburg-Vorpommern zu finden sind, stellen jedoch die Ausnahme dar.

▶ Beweislastumkehr

Ein Schadens- oder Schmerzensgeldanspruch eines Patienten gegenüber einem Arzt unterliegt den Rechtsnormen der Zivilprozessordnung (§ 308 ZPO). Eine Maxime des Zivilprozesses ist der so genannte Beibringungsgrundsatz, der besagt, dass es Aufgabe der Parteien ist, die für die Entscheidung maßgeblichen Tatsachen vorzutragen und zu beweisen, d.h. der vermeintlich geschädigte Patient muss die Behandlungs- bzw. Dokumentationsfehler vortragen und beweisen. Erst wenn dem Kläger dies gelingt, kann er ein für ihn positives Urteil erhoffen. Bei Mangel an Beweisen gilt der Grundsatz »in dubio pro reo«, also im Zweifel für den Angeklagten.

> **Beweislastumkehr: Nicht mehr der Patient hat den Beweis für das Verschulden oder den Fehler zu erbringen, sondern der Arzt bzw. der Rettungsassistent muss beweisen, dass er z.B. eine nicht dokumentierte, medizinisch indizierte Intervention auch tatsächlich durchgeführt hat.**

Es gibt hiervon jedoch Ausnahmen: zum einen, wenn ein grober Behandlungsfehler vorgeworfen wird, und zum anderen bei Vorliegen einer mangelnden oder sogar fehlenden Dokumentation. Verletzt ein Arzt oder ein Rettungsdienstmitarbeiter die Dokumentationspflicht in Bezug auf Umstände, die für einen Schadenseintritt erheblich sein könnten, greift die Beweislastumkehr, das bedeutet, nicht mehr der Patient hat den Beweis für das Verschulden oder den Fehler zu erbringen, sondern der Arzt bzw. der Rettungsassistent muss beweisen, dass er z.B. eine nicht dokumentierte, medizinisch indizierte Intervention auch tatsächlich durchgeführt hat. Hier gilt der alte römische Grundsatz: »non est in actis non est in mundo«, also: Was nicht in den Akten steht, existiert nicht.

Ob ein Dokumentationsfehler vorliegt, der zu einer Beweislastumkehr führt, ist vom Einzelfall abhängig. Nicht jeder Dokumentationsfehler wird eine solche Rechtsumkehr bewirken. Ein Fall, der vor dem Bundesgerichtshof verhandelt wurde, soll dies verdeutlichen (BGH Urteil VI ZR 272/93 verkündet am 14. Februar 1995):

Eine junge Mutter erlitt 1976 auf der Entbindungsstation eines Krankenhauses kurz vor der Geburt ihres Kindes mehrere Krampfanfälle. In einer Notoperation wurde das Kind entbunden, musste primär beatmet werden und blieb aufgrund eines hypoxischen Hirnschadens zeitlebens ein Pflegefall. Der Kläger (Kind) stellte 1993 in einem Haftungsprozess Schadensersatzansprüche gegen den Arzt und die Hebamme. Der Arzt und die Hebamme wurden auf insgesamt 348.272,52 DM Schadensersatz verklagt. In der Urteilsbegründung hieß es, dass durch regelmäßige Blutdruckkontrollen die Gefahr solcher Anfälle mit großer Wahrscheinlichkeit erkannt und durch medikamentöse Behandlung hätte abgewendet werden können. Da keine Blutdruckmessungen dokumentiert wurden, müsse zu Lasten der Beklagten angenommen werden, dass sie nicht durchgeführt worden seien. Die Beklagten konnten nicht beweisen, dass auch bei Erhebung der gebotenen Befunde und bei Einleitung der daraufhin gebotenen medizinischen Maßnahme beim Kläger ein Hirnschaden eingetreten wäre.

▶ *Aufbewahrungspflichten*

Ärztliche Dokumentationen sind für die Dauer von 10 Jahren nach dem Abschluss der Behandlung aufzubewahren, soweit nicht von anderen rechtlichen Vorschriften eine längere Aufbewahrung verlangt wird. Dies gilt nicht für die Dokumentation des Rettungsfachpersonals. Sie ist Bestandteil der klinischen Krankenunterlagen mit den dafür geltenden Aufbewahrungsfristen. Die im Rettungsdienst vorgehaltenen Durchschriften können somit durch die fehlende gesetzliche Regelung bereits nach kurzer Aufbewahrungszeit, z.B. bis zum Tag der Kostenerstattung, vernichtet werden. Eine Ausnahme stellt das Bundesland Schleswig-Holstein dar, das eine Aufbewahrungspflicht in seinem Rettungsdienstgesetz für die Dokumentation durch das nichtärztliche Personal von vier Jahren und das des ärztlichen Personals von 10 Jahren festlegt.

> **Die im Rettungsdienst vorgehaltenen Durchschriften können durch die fehlende gesetzliche Regelung bereits nach kurzer Aufbewahrungszeit vernichtet werden (Ausnahme: Schleswig-Holstein).**

Dokumentation und Qualitätsmanagement

Eine zentrale Stellung bei der Beurteilung der Qualität nehmen in der Notfallmedizin so genannte Scores und Tracer-Diagnosen ein, die aus den Notfallprotokollen erhoben werden. Daher gilt: Ohne Dokumentation keine Qualität! Qualität, d.h. die Feststellung des Wertes oder der Güte einer Leistung, kann nur durch die Erhebung von Daten erfolgen.

Score-Systeme ermöglichen diese Erhebung durch den Vergleich von Patientenkollektiven unabhängig von der subjektiven Beurteilung durch den Behandelnden. Etabliert hat sich in Deutschland der Mainz Emergency Evaluation Score (MEES). Er kombiniert Befunde aus den Bereichen Glasgow Coma Scale, Herzfrequenz, Atemfrequenz, Herzrhythmus, Schmerz, Blutdruck und Sauerstoffsättigung in jeweils vierstufigen Einteilungen. Im Verlauf einer Versorgung wird der MEES zweimal erhoben, am Anfang und am Ende der Versorgung. Ziel der Erhebung ist die Messung der Effektivität der Versorgung durch den »Delta-MEES«.

Im Rahmen einer Tracer-Auswertung werden festgelegte Prüfmerkmale spezieller Notfallbilder anhand der Notfalldokumente dargestellt. Die Auswertung zeigt, wie vollständig die aktuellen Empfehlungen der Notfallmedizin in der Behandlung/Versorgung des Patientenkollektivs »abgearbeitet« wurden.

NACA-Score (National Advisory Committee for Aeronautics)

Stellvertretend für die unterschiedlich verwendeten Scores soll hier auf den NACA-Score eingegangen werden. Der NACA-Score ist das einzige in der Prähospitalphase übliche System zur Klassifizierung von Notfallpatienten. Der Score gewinnt zunehmend gerade im gesundheitsökonomischen Bereich an Bedeutung. Mittlerweile wird daran gedacht, die rückblickende Überprüfung der Einsatzindikationen von Notärzten und Rettungsmitteln an die Einordnung des Notfallpatienten im NACA-Score zu binden. Hierzu bedarf es jedoch eines Umdenkens bei der Erhebung des Scores durch den Einzelnen – gerade was den Zeitpunkt der Erhebung betrifft. Richtig ist, dass das System ursprünglich zur Beurteilung der Transportfähigkeit von Soldaten für einen Lufttransport in rückwärtige medizinische Einrichtungen entwickelt worden ist. Erhoben wurde er dabei 24 h nach der Klinikaufnahme. 1980 wurde er von Tryba um die internistischen und neurologischen Krankheitsbilder ergänzt und der Zeitpunkt der Patienteneinstufung nun auf den Abschluss des Notfalleinsatzes festgelegt.

Wenn der NACA-Score dazu beitragen soll, die Indikation eines Notfalleinsatzes und eines Notarzteinsatzes zu verifizieren, so argumentieren verschiedene Notfallmediziner wie z.B. Schlechtriemen et al. (7), dass eine Ex-Post-Betrachtung zum Zeitpunkt des Einsatzes wenig sinnvoll ist. Im Gegenteil, bei einer guten Versorgung des Patienten durch das Rettungsdienstteam würde durch die Verbesserung des Zustandes und die damit verbundene Eingruppierung des Patienten in eine niedrigere NACA-Stufe die eigene Entbehrlichkeit dokumentiert. Hier sollte nach ihrer Aussage nach dem Prinzip der intensivmedizinischen Scores umgedacht werden, die den Zustand eines Intensivpatienten am schlechtesten Zustand während des Beobachtungszeitraumes festmachen. Um auch bei der Eingruppierung eine Einheitlichkeit unabhängig von der subjektiven Beurteilung des Behandelnden zu erzielen, sollte nach einer einheitlichen Vorgabe gearbeitet werden, siehe z.B. die Tab. 1 (7). Hierbei werden nicht nur Diagnosen, sondern auch Messwerte des MEES eingebunden, sodass Patienten in NACA IV eingestuft wer-

Tab. 1 Spezifizierung des NACA-Scores anhand von Messparametern (nach Schlechtriemen et al. 2005)

Stufe	Beschreibung	Definition, Wertebereich	Krankheitsbilder, Verletzungen
NACA I	geringfügige Störung	ambulante Versorgung (keine Angabe einer Zielklinik)	
NACA II	ambulante Abklärung	keine Kriterien für die Einordnung in eine höhere NACA-Stufe erfüllt	
NACA III	stationäre Behandlung	stationäre Einweisung (Angabe einer Zielklinik), keine Kriterien für die Einordnung in eine höhere NACA-Stufe erfüllt	
NACA IV	akute Lebensgefahr nicht auszuschließen	als Erstbefund oder bei Übergabe in der Zielklinik: Bewusstsein: Glasgow Coma Scale: 8–11 Atmung: Atemfreq.: 5–7/min od. 25–30/min; part. O$_2$-Sättigung: 86–90%; Atemstörung: Dyspnoe, Zyanose, Spastik, Rasselger, Stridor, Atemwegsverlg., Schnappatmung Kreislauf: Herzfrequenz: 40–49/min oder 131–160/min systol. Blutdruck: 80–99 mmHg oder 160–229 mmHg EKG-Befund: Arhythmia absoluta, AV-Block III°, polytope VES oder QRS-Tachykardie keine Kriterien für die Einordnung in eine höhere NACA-Stufe erfüllt	Krankheitsbilder: TIA, Insult, Blutung Aspiration Angina pectoris Hypoglykämie (BZ < 50 mg/dl!) anaphylaktische Reaktion Verletzungsschwere: »mittel« (1999–2001) bzw. Utstein Grad 4 (2002–2003)
NACA V	akute Lebensgefahr	als Erstbefund oder bei Übergabe in der Zielklinik: Bewusstsein: Glasgow Coma Scale < 8 Atmung: Atemfrequenz: < 5/min oder > 30/min; partielle O$_2$-Sättigung: ffi 85%; Atemstörung: Apnoe Kreislauf: Herzfrequenz: < 40/min oder > 160/min systol. Blutdruck: < 80 mmHg oder ffl 230 mmHg EKG-Befund: ventrikuläre Tachykardie, Kammerflimmern, pulslose elektrische Aktivität, Asystolie keine Kriterien für die Einordnung in eine höhere NACA-Stufe erfüllt	Krankheitsbilder: Myokardinfarkt Lungenembolie Polytrauma Verletzungsschwere: »schwer« (1999–2001) bzw. Utstein Grad 5/6 (2002–2003)
NACA VI	Reanimation	primär erfolgreiche Reanimation	
NACA VII	Tod	Zielklinik: »Verbleib vor Ort – Exitus«	

den, wenn die dokumentierten physiologischen Parameter der Vitalfunktionen in die zweitschlechteste der vier im MEES unterschiedenen Kategorien fallen.

Fazit

Hinsichtlich der Dokumentationspflicht für das Rettungsfachpersonal besteht Nachholbedarf in Deutschland. Mangelndes Wissen um die beweisrechtlichen Konsequenzen, schlecht und unvollständig ausgefüllte Protokolle, unzureichend geschulte Mitarbeiter, viele unterschiedliche Protokolle und fehlende gesetzliche Vorschriften führen letztlich zu haftungsrechtlichen Konsequenzen. Somit dient die Definition nicht dazu, den ohnehin schon »gestressten« Rettungsdienstmitarbeiter weiter zu belasten, sondern ihn im Fall der Fälle zu entlasten, die Qualität des Rettungsdienstes nachhaltig zu verbessern und eine adäquate Patientenversorgung zu erhalten.

FRAGEN

1. Welche Aussage zur Einsatzdokumentation ist richtig?
a. Die Dokumentation dient ausschließlich zur Sicherung abrechnungsrelevanter Daten.
b. Die Dokumentation ist in den meisten Fällen unnötig.
c. Die Dokumentation wird zunehmend auch im gesundheitsökonomischen Bereich genutzt.
d. Die Dokumentation wird ausschließlich für statistische Erhebungen durchgeführt.

2. Eine Dokumentation ist …
a. sinnvoll bei allen Einsätzen.
b. nur sinnvoll bei Notfalleinsätzen.
c. nur sinnvoll bei Notfalleinsätzen mit einem Notarzt.
d. in der Regel nicht nötig.

3. Wie lange müssen ärztliche Dokumentationen nach Abschluss der Behandlung aufbewahrt werden?
a. 1 Jahr
b. 10 Jahre
c. 5 Jahre
d. 3 Jahre

4. Welche Aussage zu Abkürzungen innerhalb der Einsatzdokumentation ist richtig?
a. Es sollten möglichst viele Abkürzungen benutzt werden, damit genügend Platz für Informationen gewonnen wird.
b. Abkürzungen sollten nur dann verwendet werden, wenn man sie vorher in der Beschreibung erklärt.
c. Abkürzungen können zu Missverständnissen führen.
d. Abkürzungen stellen kein Problem innerhalb der Dokumentation dar.

5. Was bedeutet die Bezeichnung MIND innerhalb der Einsatzdokumentationsformen?
a. MIND bezeichnet einen Kerndatensatz, über den vergleichbare Daten aus unterschiedlichen Protokollen erhoben werden können.
b. Es ist die Abkürzung für ein unvollständiges Protokoll: MINDerwertige Dokumentation.
c. MIND bezeichnet die Ergebnisse der Addition der gesamten Scores (NACA-Score, Glasgow Coma Scale), woraus sich eine Prognose des Patienten in Form eines Delta-Scores ergibt.
d. Mindestindikationskatalog Notarztdienst.

6. Welche Aussage zur nachträglichen Bearbeitung des Protokolls ist richtig?
a. Das nachträgliche Bearbeiten eines Protokolls ist allgemein üblich.
b. Wenn Sie nachträglich etwas in Ihre Protokolldurchschrift aufnehmen, muss dies aus gesetzlichen Gründen in roter Farbe geschehen.
c. Nachträgliche Änderungen einzelner Durchschläge sind unzulässig.
d. Veränderungen einzelner Durchschläge sind nur dem Notarzt gestattet.

7. Welche Beschreibung des Patientenstatus findet sich in NACA Stufe IV?
a. geringfügige Störung
b. Reanimation
c. stationäre Behandlung
d. akute Lebensgefahr nicht auszuschließen

8. Welche der nachfolgenden Aussagen ist falsch?
a. In allen Bundesländern ist eine Dokumentationspflicht für den Rettungsassistenten im Rettungsdienstgesetz festgeschrieben.
b. Die Dokumentation dient auch zur Sicherung der abrechnungsrelevanten Daten.
c. Schon aus haftungsrechtlichen Gründen sollte der Rettungsassistent auf eine gut lesbare, vollständige Dokumentation bedacht sein.
d. Die Dokumentation dient dem Eigenschutz vor haftungsrechtlichen Konsequenzen.

9. Welche Aussage zur Beweislastumkehr ist richtig?
a. Sie ist nur für Ärzte von Bedeutung.
b. Sie führt dazu, dass nicht mehr der Patient ein Verschulden des Behandelnden beibringen muss, sondern der Behandelnde nachweisen muss, dass er fachlich korrekt gehandelt hat.
c. Der Begriff beschreibt, dass die vom Rettungsfachpersonal geführte Dokumentation auch gegen dasselbe ausgelegt werden kann, daher sollte das Rettungsdienstteam besser nicht so viel dokumentieren.
d. Es handelt sich um einen Begriff aus der Traumatologie, hierbei wird zum Beweis einer spontanen Reposition eine erhöhte Last auf das vermeintlich betroffene Gelenk gegeben.

10. Welche Aussage zur Dokumentation ist richtig?
a. Dokumentation ist etwas für Kollegen, die sich nicht mit Worten verständlich machen können.
b. Dokumentation ist eine Aufgabe, die uns die Zeit am Patienten unnötig verkürzt.
c. Dokumentation nutzt nur der Druckerei, die die Formulare herstellt.
d. Dokumentation dient auch dem Schutz des Patienten.

7 Vergiftungen: Zum Stand der präklinischen Therapie

Ulrich Mayer

Vergiftungen spielen im Rettungsdienst neben internistischen und traumatologischen Notfällen eine nicht zu unterschätzende Rolle. Etwa 10% aller Rettungsdiensteinsätze sind direkt oder indirekt auf toxische Einwirkungen zurückzuführen. Die Möglichkeiten, dem menschlichen Körper Giftstoffe zuzuführen, beschränken sich nicht auf einzelne Kausalitäten. Als Ursache kommen u.a. Unfälle, Suizide, aber auch kriminelle Handlungsweisen in Betracht. In diesem Beitrag sollen die diesbezüglichen rettungsdienstlichen Überlegungen grundsätzlich besprochen werden. Der Leser soll sich insbesondere ein Bild über den aktuellen Stand der präklinischen Therapie von Vergiftungen machen können. Einige ausgewählte Vergiftungen verdeutlichen die Ausführungen und den Lernstoff.

Definition

Der Zustand der Intoxikation (Vergiftung) beschreibt das Auslösen pathophysiologischer Prozesse, entweder durch Einbringen körperfremder Substanzen (in teilweise sehr geringen Dosierungen) oder durch Bildung toxischer Endprodukte bei schweren Stoffwechselentgleisungen. Man kann sich abstrakt vorstellen, dass der menschliche Organismus eine Aneinanderreihung verschiedener Regelkreise darstellt. Letztlich wird ihre Funktion durch entsprechende Rückkopplung aufrechterhalten. Eine Vergiftung führt zu einer neuen Definition der Regelkreise. Die Steuerung wird hier erheblich gestört, mitunter auch unmöglich.

In der Toxikologie werden akute und chronische Vergiftungen unterschieden. Ursachen für akute Vergiftungen sind

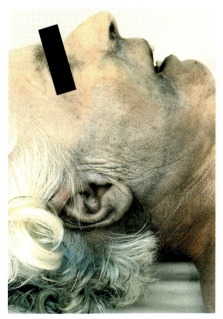

Abb. 1 ▶ Vergiftung mit Pflanzenschutzmittel (aus: LPN II, 3. Aufl.)

Unfälle, suizidale Absichten, Verwechslungen, kriminelle Absichten oder ein unsachgemäßer Umgang mit entsprechenden Substanzen. Chronische Vergiftungen entstehen durch einen permanenten, mitunter mehrere Jahre andauernden Kontakt, zum Beispiel mit Emissionen der Industrie.

Gifte werden nach ihrer Herkunft bzw. Wirkung unterteilt. Hinsichtlich der Herkunft sind etwa Pflanzengifte, Pflanzenschutzmittel, Rauchgase, Medikamente oder Drogen zu nennen. Bezüglich der Wirkung werden die pathologischen bzw. pathophysiologischen Veränderungen des menschlichen Organismus beschrieben. Als Beispiel sind Zellgifte wie Zyanide oder Acetylcholinesterasehemmer wie E 605 zu nennen.

Giftaufnahmewege / Giftzufuhr

Der menschliche Körper stellt prinzipiell keine unüberwindbare Hürde für toxische Stoffe dar. Dennoch müssen Gifte und Aufnahmeweg zueinander passen bzw. die Giftstoffe müssen einen bestimmten Aggregatzustand besitzen, um resorbiert werden zu können. Die möglichen Aufnahmewege sind in der Tabelle 1 dargestellt.

Wirkung von Giftstoffen auf den Organismus

Eine andere Einteilung von Giftstoffen orientiert sich an der Wirkungsweise und dem Wirkmechanismus auf den menschlichen Organismus. Hier steht vor allem die Pathophysiologie und die Manipulation der körpereigenen Regelkreise im Vordergrund.

Wichtig für das Verständnis von Vergiftungen ist die Sachkenntnis über den Wirkungsort und die Unterbrechung der jeweiligen Regelkreise. Eine Rauchgasinhalation kann z.B. zu einer Unterbrechung des Regelkreises Atmung führen. Primär werden hierbei die Sauerstoffaufnahme und die Kohlendioxidabgabe gestört (toxisches Lungenödem, Ödembildung der oberen und unteren Atemwege), daneben kann je nach Qualität des Gases auch der Sauerstofftransport im Blut erheblich gestört oder einschränkt werden. Hier sind als Beispiel die höhere Affinität von Kohlenmonoxid zum Hämoglobin sowie die aufgehobene Zellatmung bei Zyanidvergiftungen zu nennen. Letztlich resultiert daraus auch die anzuwendende Versorgungsstrategie, auf die später noch eingegangen wird.

Übersicht der Aufnahmewege Tab. 1	
Aufnahmeweg	Giftstoffe
Atemwege	Rauchgase, flüchtige Stoffe, Lösungsmittel
oral	Medikamente, Reinigungsmittel, Alkohole
transkutan	Schlangenbiss, Insektenstiche oder -bisse, Injektionen
perkutan	Kontaktgifte, z.B. Pflanzenschutzmittel (Alkylphosphat)
Schleimhäute	Medikamente, Rauchgase
kombinierte Aufnahmewege	Kontaktgifte, Alkylphosphate E 605

Eigenschutz

Bevor nicht grundsätzlich die Toxizität des Stoffes sowohl für das Einsatzpersonal als auch für Dritte geklärt ist, sind Schutzmaßnahmen einzuhalten. Gefahren drohen z.B. durch Gasaustritt (CO-Vergiftung, Rauchgase, CO_2-See), Patientenkontakt (E 605) oder Kontakt mit giftigen Tieren (Reptilien). Vor dem Betreten entsprechender Räume müssen deshalb Maßnahmen des Eigenschutzes geklärt sein. Dies bedeutet, dass bei Gasaustritt, starker Rauchentwicklung oder dem klassischen »Weinkeller-« oder »Klärgrubennotfall« nur Personal mit schwerem Atemschutz die Schadenstelle betreten darf, um den Patienten aus der Gefahrenzone zu bringen. Bei Patienten mit Kontaktgift ist jeglicher direkter, ungeschützter Kontakt des Helfers zu unterlassen (schwere Gummihandschuhe, Augenschutz etc.). Auch eine mögliche Resorption über die Schleimhäute der Helfer ist zu bedenken. Dies gilt so lange, bis eine ausreichende Dekontamination abgeschlossen ist. Auch vom Patienten selbst und seiner Umgebung kann Gefahr ausgehen.

Merke: Patienten können durch Wesensveränderung unter Umständen aggressiv reagieren und bei einem eventuellen kriminellen Hintergrund einer Vergiftung kann eine Gefährdung durch das Umfeld des Patienten nicht ausgeschlossen werden.

> **Generell stellen die freigesetzten Giftstoffe nicht nur eine Gefahr für den Betroffenen, sondern auch für potenzielle Retter und ggf. auch für Dritte dar. Daher ist der strikte Eigenschutz des Rettungsdienstpersonals unabdingbar.**

Diagnostik

Neben dem standardmäßigen Erheben sämtlicher Vitalparameter (Bewusstsein, Atemweg, Atmung, Herzfrequenz, Blutdruck) ist im Hinblick auf Vergiftungen die Anamnese von herausragender Bedeutung. Besonders die Fremdanamnese kommt hier zum Tragen. Oftmals sind allein durch die vorgefundenen Gegebenheiten am Einsatzort (Rauchentwicklung, Gasgeruch, Verpackungen oder Medikamentenreste) sehr schnell Anhaltspunkte für eine mögliche Intoxikation festzustellen. Der Einsatzort (Terrarium, Gewächshaus) oder der Ort,

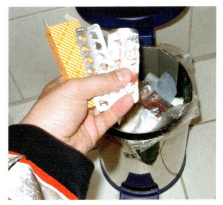

ABB. 2 ▶ Anhaltspunkte für eine mögliche Intoxikation: Verpackungen oder Medikamentenreste

an dem sich der Patient vor der Vergiftung aufgehalten hat (Rückkehr aus tropischen oder subtropischen Regionen), stellen weitere Mosaiksteine zum Aufbau einer ersten Arbeitsdiagnose dar. Bei der genauen körperlichen Untersuchung sind weitere Parameter wie Hautkolorit, Geruch, Ausscheidungen und besondere Merkmale wie gesteigerter Speichelfluss (Hypersalivation) zu beachten. Wenn die Arbeitsdiagnose einer möglichen Vergiftung steht, sollten die in Tab. 2 aufgeführten sieben Fragen rasch geklärt werden.

Merke: Auch bei der Diagnostik ist besonders auf den Eigenschutz der eingesetzten Kräfte zu achten.

> **Neben dem standardmäßigen Erheben sämtlicher Vitalparameter ist im Hinblick auf Vergiftungen die Anamnese von herausragender Bedeutung. Besonders die Fremdanamnese kommt hier zum Tragen.**

Therapie

Letztlich besteht die Therapie aus der Kombination diverser Versorgungsstrategien. Bewährt hat sich dabei die sogenannte Fünferregel (auch Fünf-Finger-Regel) (Tab. 3).

Die sieben W-Fragen bei Vergiftungen — Tab. 2

1. Um welches Gift handelt es sich?
2. Wer und wie viele haben das Gift aufgenommen bzw. sind mit dem Gift in Kontakt gewesen?
3. Wie lange liegt die Giftaufnahme zurück?
4. Wie wurde das Gift aufgenommen?
5. Um welche Menge handelt es sich?
6. Gibt es Gründe für die Giftaufnahme?
7. In welchem klinischen Zustand ist der Betroffene/sind die Betroffenen?

Fünferregel — Tab. 3

Elementartherapie	Sicherung der vitalen Funktionen
Giftentfernung	Erbrechen, Kohlegabe, Magenspülung
Antidottherapie	Antagonisierung, Eliminierung
Giftasservierung	Schnelltest bzw. genaue Laboranalyse
Transport	Krankenhaus, ggf. spezielle Intensivmedizin

ABCDE-Schema	Tab. 4
A	Atemwege freimachen, ggf. sichern, Sauerstoffgabe
B	Beatmen
C	Zirkulation erhalten bzw. wiederherstellen
D	Drugs (medikamentöse Stabilisierung, Antagonisierung, Antidottherapie)
E	EKG und weitere apparative Diagnostik, ggf. Defibrillation

Primäre und sekundäre Giftelimination Tab. 5	
primäre Elimination:	sekundäre Elimination:
Erbrechen	Dialyse, Hämofiltration
Magenspülung	forcierte Diurese
med. Kohle	Unterbrechung enterohepatischer Kreislauf
Abführmittel	kontrolliertes Abatmen

▶ *Elementartherapie*

Im Vordergrund steht die Sicherung der vitalen Funktionen, hier gilt das in Präklinik und Klinik bewährte ABCDE-Schema (**Tab. 4**).

▶ *Giftentfernung / Giftelimination*

Die Giftentfernung empfiehlt sich insbesondere bei einer gastrointestinalen bzw. perkutanen Aufnahme. Unterschieden wird zwischen primärer und sekundärer Giftelimination (Tab. 5). Dabei beschreibt die primäre Giftelimination das Entfernen bzw. Inaktivieren noch nicht resorbierter Gifte.

▶ *Magenspülung*

Kontaktgifte (Alkylphosphate, Pflanzenschutzmittel) müssen nach Möglichkeit und unter Berücksichtigung des Eigenschutzes sofort entfernt werden. Bei den meisten Kontaktgiften ist normales Leitungswasser zur Giftentfernung vollkommen genügend. Eine Ausnahme bildet hier lediglich die Kontamination mit ungelöschtem Kalk, der in Verbindung mit Wasser sehr hohe Temperaturen entwickelt und so zu extremen Verbrennungen führt.

Vergiftungen über den Gastrointestinaltrakt bedürfen einer differenzierten Betrachtungsweise. Die Giftentfernung mittels provozierter Emesis (Erbrechen) wird von den Giftnotrufzentralen nicht mehr empfohlen, da sie ineffizient und risikoträchtig ist. Auch durch den Notarzt sollte nur in absoluten Ausnahmefällen Erbrechen provoziert werden. Sollte diese Maßnahme dennoch durchgeführt werden, ist die Gefahr der Aspiration ebenso wie die der sekundären Schädigung der Mund-, Rachen- und Ösophagusschleimhaut zu beachten. Eine Indikation zur Magenspülung stellt sich nur, wenn das Zeitfenster zwischen Giftaufnahme und Therapiebeginn nicht größer als eine Stunde (Einstundenregel) ist. Prinzipiell ist die präklinische Magenspülung allerdings nur in wenigen Ausnahmefällen indiziert (z.B. Alkylphosphate bei kontraindiziertem oder nicht möglichem Auslösen von Erbrechen). Hier sollte man sich in jedem Einzelfall an der Empfehlung der Giftzentrale orientieren.

Neben der aktiven Entfernung empfiehlt sich der Einsatz von Aktivkohle zur enteralen Giftbindung (unspezifische Elimination), wodurch eine Resorption in den Pfortaderkreislauf gehemmt oder verhindert wird. Die Dosierung beträgt 0,5-1 g/kg KG oder initial beim Erwachsenen 10 g und alle 4 h erneut 10-20 g. p.o. Nicht angewendet werden darf Kohle bei Intoxikationen mit Säuren und Laugen, da es dort keine Bindungseigenschaften besitzt. Zu bevorzugen ist das Kohle-Granulat (Ultracarbon).

Gleichzeitig eingeleitete medikamentöse Maßnahmen zum forcierten enteralen Abführen sind nur noch im Einzelfall geeignet, die Schädigung einzugrenzen. Die Gabe wird also nicht mehr grundsätzlich empfohlen. Diese Maßnahmen sollten einer eventuellen Antidottherapie aber nicht im Wege stehen. Ist die Resorption über den Pfortaderkreislauf erfolgt, muss die Strategie in Richtung Antidottherapie erweitert werden. Die Giftinformationszentralen geben hier hinreichend Verfahrensanleitungen, welche Maßnahme unter Berücksichtigung des Zeitfensters indiziert ist. Die Vergiftung mit Aerosolen über die Atemwege entzieht sich einer aktiven Giftentfernung. Hier kann lediglich die Giftzufuhr durch Rettung bzw. Entfernung des Betroffenen aus dem Gefahrenbereich unterbrochen werden.

Merke: Generell stellen die freigesetzten Noxen (Giftstoffe) nicht nur eine Gefahr für den Betroffenen, sondern auch für potenzielle Retter und ggf. auch für Dritte dar. Daher ist der strikte Eigenschutz des Rettungsdienstpersonals unabdingbar. Die Rettung sollte nur durch Fachpersonal mit autarker Frischluftversorgung (Feuerwehr mit Pressluftatmer) erfolgen.

▶ Antidottherapie

Nächster Schritt der Therapie ist – sofern indiziert – der Beginn einer frühestmöglichen Antidottherapie. Sie wird nötig, wenn Toxine in den Blutkreislauf gelangt sind und in bestimmte Regelkreise dysregulierend eingreifen. Je nach Vergiftungsart handelt es sich hier entweder um eine direkte Inaktivierung des Giftes oder um eine

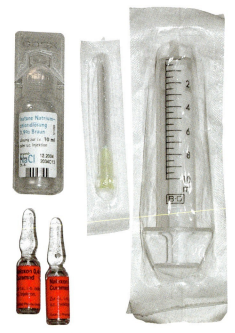

Abb. 3 ▶ Wirksames Antidot bei Opiatvergiftung: Naloxon

Antagonisierung. Dabei handelt es sich um die Hemmung der toxischen Wirkung auf die betroffenen Organe (z.B. Naloxon/Narcanti bei Opiatvergiftung). Das Wirkprinzip der Antagonisierung beruht z.B. auf der Verdrängung des Giftstoffes aus den zellulären Membranrezeptoren. Hier entsteht ein regelrechter Konkurrenzkampf um einen bestimmten Rezeptortyp, der je nach Affinität auch ein Wechselspiel zulässt.

Merke: Ein Antagonist lässt in der Wirkung oft schneller nach als der Giftstoff und trägt zumeist nicht zur Ausscheidung oder Eliminierung des Giftes bei.

▶ Giftinformationszentralen

Vergiftungen werfen viele Fragen auf, die den Rückgriff auf besonderes Fachwissen erfordern. In der Bundesrepublik Deutschland sowie in Österreich und der Schweiz sind flächendeckend, in der Regel an Universitätskliniken, Giftinformationszentralen (GIZ) eingerichtet worden. Diese sind meist 24 Stunden besetzt. Angestrebt wird eine einheitliche Rufnummer:

Ortsvorwahl + 19240

die nach aktuellem Stand aber noch nicht flächendeckend umgesetzt ist. Über das Fachpersonal der GIZ können konkrete Therapieanweisungen eingeholt werden.

Folgende Fragen lassen sich durch einen kurzen Anruf unkompliziert klären:

- ▶ Antidottherapie
- ▶ Überwachungspflicht, -grad und -dauer (Intensivstation, Überwachungsstation)
- ▶ Maßnahmen der Elimination bzw. Entfernung (Magenspülung, gegebenenfalls Dialyse)
- ▶ Zielklinik (Haus der Grund-, Regel- oder Maximalversorgung, spezielle Fachkliniken?)

Welche Informationen benötigt die Giftinformationszentrale?
Die notwendigen Informationen ergeben sich aus den sieben W-Fragen (Tab. 2), ergänzt um die eingeleiteten Maßnahmen der Giftentfernung, Antagonisierung bzw. Patientenstabilisierung. Ebenso dürfen weitere erhobene Parameter der allgemeinen Diagnostik und des Monitorings nicht fehlen.

▶ Asservierung

Bei der Sicherstellung muss unbedingt ein ausreichender Eigenschutz beachtet werden. Nach Möglichkeit sollte noch vor der Einleitung der Antidottherapie eine Blutentnahme erfolgen, da auf diese Weise bestmöglich ein quantitativer Nachweis der aufgenommenen Giftmenge möglich ist. Anderweitig anfallende Ausscheidungen (Urin etc.) müssen ebenfalls asserviert werden.

Notrufnummern der Informationszentren für Vergiftungsfälle		
Informationszentrum	Art der Einrichtung	Notruf
Berlin	Universitätsklinikum Rudolf Virchow	(030) 45 05 35 55
Berlin	Beratungsstelle für Vergiftungserscheinungen und Embryonaltoxikologie	(030) 1 92 40
Bonn	Zentrum für Kinderheilkunde der Rheinischen Friedrich-Wilhelms-Universität	(0228) 2 87 32 11 oder (0228) 19 2 40
Erfurt	Klinikum Erfurt	(0361) 73 07 30
Freiburg	Universitätskinderklinik	(0761) 2 70 43 61 oder (0761) 19 2 40
Göttingen	Giftinformationszentrum Nord	(0551) 1 92 40
Homburg/Saar	Klinik für Kinder- und Jugendmedizin	(06841) 1 92 40
Mainz	Beratungsstelle für Vergiftungen	(06131) 1 92 40
München	Giftnotruf München	(089) 1 92 40
Nürnberg	Toxikologische Intensivstation im Städtischen Klinikum	(0911) 3 98 24 51
Wien/Österreich	Vergiftungsinformationszentrale	(01) 406 43 43 (24 h)
Schweiz	STIZ Schweizerisches Toxikologisches Informationszentrum	145 (24 h)

> **Die Asservierung umfasst alle Maßnahmen, die eine nähere oder exakte Giftbestimmung zulassen. Hierzu zählen Gasspürröhrchen der Feuerwehr, Speisereste, Erbrochenes oder am Schadensort vorgefundene Behältnisse und Verpackungen.**

▶ Transport

Transportziel: Generell sollte bei der Auswahl die Giftinformationszentrale konsultiert werden. Ist eine primäre Giftentfernung vor Ort nicht möglich, sollte nach dem Gesichtspunkt der Einstundenregel das nächste Krankenhaus angefahren werden. Nach eventuell erfolgter Giftentfernung sowie einer Kreislauf- und Atmungsstabilisierung des Patienten kann ggf. der Transport in ein entsprechend ausgestattetes Intensivmedizinisches Zentrum mit der Möglichkeit der invasiven Giftentfernung mittels Hämodialyse, Hämofiltration oder Hämoperfusion notwendig sein.

Bei Patienten mit V.a. CO-Intoxikation muss der schnellstmögliche Einsatz einer hyperbaren Therapie (Druckkammer) erwogen werden.

Kliniken der Maximalversorgung und spezielle Zentren verfügen über alle Möglichkeiten der Intensivtherapie hinsichtlich differenzierter Beatmungsverfahren und ausgedehnter Kreislaufstabilisierung mittels Katecholaminen. Ebenso steht ein großes diagnostisches Spektrum zur Verfügung. Die Notwendigkeit eines direkten Transportes in ein solches Zentrum richtet sich nach den zu erwartenden Vergiftungserscheinungen. Je nach Erreichbarkeit ist der Einsatz eines Rettungshubschraubers zu erwägen. In den Entscheidungsprozess sollten so früh wie möglich die Rettungsleitstelle und die Giftinformationszentrale eingebunden werden.

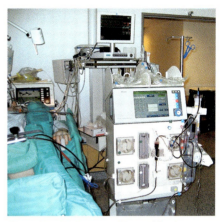

Abb. 4 ▶ Anlage zur Hämofiltration

Maßnahmen während des Transportes: Besonders die Dynamik der Giftwirkung und die frühzeitig eingeleitete Antidottherapie erfordern eine konsequente Überwachung. Das Standardmonitoring muss insofern kritisch hinterfragt werden, inwieweit die Werte durch das Toxin verfälscht werden können oder bereits sind (z.B. Pulsoxymetrie bei CO-Vergiftung). Katecholaminpflichtige Patienten bedürfen neben dem EKG einer engen Überwachung der Hämodynamik (RR-Messung in kurzen Intervallen).

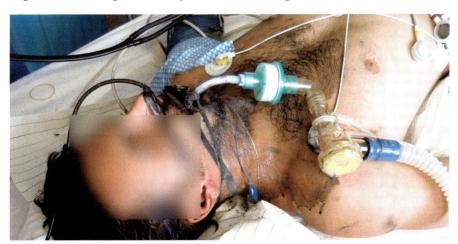

Abb. 5 ▶ Die Dynamik der Giftwirkung und die frühzeitige Antidottherapie erfordern eine konsequente Überwachung des Patienten

Klinikübergabe: Die Klinikübergabe erfolgt nach einem festgelegten Standard:

- vorgefundene Situation
- initiale Vitalparameter
- eingeleitete Maßnahmen zur Stabilisierung
- Maßnahmen zur Giftentfernung bzw. Antidottherapie
- bereits eingeholte Informationen der Giftinformationszentrale
- asservierte Gifte, Laborblut
- Verlauf während des Transportes
- Dokumentation aller Maßnahmen.

Eine frühzeitige Anmeldung in der Zielklinik ist in jedem Fall empfehlenswert, gegebenenfalls müssen nicht alltäglich eingesetzte Antidote erst aus bestimmten Antidot-Depots beschafft werden (Notfalldepots bei Feuerwehren oder Zentralapotheken). Die Standorte der Depots und der vorgehaltenen Medikamente können über die Homepage der GIZ der Uni Mainz eingesehen werden.

Spezielle Vergiftungsnotfälle

Neben den allgemeinen Aspekten der Vergiftungen werden im Folgenden am Beispiel der Rauchgasintoxikation zwei spezielle Vergiftungen besprochen. Dabei werden Gefahren, pathophysiologische Mechanismen und daraus resultierende Therapieoptionen verdeutlicht.

Rauchgasintoxikationen

Die Verwendung verschiedenster Baustoffe und Einrichtungsobjekte aus unterschiedlichen Materialien erzeugt nahezu bei allen Brandeinsätzen Rauchgase unterschiedlichster Qualität und Toxizität. Für den Menschen besonders gefährlich ist die Inhalation von Zyaniden und Kohlenmonoxid.

▶ *Blausäure und Zyanide*
Vorkommen: Blausäure kommt unter atmosphärischen Bedingungen als Gas vor. Sie entsteht häufig bei Wohnungs- und Gebäudebränden, z.B. durch Verbrennen von PVC-Böden. Sie findet auch Anwendung in der chemischen Industrie, im Bergbau und in diversen Reinigungsmitteln für Gold und Silber. In der Natur kommt Blausäure in gebundener Form auch in Bittermandeln vor. Oral können CN-Verbindungen, z.B. Kaliumzyanid, über den Magen-Darm-Trakt aufgenommen werden. Ursache ist in erster Linie die Einnahme in suizidaler Absicht. Im industriellen Bereich gelten strikte Sicherheitsmaßnahmen, die Unfallszenarien selten zulassen.

Pathophysiologie: Zyanide wirken als Zellgifte, sie greifen restriktiv in den aeroben Energiestoffwechsel der Zelle ein, bringen ihn zum Erliegen. Die Energiegewinnung des menschlichen Organismus besteht im Wesentlichen aus dem Aufbau von energiereichen Phosphatverbindungen (ATP), hier spielt die Verstoffwechselung von Glukose unter Verwendung von O_2 eine dominierende Rolle.

Kurz gefasst läuft der beschriebene Stoffwechselprozess in drei Schritten ab: aerobe Glykolyse, Zitronensäurezyklus und abschließend die Atmungskette. Hierbei entsteht chemisch nutzbare Energie in Form von Adenosintriphosphat (ATP) sowie H_2O und CO_2 als Stoffwechselendprodukte. Zyanide hemmen das in der Atmungskette sehr wichtige Enzym Cytochromoxidase. Hieraus entsteht ein vollkommen insuffizienter Energiestoffwechsel, der primär die Zellfunktion zum Erliegen bringt und letztlich zum Zelltod führt. Hiervon sind Zellen mit hoher Stoffwechselrate (Muskulatur, Nerven) besonders betroffen. Der physiologisch transportierte Sauerstoff wird nicht verbraucht, ebensowenig entsteht CO_2. Dadurch, dass das Hb weiterhin ausreichend mit Sauerstoff gesättigt ist, fehlt auch eine Zyanose (wichtig zur Beurteilung des Hautkolorit).

> **Intoxikation mit Blausäure:** Der Betroffene zeigt sämtliche Symptome einer schweren globalen Hypoxämie. Die Zuführung hoher (letaler) Dosen führt zu rascher Bewusstlosigkeit, Tachyarrhythmien, zerebral anmutenden Krampfanfällen und schließlich zum Atem- und Kreislaufstillstand.

Erkennen: Neben der üblichen Erkundung des Umfeldes zeigt der Betroffene sämtliche Symptome einer schweren globalen Hypoxämie. Die Zuführung hoher (letaler) Dosen führt zu rascher Bewusstlosigkeit, Tachyarrhythmien, zerebral anmutenden Krampfanfällen und schließlich zum Atem- und Kreislaufstillstand. Bei Kontakt mit geringen Dosen stehen Symptome wie Kopfschmerz, Muskelschmerz, Schwindel und/oder Brennen der Schleimhäute im Vordergrund. Ebenso werden vegetative Symptome wie Erbrechen und Ohrensausen geschildert. Patienten mit Zyanid-Vergiftungen verfügen über ein normales Hautkolorit und sind nicht zyanotisch.

Notfalltherapie: Je nach Lokalisation (Gasaustritt, Brandeinsätze) muss der Eigenschutz (Atemschutz) der Einsatzkräfte absolut gewährleistet sein. Zur Sicherung der Vitalfunktion müssen schnellstmöglich Maßnahmen zur kontrollierten Beatmung und zur Senkung des allgemeinen Sauerstoffverbrauchs ergriffen werden. Zur Antidottherapie stehen zwei Varianten zur Verfügung:

- Gabe von 4-DMAP gefolgt von Natriumthiosulfat
- Gabe von Cyanokit.

▶ 4-DMAP und Natriumthiosulfat

Leichte Intoxikationen werden lediglich mit Natriumthiosulfat therapiert, um die Bildung von Methämoglobin zu vermeiden. Soweit keine Mischintoxikation vorliegt, beispielsweise mit anderen Rauchgasen, kann die Elimination des Giftes in zwei Schritten erfolgen:

1. Schritt: Gabe von 4 D-Dimethylaminophenol (4-DMAP)
2. Schritt: Gabe von Natriumthiosulfat.

4-DMAP bildet aus dem vorhandenen Fe^{++} des Hämoglobin ein dreiwertiges Eisenion. Dreiwertiges Eisen bindet Zyanidverbindungen mit einer höheren Affinität als Cytochromoxidase. Diese wird nunmehr für die Vervollständigung der Zellatmung wieder frei. Im Blut entsteht hieraus allerdings Methämoglobin, das nicht, wie Hämoglobin, in der Lage ist, Sauerstoff zu den Zellen zu transportieren. Durch die nachrangige Gabe von Natriumthiosulfat wird Zyanid als Rhodanidverbindung (Natriumschwefelrhodanat) über die Nieren ausgeschieden. Das entstandene Methämoglobin ist durch 4-DMAP irreversibel. Nur das nicht gewandelte Hämoglobin steht zum Sauerstofftransport wieder zur Verfügung. Die bekannt kurzen Hypoxietoleranzgrenzen stoffwechselreicher Gewebe erfordern ein rasches und gezieltes Handeln. Die frühestmögliche Oxygenierung ergibt Sinn, um durch den Transport von gelöstem Sauerstoff im Plasma auch bei der entstehenden Methämoglobinanämie noch eine Minimalversorgung aufrecht zu erhalten.

▶ Cyanokit

Cyanokit kann alternativ zur vorbeschriebenen Methode verwendet werden. Die Eliminierung erfolgt über die Bindung des Giftes an Vitamin B_{12}. Einsatz findet Cyanokit vor allem bei Rauchgasintoxikationen. Es ist sicher anzuwenden und hat eine große therapeutische Breite. Leider ist es wegen des hohen Preises nicht sehr verbreitet. Ebenso ist es in Deutschland aus arzneimittelrechtlichen Gründen derzeit nicht zugelassen, darf aber verabreicht werden. Es darf allerdings keinesfalls mit Natriumthiosulfat verwendet werden.

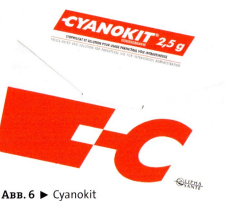

Abb. 6 ▶ Cyanokit

Klinische Therapie: Die weitere klinische Therapie erstreckt sich auf die Verhinderung bzw. Behebung der Hypoxieschäden. Meist ist die Beatmung mit hohen Drücken und hohem FiO_2 erforderlich. Drohende Spätfolgen sind unter anderem: hypoxisches Hirnödem, Rhabdomyolyse (Muskulaturuntergang), Herzrhythmusstörungen und/oder schwere Störungen der Darmfunktion. Ebenso ist eine Schwächung der Immunabwehr mit Auslösen einer schweren Sepsis zu befürchten.

▶ Vergiftungen mit Kohlenmonoxid (CO)

Vorkommen und physikalische Eigenschaften: Neben den schon erwähnten Inhalationen mit Rauchgasen entsteht CO bei der unvollständigen Verbrennung fossiler Brennstoffe unter O_2-Mangel. CO stellt ein großes alltägliches Gefährdungspotenzial dar. Das geruchlose Kohlenmonoxid ist sehr reaktionsfreudig und bei Kontakt mit offenem Feuer oder Funkenflug hoch explosiv. Als Besonderheit ist anzumerken, dass CO durch Wände diffundieren kann.

Pathophysiologie: CO gelangt über die Lungenbläschen per diffusionem ins Blut. Hier bindet es an das vorhandene Hämoglobin und verhindert so den Transport von O_2 zu den Zellen. Die Bindungsaffinität zu Hämoglobin liegt in etwa 300-mal höher als die von Sauerstoff. Somit kommt es zum Erliegen der zellulären O_2-Versorgung. Intrazellulär kommt es zum anaeroben Stoffwechsel mit der Folge einer insuffizienten ATP-Gewinnung und zur Laktatazidose.

Erkennen: Durch den raschen O_2-Mangel kommt es zu typischen Symptomen der Hypoxie wie Schwindel, Kopfschmerzen, Übelkeit, Tachykardie, Krämpfen und raschem Bewusstseinsverlust. Da die Hautfarbe im Wesentlichen durch die Sättigung des Hämoglobins bestimmt wird, weist der Patient keine Zyanose auf. Die Messwerte des Pulsoxymeters sind nur hinsichtlich der Pulsfrequenz verwertbar, da die Bestimmung der Sauerstoffsättigung durch das an das Hämoglobin gebundene Kohlenmonoxid verfälscht wird und somit einen unkorrekten Wert anzeigen kann.

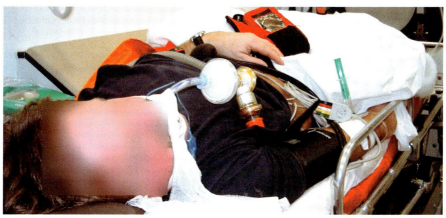

ABB. 7 ▶ Vergiftungen: Notfälle, die auf Seiten des Rettungsdienstes stets besonderer Aufmerksamkeit bedürfen – hier ein Patient nach Benzodiazepin-Intoxikation

Maßnahmen: Bei der Rettung aus dem Gefahrenbereich steht der Eigenschutz an vorderster Stelle. Bei Rauchgasfreisetzung darf die Rettung nur durch die Feuerwehr oder anderes autorisiertes Personal mit schwerem Atemschutz erfolgen. In Wohnungen mit defekten Gasthermen ist eine rasche Frischluftversorgung herzustellen.

Patienten müssen so rasch wie möglich aus der Gefahrenzone gerettet werden. Dringend erforderlich ist eine rasche Versorgung des Patienten mit hochdosiertem Sauerstoff über Maske mit Reservoirsystem (Flow > 10 l/min). Schwere hypoxische Schäden erfordern eine rasche kontrollierte Beatmung mit PEEP und einem FiO_2 von 1,0. Kreislaufstörungen müssen symptomatisch behandelt werden.

Klinisch ist die Einleitung einer hyperbaren (Druckkammer-)Therapie angezeigt, über die Leitstelle ist so früh wie möglich ein entsprechender Platz und der Transport dorthin zu organisieren. Alternativ muss der Patient über mehrere Stunden mit 100% O_2 und einem adäquat hohen PEEP beatmet werden. Korrekturen des Säure-Basen-Haushaltes erfolgen nach klinischer Bestimmung, ebenso die Therapie der hypoxischen Spätfolgen.

> **Intoxikation mit Kohlenmonoxid:** Bei der Rettung aus dem Gefahrenbereich steht der Eigenschutz an erster Stelle. Bei Rauchgasfreisetzung darf die Rettung nur durch die Feuerwehr oder anderes autorisiertes Personal mit schwerem Atemschutz erfolgen.

Zusammenfassung

Intoxikationen sind elementarer Bestandteil des rettungsdienstlichen Einsatzspektrums. Gegenüber anderen Notfallsituationen muss besonders großer Wert auf den Eigenschutz gelegt werden. Die Therapie umfasst, neben der Elementar- und Standardtherapie, insbesondere Maßnahmen der Entgiftung und ggf. Antidottherapie. Die Giftnotrufzentralen stehen rund um die Uhr mit fachlichem Rat zur Verfügung.

FRAGEN

1. Welche Aussage ist richtig?
a. Zyanide führen durch eine Aktivierung des Hauptenzyms der Atmungskette zu einem übermäßigen Zellstoffwechsel und damit zur Azidose.
b. Der Abbau von Glukose mittels aerober Glykolyse und via Zitronensäurezyklus wird direkt durch Zyanide gehemmt.
c. Beim Abbau von Glukose entsteht im Organismus nutzbare Energie in Form von ATP sowie Wasser und Kohlendioxid als Stoffwechselprodukte.
d. Infolge der inneren Erstickung bei der Zyanidvergiftung kommt es zur Ausprägung einer deutlichen Veränderung des Hautkolorits im Sinne einer Zyanose.

2. Welche Aussage zu Zyanidvergiftungen ist richtig?
a. Zyanid wandelt das zentralständige, zweiwertige Eisenatom des Hämoglobins mittels Oxidation in ein einwertiges Eisenatom um.
b. Das bei der Gabe von Natriumthiosulfat in Rhodanid umgewandelte Zyanid kann als wasserlöslicher Komplex über die Nieren ausgeschieden werden.
c. Methämoglobin ist wie Hämoglobin in der Lage, Sauerstoff an sich zu binden und so den Sauerstoff zu den Zellen zu transportieren.
d. Infolge ihrer guten Wasserlöslichkeit können Zyanidionen durch die Gabe von Diuretika schnell ausgeschieden werden.

3. Welche Aussage ist richtig?
a. Unter Antidottherapie versteht man eine direkte Inaktivierung oder Antagonisierung des Giftes.
b. Die Giftentfernung hat immer Vorrang vor der Antidottherapie.
c. Provoziertes Erbrechen stellt die schnellste und sicherste Methode zur Giftelimination dar.
d. Zur Elimination von Aerosolen kann der Einsatz von Aktivkohle zur enteralen Giftbindung (unspezifische Elimination) empfohlen werden.

4. Welche Aussage ist richtig?
a. Vergiftungen stellen nur einen verschwindend geringen Teil am rettungsdienstlichen Aufkommen in Deutschland dar (< 1%).
b. Vergiftungsnotfälle treten am häufigsten im Zusammenhang mit Unfällen in Chemielaboratorien auf.
c. Etwa 10% aller Rettungsdiensteinsätze sind direkt oder indirekt auf toxische Einwirkungen zurückzuführen.
d. Vergiftungen werden nach ihrer Wirkung in verschiedene Grade eingeteilt.

5. Welche Aussage ist richtig?
a. Eine Asservierung ist für eine nähere und exaktere Giftbestimmung nötig.
b. Bei vorgefundenen Behältnissen und Verpackungen kann der Eigenschutz vernachlässigt werden.
c. Die Entnahme von Patientenblut sollte erst nach der Antidotgabe erfolgen.
d. Kohle kann als Antidot generell immer verabreicht werden.

6. Welche Aussage zur Giftnotrufzentrale ist richtig?
a. Die Giftnotrufzentrale ist nur von 8.00 bis 16.00 Uhr zu erreichen.
b. Die meisten Giftnotrufzentralen sind unter der Ortsvorwahl + 19240 erreichbar.
c. Zur Akutabfrage kann auch eine SMS oder E-Mail verschickt werden.
d. Die Giftnotrufzentrale gibt nur Auskunft über chronische Vergiftungserscheinungen.

7. Welche Aussage zum Eigenschutz ist richtig?

a. Der Eigenschutz muss nur auf besondere Anordnung der Feuerwehr eingehalten werden.
b. Schlangenbisse stellen für das RD-Personal keine potenzielle Gefahr dar, da die Schlangen ihr Gift bereits verbraucht haben.
c. Patienten in stark verrauchten Gebäuden dürfen nur durch die Feuerwehr mit Atemschutz gerettet werden.
d. Durch Luftanhalten oder Vorhalten eines feuchten Dreiecktuches kann auch das RD-Personal Personen aus brennenden Gebäuden retten.

8. Welche Aussage zur Giftentfernung ist richtig?

a. Die Magenspülung kann bei Suizidpatienten auch aus psychologischen Gründen erfolgen.
b. Erbrechen kann bei jeder Bewusstseinslage ausgelöst werden.
c. Der Mageninhalt muss nicht asserviert werden, da durch die Spüllösung eine zu starke Verdünnung erfolgt.
d. Bewusstseinsgetrübte Patienten benötigen vor der Magenspülung eine qualifizierte Sicherung der Atemwege.

9. Welche Aussage zur Kohlenmonoxidvergiftung ist richtig?

a. Die Inhalation von CO (Kohlenmonoxid) führt zu einer Verdrängung des Sauerstoffes aus den Mitochondrien.
b. Kohlenmonoxid bindet 10-mal besser an Bicarbonat als Kohlendioxid.
c. Nach CO-Vergiftungen ist die Hyperbare Therapie (Druckkammer) das Mittel der Wahl.
d. Cyanokit kann sowohl bei Zyanid- als auch bei CO-Vergiftungen als Antidot verwendet werden.

10. Welche Aussage ist richtig?

a. Antidote können in ihrer Wirkung mitunter schneller nachlassen als das noch vorhandene Gift.
b. Die Giftentfernung kann nach Antidotgabe vernachlässigt werden.
c. Patienten mit Rauchgasintoxikation benötigen eine dreimalige Dialyse.
d. Die Dialysetherapie wird wegen zu hoher Kosten nicht mehr durchgeführt.

8 »Bretter, die die Welt bedeuten«: Das Spineboard

Frank Flake

Zu den eigentlichen Aufgaben eines Rettungsassistenten gehört neben dem sicherlich wichtigen Ergreifen von invasiven Maßnahmen auch der richtige Umgang mit Material, das zur Rettung von Patienten be- und genutzt wird, also die Handhabung von Rettungsgeräten. Bei der Auswahl solcher Hilfsmittel ist es wichtig, sich neuen, innovativen Trends nicht zu verschließen, aber auch nicht alles Neue ungefragt zu übernehmen, ohne dass es fundierte wissenschaftliche Erkenntnisse zum Nutzen des jeweiligen Gerätes gibt. Ein in Deutschland eher vernachlässigtes Gerät ist das so genannte Spine- oder Longboard, das im angloamerikanischen Sprachraum zur Ausrüstung eines jeden Rettungsmittels gehört. Standardisiert kommt es dort bei fast jedem Patienten zum Einsatz. Obwohl dies sicher nicht immer notwendig oder nutzbringend ist, wird das Spineboard im Gegensatz dazu in Deutschland immer noch recht spärlich eingesetzt, was es sicher nicht verdient hat – handelt es sich doch um ein Rettungsgerät, das – die richtige Anwendung vorausgesetzt – dem Patienten, aber auch dem Rettungsfachpersonal, einige nicht zu vernachlässigende Vorteile gegenüber anderen Hilfsmitteln verspricht.

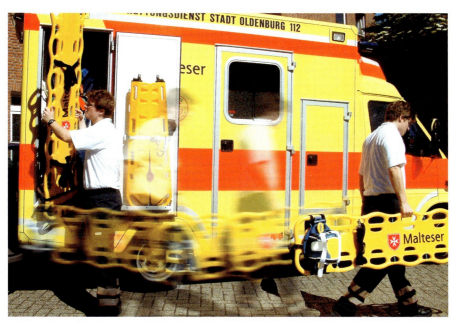

Abb. 1 ▶ In den USA Standard, in Deutschland eher spärlich eingesetzt: das Spineboard

Das so genannte Spineboard (Wirbelsäulenbrett) wird in den USA auch unter dem englischen Begriff Longboard oder Backboard gehandelt. Dies hat seinen Ursprung vor allem in der Tatsache, dass es sich dort als Transport- und Lagerungsbrett in fast allen Lagen bewährt hat. In Deutschland hat sich der Begriff Spineboard durchgesetzt, da dieses Rettungsgerät hierzulande seinen Einsatzschwerpunkt eher im Bereich der Wirbelsäulenverletzten findet. Aus diesem Grund wird in diesem Übersichtsartikel einheitlich der Begriff Spineboard verwendet.

Erhältlich ist das Spineboard sowohl in einer Holz- als auch in einer Kunststoffvariante, wobei die Kunststoffversion einige Vorteile bietet. Zu nennen wären die Gewichtsersparnis sowie die Schwimmfähigkeit. Letztere hat dafür gesorgt, dass sich das Spineboard zumindest in der Wasserrettung bundesweit immer größerer Beliebtheit erfreut. In den USA ist die Holzvariante mittlerweile aus hygienischen Gründen verboten, sodass sich der Markt dort in Richtung der Kunststoffbretter verschiebt.

Neben der Ausführung als Longboard gibt es die Bretter auch in der Version als Shortboard. Sie werden vor allem bei der Rettung aus Fahrzeugen als Stützsystem für die Wirbelsäule eingesetzt. Im Prinzip sind Shortboards die Vorläufer des KED-Systems (Kendrick Extrication Device). Da dieses gegenüber dem Shortboard aber wesentliche Vorteile besitzt, ist auf dessen Einsatz zu verzichten. Entsprechend wird es hierzulande im Rettungsdienst auch nicht eingesetzt.

Entschließt man sich für eine Anschaffung, so sollte beim Kauf auf jeden Fall auch auf gute Befestigungsmöglichkeiten für Gurte etc. geachtet werden. Einige Boards verfügen hierzu über Metallstäbe in den Grifföffnungen, um die mitgelieferten Gurte per Schnellverschluss umgehend und sicher befestigen zu können. Natürlich werden bei guten Systemen die Fixiergurte gleich mitgeliefert, da sie mitunter entscheidend für ein sicheres Handling sein können. Neben der Fixierung des Körpers durch Gurte sollte auch die Möglichkeit gegeben sein, ein Kopffixiersystem zu integrieren. Diesem kommt eine besondere Bedeutung vor allem beim traumatisierten Patienten zu. Auf der glatten Oberfläche des Spineboard liegt der runde Kopf nur auf einer kleinen Fläche auf. Aus diesem Grund rutscht er auch mit angelegtem Immobilisationskragen, aber fehlender Fixierung auf dem Spineboard hin und her, was in jedem Fall vermieden werden muss.

> **Neben der Fixierung des Körpers durch Gurte sollte auch die Möglichkeit gegeben sein, ein Kopffixiersystem zu integrieren. Diesem kommt eine besondere Bedeutung vor allem beim traumatisierten Patienten zu.**

Indikation und Kontraindikation

Wie bereits erwähnt, wird in den USA fast jeder Patient auf dem Spineboard gelagert. Dies hat vor allem juristische Gründe. Um gleich allen Schadensersatzansprüchen eines Patienten aus dem Weg zu gehen, wird hier immer das »volle Programm« gefahren. In Deutschland dagegen gibt es klare Indikationen, bei deren Vorliegen der Einsatz sinnvoll oder auch unumgänglich erscheint. Zu nennen ist hier zunächst vor allem die Rettung und Lagerung von Wirbelsäulenverletzten. Hat man bei der Rettung aus einem Fahrzeug bereits ein KED-System angelegt, so ist das Herausziehen des Patienten nur noch ein Kinderspiel. Zur schonenden Rettung wird der Patient dabei auf das Spineboard gezogen. Dieses Verfahren stellt derzeit das Optimum dar und lässt kaum Alternativen zu.

Ebenfalls in diesen Bereich gehört die Rettung aus z.B. unzugänglichen Gefahrenzonen. Zu denken wäre an das Abseilen von Patienten aus Höhen bei nicht vorhandener Korbtrage. Hier scheint die Anschaffung und Vorhaltung eines Spineboard in jedem Fall auch effektiver und wirtschaftlicher zu sein. Gemeint ist hier allerdings nicht die professionelle Höhenrettung, bei der eine Korbtrage sicher wertvollere und sichere Dienste leistet.

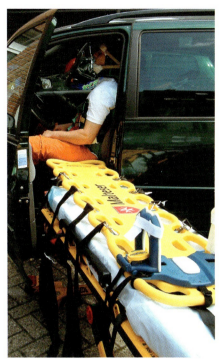

ABB. 2 ▶ Einsatz des Spineboard bei Wirbelsäulenverletzten, hier Rettung aus einem Pkw mit bereits angelegtem KED-System

Bei der Lagerung stellt das Spineboard eine gelungene Alternative oder Ergänzung zur Schaufeltrage dar. Die optimale Lagerungsart für Patienten mit Läsionen im Bereich der Wirbelsäule ist flach und hart. Dies kann nur ein Spineboard oder eine Vakuummatratze leisten. Zur Lagerung auf einer Vakuummatratze wird aber zusätzlich eine Schaufeltrage benötigt, was im Falle der alleinigen Lagerung auf einem Spineboard zwar unter Umständen sinnvoll, aber nicht unbedingt notwendig ist.

Beim Massenanfall von Verletzten sind Spineboards einfache Mittel, um Patienten überall austauschen zu können. Dabei entstehen erst gar keine Probleme mit der Tragenkompatibilität zwischen den verschiedenen Rettungsmitteln.

Ein weiterer Schwerpunkt im Bereich der Einsatzmöglichkeiten eines Spineboard ist der Bereich der Wasserrettung. Aufgrund der Schwimmfähigkeit des Brettes muss es im Wasser praktisch nur noch unter den Patienten »getaucht« werden, um ihn schonend aus dem Wasser zu retten.

Und last but not least findet das Brett überall dort Verwendung, wo Patienten auf eine harte Unterlage gelegt werden müssen, z.B. im Rahmen der Reanimation, wenn alternative Möglichkeiten nicht vorhanden sein sollten.

Nachteile

Wie bei allen Geräten, die im Rahmen der präklinischen Versorgung eingesetzt werden, kommt dem sicheren Umgang und der Übung mit dem Spineboard eine besondere Bedeutung zu. Die Genialität des Gerätes erschließt sich nur dann, wenn man im Handling geschult ist und dieses auch sicher beherrscht.

Besonders wichtig ist die Fixierung des Patienten. Aufgrund der glatten Oberfläche ist ein Patient nur transport- oder lagerungsfähig, wenn er entsprechend sicher fixiert wurde. Dies wird dem Anwender schon bei den ersten Übungen mit einem Spineboard bewusst, da Patienten unfixiert umgehend spüren, dass sie schon bei leichter Neigung des Spineboard zur Seite rutschen und auch der Helfer die Gewichtsverlagerung unmittelbar bemerkt.

Im Gegensatz z.B. zur Schaufeltrage erfordert ein Spineboard oftmals die Anwesenheit von drei Helfern. Obwohl das Handling mit zwei Helfern durchaus möglich ist, empfiehlt sich hier der Einsatz weiteren Personals. Aufgrund der Tatsache, dass heutzutage oft drei Helfer (RettAss/RS/Praktikant) auf dem Rettungswagen ihren Dienst versehen, ist dieser Punkt allerdings eher zu vernachlässigen.

Hat man z.B. einen Patienten mit Verdacht auf Wirbelsäulentrauma erst einmal sicher gelagert und fixiert, so sollte man ihn auch während des Transportes auf dem Spineboard belassen. Bei längeren Transportwegen wird dies durch den Patienten aber als unangenehm empfunden, sodass hier eine Vakuummatratze den besseren Komfort bietet. Eine Liegedauer unter 60 Minuten ist aber auch hier zu vernachlässigen und kann als tolerabel bezeichnet werden.

> Wie bei allen Geräten, die im Rahmen der präklinischen Versorgung eingesetzt werden, kommt dem sicheren Umgang und der Übung mit dem Spineboard eine besondere Bedeutung zu. Die Genialität des Gerätes erschließt sich nur dann, wenn man im Handling geschult ist und das Gerät auch sicher beherrscht.

Lagerungstechniken

Voraussetzung für die Lagerung eines Patienten mit Wirbelsäulentrauma ist ein korrekt angelegter Immobilisationskragen. Die einzige Patientenposition, bei der dies primär häufig nicht möglich ist, ist die Bauchlage. Auch muss darauf geachtet werden, und hier bewährt sich der dritte Helfer, dass bei Drehungen der Kopf immer achsengerecht mitgeführt wird, um weitere Schädigungen in diesem Bereich zu vermeiden.

Bei der Durchführung sämtlicher Techniken hat es sich bewährt, den Teamleiter, falls vorhanden und benötigt, am Kopfende zu positionieren. Hier ist der beste Überblick über die Gesamtsituation garantiert. Ebenfalls ist er zuständig für die Erteilung von Kommandos. Natürlich können diese Lagerungstechniken auch mittels einer

Schaufeltrage durchgeführt werden. Das bedeutet: Die Patienten können mit der Schaufeltrage auf dem Spineboard gelagert werden. Das Spineboard ist in diesem Fall häufig nur die Alternative zur Vakuummatratze. Ebenfalls spart man sich die ggf. notwendige Anzahl an Helfern.

▶ **Lagerung aus Rückenlage**
- Das Spineboard wird neben dem Patienten positioniert.
- Der Teamleiter fixiert mit beiden Händen den Kopf samt Immobilisationskragen.
- Helfer 1 kniet in Brusthöhe neben dem Patienten und umfasst die gegenüberliegende Schulter und das Becken. Ggf. kann ein vorhandener Gürtel als Griffmöglichkeit genutzt werden.
- Helfer 2 kniet in Kniehöhe neben dem Patienten und umfasst den gegenüberliegenden unteren Gesäßbereich und die Wade.
- Der Patient wird nach Kommando des Teamleiters achsengerecht in Richtung der Helfer auf die Seite gedreht und an den Oberschenkeln der Helfer gegen Umkippen gesichert.
- Das Spineboard wird nun mit je einer Hand von Helfer 1 und 2 direkt an den Patienten gezogen.
- Der Patient wird, wieder in Rückenlage, direkt auf das Spineboard gerollt. Etwaige Randlagen können nun durch sanften Zug oder Druck am Körper des Patienten korrigiert werden.
- Anschließend erfolgt die sichere Fixierung des Patienten.

Alternative 1
- Das Spineboard wird mit dem Fußende in Längsrichtung am Patientenkopf positioniert.

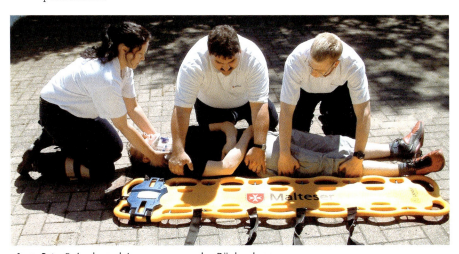

ABB. 3 ▶ Spineboard: Lagerung aus der Rückenlage

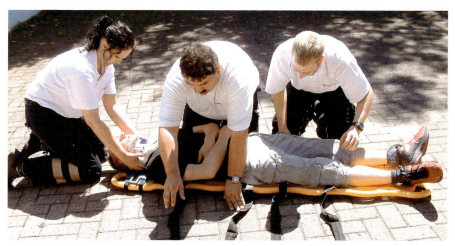

ABB. 4 ▶ Vorbereitung zur sicheren Fixierung des Patienten

- Der Teamleiter fixiert mit beiden Händen den Kopf samt Immobilisationskragen. Seine Position ist dabei direkt auf dem Spineboard.
- Helfer 1 und 2 knien jew. in Brusthöhe neben dem Patienten und umfassen ihn mit einer Hand unter der Achsel und mit der anderen in Höhe des seitlichen Beckenbeginns. Dabei darf nicht zu tief in den Rücken hineingegriffen werden, um keine weiteren Schäden durch Bewegung hervorzurufen.
- Der Patient wird mit einer möglichst fließenden Bewegung in Etappen langsam auf das Brett gezogen.
- Anschließend erfolgt die sichere Fixierung des Patienten.

Alternative 2
- Das Spineboard wird mit dem Fußende in Längsrichtung am Patientenkopf positioniert.
- Der Teamleiter fixiert mit beiden Händen den Kopf samt Immobilisationskragen. Seine Position ist dabei direkt auf dem Spineboard.
- Helfer 1 und 2 stehen hintereinander mit gespreizten Beinen über dem Patienten und heben ihn in Höhe der Brust und des Beckens leicht an.
- Der Patient wird mit einer möglichst fließenden Bewegung langsam auf das Brett gezogen.
- Anschließend erfolgt die sichere Fixierung des Patienten.

Alternative 3
Folgende Alternative kann nur mit mindestens fünf Helfern durchgeführt werden:

- Das Spineboard wird mit dem Kopfende in Längsrichtung am Fußende des Patienten positioniert.

- Der Teamleiter fixiert mit beiden Händen den Kopf samt Immobilisationskragen.
- Jeweils zwei Helfer positionieren sich auf den Knien an jeder Seite des Patienten und greifen abwechselnd mit den Händen unter den Patienten.
- Nach leichtem Anheben rutschen sie zum Spineboard und lagern den Patienten.
- Anschließend erfolgt die sichere Fixierung des Patienten.

Noch besser gelingt diese Lagerungsart mit einem sechsten Helfer, der das Spineboard nach Anheben des Patienten unter diesen schiebt.

▶ *Lagerung aus Bauchlage*
- Das Spineboard wird neben dem Patienten an der Seite positioniert, an der auch die Helfer sitzen.
- Der Teamleiter fixiert mit beiden Händen den Kopf.
- Die Arme werden eng in Längsrichtung an den Körper des Patienten angelegt.
- Helfer 1 kniet auf dem Spineboard und umfasst mit einer Hand die gegenüberliegende Schulter und mit der anderen den Unterarm des Patienten.
- Helfer 2 kniet auf dem Spineboard und umfasst das Becken und die Fußknöchel des Patienten. Ggf. kann ein vorhandener Gürtel als Griffmöglichkeit genutzt werden.
- Der Patient wird nach Kommando des Teamleiters achsengerecht in Richtung der Helfer auf die Seite gedreht.
- Der Patient wird mit jeweils einer Hand eines Helfers fixiert und mit der anderen Hand wird das Spineboard direkt an den Patienten geschoben (evtl. kann ein vierter Helfer das Verschieben des Spineboard übernehmen).
- Der Patient wird nun in Rückenlage direkt auf das Spineboard gerollt. Etwaige Randlagen können durch sanften Zug oder Druck am Körper des Patienten korrigiert werden.
- Anschließend erfolgt die sichere Fixierung des Patienten.

▶ *Lagerung beim stehenden Patienten*
- Helfer 1 steht hinter dem Patienten und fixiert dessen Kopf in Neutralposition.
- Der Teamleiter steht vor dem Patienten und legt einen Immobilisationskragen an.
- Helfer 2 schiebt zwischen den Armen von Helfer 1 das Spineboard hindurch und bringt es hinter dem Patienten in Position.
- Teamleiter und Helfer 2 greifen unter den Achseln des Patienten in eine der Halteöffnungen des Spineboard, damit der Patient nicht nach unten rutschen kann.

- Der Patient wird nach dem Kommando des Teamleiters langsam mit dem Spineboard auf den Boden gelegt.
- Sofern es notwendig ist, kann nun die Lage nochmals korrigiert werden.
- Anschließend erfolgt die sichere Fixierung des Patienten.

Alternativ kann der Patient während der Standphase auf dem Spineboard fixiert werden.

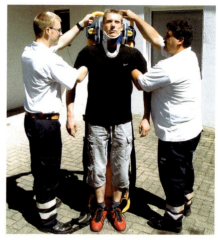

ABB. 5 ▶ Lagerung beim stehenden Patienten

Rettungstechniken

Neben der hier beschriebenen Rettung und anschließenden Lagerung aus einem Fahrzeug gibt es, wie oben bereits erwähnt, auch die Möglichkeit, einen Patienten unter Zuhilfenahme eines Spineboard aus schwierigen, kaum zugänglichen Lagen zu retten. Beispielhaft sei die Rettung aus einem nicht fertiggestellten Gebäude zu nennen, in dem z.B. noch keine Treppe vorhanden ist. Die sichere Fixierung und Rettung sollte in diesem Fall jedoch Fachleuten der Feuerwehr etc. vorbehalten sein und wird daher hier nicht weiter beschrieben.

Die Voraussetzung für die Rettung eines Patienten mit Wirbelsäulentrauma aus einem Fahrzeug ist ein korrekt angelegter Immobilisationskragen und ein KED-System. Nur in wenigen Fällen, z.B. kreislaufinstabiler Patient, kann auf die Anlage solcher Hilfsmittel zugunsten einer schnellen Rettung verzichtet werden.

▶ *Rettung aus dem Fahrzeug bei angelegtem KED-System*
- Helfer 1 sitzt in dem Fahrzeug neben dem Patienten und stabilisiert diesen.
- Teamleiter und Helfer 2 stehen neben der Fahrertür und positionieren das Spineboard in Längsrichtung unter dem Gesäß des Patienten.
- Helfer 2 steht am Ende des Spineboard und hält dieses in einer waagerechten Position.
- Der Teamleiter dreht den Patienten unter Beibehaltung der achsengerechten Fixierung auf das Spineboard und zieht ihn an den Haltegriffen des KED-Systems komplett auf das Brett.
- Helfer 1 achtet in dieser Phase darauf, dass der Patient nirgendwo hängen bleibt.
- Der Patient wird nun mit allen Helfern samt dem Spineboard auf den Boden gelegt und für den weiteren Transport fixiert.

Alternativ kann das Spineboard auch direkt auf der abgelassenen Fahrtrage in Längsrichtung neben der Fahrertür positioniert werden. Somit entfallen das Halten des Brettes mit dem Patienten und mögliche Umlagerungen. Aus Sicherheitsgründen ist dies die vorzuziehende Alternative.

▶ **Rettung aus dem Wasser**
Die Rettung aus dem Wasser bleibt Spezialisten wie der Wasserrettung der DLRG vorbehalten und soll deshalb hier nicht weiter vertieft werden. Erwähnt werden muss aber, dass für die sichere Rettung aus dem Wasser neben dem Halten des Patienten in achsengerechter Rückenlage auch hier die korrekte Anlage eines Immobilisationskragens entscheidend ist. Dies kann auch nach Lagerung auf dem Spineboard geschehen, sofern der Kopf während der gesamten Rettung sicher fixiert ist. Wird der Patient aus einem offenen Gewässer mit einem Boot gerettet, sollte die erste Versorgung bereits im Boot geschehen, um das therapiefreie Intervall so kurz wie möglich zu halten.

Fixierungstechniken

Wichtig für einen sicheren Patiententransport ist die richtige Fixierungstechnik auf dem Board. Nicht ohne Grund werden für die verschiedenen Spineboards spezielle Fixierungssysteme angeboten. Und nichts wäre fataler, als eine gute Primärversorgung und Lagerung mit einer schlechten, womöglich schnell durchgeführten Sicherung wieder zunichte zu machen. Wichtig ist auch hier, dass sich jeder im Team gleichermaßen mit der benutzten Technik vertraut macht und diese ständig übt – umso mehr, wenn das Spineboard eher selten genutzt wird.

Grundsätzlich gilt, die vom Hersteller des Brettes bevorzugte Technik zu nutzen. Gute Ergebnisse werden dabei entweder mit der Technik erreicht, bei der die Gurte über dem Thorax kreuzweise verlaufen, oder mit den Ganzkörperfixierungen, die als durchgängiges System auch oft von Fremdherstellern angeboten werden. Vor allem schnell anzulegen sind Systeme, die mittels eines Karabinerhakens in die vorhandenen Sicherungsstangen in den Grifföffnungen der Bretter eingeklinkt werden.

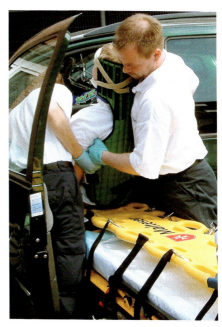

Abb. 6 ▶ Rettung aus dem Fahrzeug bei angelegtem KED-System

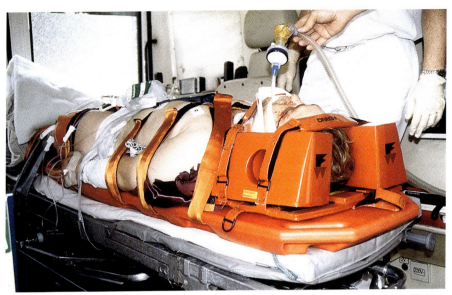

Abb. 7 ▶ Im Realeinsatz: Spineboard in Kombination mit HWS-Schiene und Kopffixierungsset

Um die Beine zusätzlich zu sichern und gegen das Hin- und Herschlagen zu schützen, sollte man eine zusammengerollte Decke zwischen sie legen. Auch beim pädiatrischen Patienten bietet sich dies an, wobei hier bei Benutzung von großen Brettern auch die Seiten zusätzlich mit Decken etc. gepolstert werden können.

> **Wichtig für einen sicheren Patiententransport ist die richtige Fixierungstechnik auf dem Board. Nichts wäre fataler, als eine gute Primärversorgung und Lagerung mit einer schlechten, womöglich schnell durchgeführten Sicherung wieder zunichte zu machen.**

Fazit

Obwohl in Deutschland eher selten genutzt, stellt das Spineboard eine sinnvolle Ergänzung des vorhandenen Rettungs- und Lagerungsgerätes dar. Dabei komplettiert es vor allem die Hilfsmittel zur Versorgung Wirbelsäulenverletzter, bietet aber zusätzlich auch in vielen anderen Einsatzbereichen wertvolle Hilfe. Die seltene Nutzung des Spineboard liegt hier an der historisch bedingten Fokussierung auf Vakuummatratze und Schaufeltrage, die natürlich auch ihre Vorteile haben. Ist jedoch das Brett erst einmal Bestandteil der mitgeführten Ausrüstung und kennt jeder Mitarbeiter die vielfältigen Einsatzmöglichkeiten, so möchte keiner das Spineboard mehr missen.

Fragen

1. In den USA wird zur Rettung Wirbelsäulenverletzter standardisiert eingesetzt:
a. der Stretcher.
b. die Vakuummatratze.
c. das Spineboard.
d. die Schaufeltrage.

2. Ein Spineboard aus Kunststoff bietet gegenüber einem aus Holz gefertigten folgenden Vorteil:
a. Kostenersparnis.
b. bessere Handhabung.
c. geringerer Platzbedarf.
d. Schwimmfähigkeit.

3. Nachteil des Spineboard ist:
a. die harte Lagerung des Wirbelsäulenverletzten.
b. der hohe Trainingsaufwand des Personals.
c. die fehlende Fixiermöglichkeit für einen Patienten.
d. die Verwendungsmöglichkeit eines Kopffixiersystems.

4. Während des Transportes kann der Patient auf dem Spineboard liegen gelassen werden. Tolerabel sind Zeiten:
a. bis zu 60 Minuten.
b. bis zu 30 Minuten.
c. bis zu 45 Minuten.
d. bis zu 90 Minuten.

5. Bei der »Lagerung aus Bauchlage« auf dem Spineboard ...
a. sollte sich der Patient, wenn möglich, selbst auf das Spineboard rollen.
b. wird das Spineboard mit dem Kopfende in Längsrichtung am Fußende des Patienten positioniert.
c. fixiert der Teamleiter mit beiden Händen den Kopf.
d. benötigt man mindestens fünf Helfer.

6. Bei der »Lagerung des stehenden Patienten« ...
a. kann der Patient alternativ auch während der Standphase fixiert werden.
b. sind keine Kommandos notwendig, da diese Lagerung besonders einfach und jedem klar ist.
c. ist kein Immobilisationskragen erforderlich.
d. ist der Patient erst auf den Boden zu legen, damit eine sachgerechte Lagerung erfolgen kann.

7. Bei der Rettung eines Wirbelsäulenverletzten aus dem Fahrzeug ...
a. ist auf die Anlage eines KED-Systems zu verzichten.
b. ist eine schnelle Rettung einer Stabilisierung immer vorzuziehen.
c. ist die Fixierung des Patienten durch Fachleute, z.B. von der Feuerwehr, vorzunehmen.
d. sollte neben einem Immobilisationskragen auch ein KED-System angelegt werden.

8. Die schnelle Rettung eines Wirbelsäulenverletzten ohne Verwendung von Hilfsmitteln wie dem Spineboard, dem KED-System o.Ä. darf nur durchgeführt werden beim ...
a. Patienten mit zusätzlichem Verdacht auf Beckenfraktur.
b. Patienten mit zusätzlichem Verdacht auf Trümmerfraktur des rechten Unterschenkels.
c. kreislaufinstabilen Patienten.
d. Patienten mit Epistaxis.

9. Die Fixierung des Patienten auf dem Spineboard ...
a. ist auch für den Kopf immer sicherzustellen.
b. ist in der Regel zu vernachlässigen, da die Patienten umgehend in den RTW gebracht werden müssen.
c. ist nur sinnvoll bei Verdacht auf Wirbelsäulenfraktur.
d. ist immer mit Decken zusätzlich zu unterstützen.

10. Das Spineboard ...
a. ist nur sinnvoll einzusetzen bei Patienten mit Wirbelsäulentrauma.
b. stellt eine sinnvolle Ergänzung des vorhandenen Materials dar.
c. wird nur in den USA vertrieben und ist deshalb in Deutschland nur schwer zu bekommen.
d. führt zur Überladung der Rettungsmittel und kann deshalb nicht mehr angeschafft werden.

9 Pathophysiologie, Symptome und Primärversorgung des Schocks

Hans Richter
Carsten Waskow
Stefan Poloczek

Wir unterscheiden gemäß der Definition fünf Schockarten (Tab. 1). Dieser Fortbildungsartikel widmet sich dabei insbesondere den drei erstgenannten Schockformen. Der kardiogene Schock stellt eine Sonderform dar, die bereits beim akuten Koronarsyndrom Erwähnung fand, der septische Schock ist in der präklinischen Notfallmedizin entsprechend den Kriterien des hypovolämischen Schocks zu therapieren. Entsprechend der Definition darf der so genannte »hypoglykämische Schock« nicht zu den Schockarten gerechnet werden. Definition:

Schockarten	Tab. 1
• hypovolämischer Schock	
• anaphylaktischer Schock	
• neurogener oder spinaler Schock	
• septisch-toxischer Schock	
• kardiogener Schock	

> Der Schock ist ein Zustand unzureichender Durchblutung vitaler Organe mit konsekutivem Missverhältnis von Sauerstoffangebot und Sauerstoffverbrauch infolge intravasalen Volumenmangels und kritischer kardialer Vorlast. Es handelt sich dabei um eine potenziell lebensbedrohliche Kreislauferkrankung.

Der hypovolämische Schock (Volumenmangelschock)

Unter dem Oberbegriff des hypovolämischen Schocks verbergen sich vier Untergruppen. Diesen können gemäß der Einteilung sowohl internistische als auch traumatische Ursachen zugrunde liegen (Tab. 2). Dieser Tatsache entsprechend ist der hypovolämische Schock meist durch unspezifische Allgemeinsymptome gekennzeichnet, die immer im Zusammenhang mit der Anamnese und Klinik des Patienten betrachtet und interpretiert werden müssen. Folgende Symptome kommen regelmäßig vor:

▶ Unruhe, Angst sowie ggf. Bewusstseinsstörungen aufgrund der zerebralen Minderversorgung mit Sauerstoff,
▶ Zunahme der Atemfrequenz (Tachypnoe/Hyperventilation) infolge von Sauerstoffmangel und metabolischer Azidose,
▶ Hautblässe und Kaltschweißigkeit durch sympathoadrenerge Aktivierung und Vasokonstriktion,

Spezielle Formen des hypovolämischen Schocks und Ursachen	Tab. 2
hämorrhagischer Schock	akute Blutung ohne wesentliche Gewebsschädigung (z.B. isolierte Stichverletzung, Ulcus-Blutung, Aortenaneurysma, EUG, Tumorblutung usw.)
hypovolämischer Schock	Abnahme des zirkulierenden Plasmavolumens ohne akute Blutung (Hyperthermie, Durchfälle, Diabetes mellitus, Aszites, Pankreatitis usw.)
traumatisch-hämorrhagischer Schock	akute Blutung mit ausgedehntem Gewebeschaden und Mediatorfreisetzung (z.B. Polytrauma)
traumatisch-hypovolämischer Schock	ausgedehnte Gewebeschädigung, Mediatorfreisetzung sowie Abnahme des zirkulierenden Plasmavolumens ohne akute Blutung (z.B. Verbrennungen)

- Tachykardie und Blutdruckabfall durch Volumenmangel und konsekutiver sympathoadrenerger Aktivierung,
- Einstellung der Diurese bei Minderperfusion der Nieren,
- trockene Schleimhäute, eingefallene Bulbi, verminderter Hautturgor mit stehenden Hautfalten (häufig bei alten oder pflegebedürftigen Patienten mit Exsikkose zu beobachten),
- Temperaturerhöhung und Fieber (thyreotoxische Krise, infektiöses Geschehen).

▶ Pathophysiologie des Volumenmangelschocks

Durch die akute oder chronische Abnahme des zirkulierenden Volumens fällt zunächst der arteriellen Blutdruck ab, was eine neuroendokrine Stressantwort des Organismus mit sympathoadrenerger Aktivierung induziert: vermehrte Freisetzung der Katecholamine Noradrenalin und Adrenalin sowie Aufhebung der parasympathischen Dämpfung als Gegenspieler des Sympathikus. Diese Aktivierung wird durch Schmerzen und Stress noch getriggert oder verstärkt. Wegen der unterschiedlichen Verteilung von α- und β-Rezeptoren in den Zielorganen, kommt es am Herzen zu einer positiv inotropen und chronotropen Wirkung (Anstieg von Herzkraft und Herzfrequenz) und an den Widerstandgefäßen zu einer Perfusionsumverteilung zugunsten der überlebens-

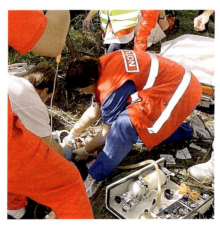

ABB. 1 ▶ Behandlung eines traumatisierten Patienten nach Stabilisierung der Vitalfunktionen

wichtigen Organe Herz und Gehirn. In den Nieren, der Haut sowie Muskulatur und im gastroenteralen System dagegen wird nur noch ein Minimalkreislauf aufrechterhalten (Zentralisation). In Reaktion auf den Volumenmangel schüttet der Körper vermehrt Stresshormone wie ACTH, Glukagon, Kortisol, Vasopressin und Angiotensin II aus. Diese induzieren eine Rückresorption von Natrium und Wasser und stellen den dringend benötigten Energielieferanten Glukose für Herz und Gehirn zur Verfügung. Daneben verstärken sie die sympathikoadrenerge Reaktion. Durch die Umverteilung der Perfusion zugunsten von Herz und Gehirn wird zunächst das Überleben gesichert. Durch das Versagen dieser Kompensationsmechanismen wird die Mikrozirkulation gestört und führt zu Hypoxie, Azidose und zur Aktivierung des Gerinnungs-, Fibrinolyse-, Komplement- sowie Kallikrein-Kinin-Systems mit Freisetzung zahlreicher Mediatoren. Diese vermitteln besonders eine Schwellung der Endothelzellen der Gefäße und verstärken die intravasale Gerinnungsaktivität.

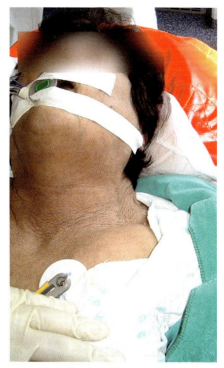

Abb. 2 ▶ Obere Einflussstauung bei einer Patientin mit kardiogenem Schock

Über die Freisetzung von vasoaktiven Substanzen und toxischen Sauerstoffmetaboliten kommt es zusätzlich zu einer Interaktion der Leukozyten mit den Endothelzellen. Dies behindert den venösen Rückstrom und begünstigt ein interstitielles Ödem. Dadurch kommt es neben der primären Ursache des Volumenmangelschocks zu einem deutlichen Volumenverlust in den intrazellulären und interstitiellen Raum. Diese Mikrozirkulationsstörungen, insbesondere die sich ständig erhöhende Sauerstoffschuld des Gewebes, gelten als wesentlicher Motor für die Entstehung eines Multiorganversagens oder ARDS.

> *Cave:* Normotensive Blutdruckwerte dürfen bei Patienten mit höhergradigen Verbrennungen nicht zur Fehleinschätzung eines stabilen Kreislaufs führen.

▶ *Pathophysiologie der Verbrennung*
Eine Sonderform stellt die Pathophysiologie des Verbrennungs-/Verbrühungstraumas dar. Dabei stehen eine lokale und systemische Dysregulation der Hämodynamik, eine

gestörte Temperaturregulation und der Verlust der Hautbarriere im Zentrum des Geschehens. Durch thermische Beeinträchtigung der Kapillarmembranen gehen Plasmaeiweiße und -flüssigkeit verloren. Außerdem bildet sich ein Zellödem aus. Vasokonstriktion und Zunahme des hydrostatischen Drucks verstärken den Plasmaverlust. Zusätzlich greift o.g. Pathomechanismus durch Freisetzung von Mediatorsubstanzen und Abnahme des kolloidosmotischen Drucks, der auch in nicht durch thermischen Einfluss geschädigten Bereichen zum Ödem führt. Durch Katecholaminfreisetzung können evtl. normotensive Blutdruckwerte gemessen werden. Dies darf jedoch nicht zur Fehleinschätzung einer Kreislaufstabilität verleiten.

▶ Diagnostik des Volumenmangelschocks

Im Mittelpunkt der Diagnostik des Volumenmangelschocks stehen Anamnese und präklinische Untersuchung. Letztere erfolgt nach den allgemeingültigen Regeln: Beurteilung des Allgemeinzustandes, orientierende neurologische Untersuchung, ausführlicher Bodycheck sowie Auskultation und Perkussion (Tab. 3). Gerade die Untersuchung ist von herausragender Bedeutung, da eine nicht unerhebliche Anzahl von Patienten auf den ersten Blick nicht vital bedroht erscheint.

Der Unfallmechanismus gibt – insbesondere bei schnellem Eintreffen erster Rettungskräfte – einen wesentlichen Hinweis auf das Verletzungsmuster und ein ggf. drohendes Schockgeschehen. Eine Unterschätzung des Patientenzustandes kommt im Rettungsdienst nicht selten vor, insbesondere bei jungen Patienten, die über genügend physiologische Kompensationsmechanismen verfügen. Die Autoren erinnern sich an mehrere sehr schwer traumatisierte Patienten, die lediglich mit einem RTW in die Klinik transportiert wurden. Der Transport erfolgte in den meisten Fällen unter Verkennung der Vitalgefährdung des Patienten.

Zur klinischen Diagnose des hypovolämischen Schocks können präklinisch nur wenige apparative Parameter herangezogen werden. Dabei handelt es sich um die allgemeine Diagnostik unter Berücksichtigung des Pulses und des Blutdrucks (Tab. 4). Tachykardie und Hypotonie müssen beurteilt werden. Trotz Normofrequenz kann ein Volumenmangel vorliegen, eine Hypotonie ist präklinisch als spätes und gravierendes Schockzeichen zu werten. Blutdruckwerte < 90 mmHg in Kombina-

Klinische Untersuchung des Notfallpatienten	Tab. 3
Beurteilung des Allgemeinzustandes	ABC-Maßnahmen
orientierte neurologische Untersuchung	GCS, Pupillenbefund, seitengetrennte motorische Reaktion
Bodycheck	Inspektion von Kopf bis Fuß, Palpation von Thorax, Abdomen und Becken, Prüfung der Wirbelsäule
Auskultation und Perkussion	seitenvergleichende Auskultation und Perkussion von Thorax und Lunge

tion mit einer Tachykardie und eine entsprechende Anamnese sind als Zeichen eines schweren Schocks zu deuten. Allgemeingültige Grenzwerte für einen hypovolämischen Schock können nicht gegeben werden, da diese durch Lebensalter, Begleiterkrankungen und Medikamenteneinnahme (beispielsweise β-Blocker) erheblich beeinflusst werden.

Apparative Diagnostik	Tab. 4
• Puls fühlen	
• Blutdruckmessung (manuell, maschinell)	
• kontinuierliches EKG-Monitoring	
• Pulsoxymetrie	
• Kapnometrie nach Intubation	

Die Hypovolämie ist eine charakteristische Ursache für eine pulslose Aktivität! Daher reicht die alleinige Messung der Herzfrequenz mittels Pulsoxymeter oder EKG-Monitoring nicht aus. Bei nicht tastbarem Puls und in Abwesenheit von Lebenszeichen trotz EKG-Aktivität muss mit der kardiopulmonalen Reanimation begonnen werden.

Cave: **Die Hypovolämie führt nicht selten zu einer pulslosen elektrischen Aktivität!**

▶ *Therapie des Volumenmangelschocks*

Die Schocktherapie erfolgt nach dem gängigen Prinzip der Stabilisierung der Vitalparameter Atmung, Bewusstsein und Kreislauf (Tab. 5). Ziel der initalen Kreislauftherapie ist der Ausgleich des Volumenmangels durch Infusionslösungen unter Inkaufnahme einer Verdünnung der festen Blutbestandteile. Dazu stehen in der präklinischen Notfallmedizin kristalloide und kolloidale Lösungen zur Verfügung. Zuvor muss jedoch mindestens eine großlumige Venenverweilkanüle (14-16 G) angelegt werden. Ein zweiter Zugang ist aus Sicherheitsgründen dringend zu empfehlen, sollte aber nicht zu einer Zeitverzögerung des Transportes führen.

Beim hämorrhagischen Schock unterscheiden wir prinzipiell den Schock, der durch eine komprimierbare Verletzung hervorgerufen wird (z.B. große Weichteildefekte, isolierte Gefäßverletzung), und den Schock, der durch eine nicht-komprimierbare Blutungsquelle (zum Beispiel Ruptur innerer Organe oder Aortenaneurysma) verursacht wird. Bei Erstgenanntem wird vor der Volumentherapie eine adäquate Gewebstamponade oder Blutstillung durchgeführt, an die sich eine operative Versorgung anschließen muss. Beim hämorrhagischen Schock, der durch nicht-komprimierbare Verletzungen verursacht ist, scheint die so genannte permissive Hypotension ein gerechtfertigtes Vorgehen darzustellen. Dabei handelt es sich um eine restriktive Volumentherapie, durch die eine mögliche Verstärkung der Blutung durch volumenbedingte Verdünnungseffekte der festen Blutbestandteile vermieden werden soll. Dabei werden Blutdruckwerte von 70-90 mmHg systolisch als ausreichend angesehen. Dies gilt bis zu einem gewissen Grade auch für den traumatisch-hämorrhagischen Schock.

Maßnahmen des Rettungsassistenten beim Schock Tab. 5
• Sicherung der Vitalfunktionen
• Freimachen und Freihalten der Atemwege
• Lagerung in Schocklage (Trendelenburg-Lagerung), *cave:* kardioger Schock, ggf. in Kombination mit stabiler Seitenlage
• Blutstillung wenn möglich
• Wärmeerhaltung
• hochdosierte Sauerstoffgabe
• Anlage von ein bis zwei großlumigen venösen Zugängen
• Infusion von Vollelektrolytlösungen (möglichst warm)
• Monitoring mit Pulsoxymetrie und EKG
• ständige Puls- und Blutdrucküberwachung
• Notarzt alarmieren

Eine Ausnahme von diesem Vorgehen stellt das schwere Schädel-Hirn-Trauma dar, das bei ungefähr 50% aller Patienten mit Polytrauma und traumatisch-hämorrhagischem Schock vorkommt. Sollte diese Kombination vorliegen, ist der mittlere arterielle Blutdruck idealerweise auf ca. 70-90 mmHg anzuheben, um eine ausreichende zerebrale Perfusion zu ermöglichen. Dies ist insofern notwendig, als dass das schwere SHT die Prognose des Patienten häufig erschwert. Weiterhin ist auf eine ausreichende Oxygenierung und Ventilation zu achten. Die Patienten müssen intubiert und mit einer FiO_2 von 1,0 unter Kapnometriekontrolle normoventiliert werden, um die sekundäre Hirnschädigung möglichst gering zu halten, der PEEP sollte 5 cm H_2O nicht überschreiten. Sollte der Blutdruck durch alleinigen Volumenersatz nicht anzuheben sein, kann beim hämorrhagischen Schock die unterstützende Katecholamingabe (Noradrenalin, kein Adrenalin) indiziert sein. Der Blutdruckanstieg unter dieser Therapie darf aber nicht zur Vernachlässigung des Volumenersatzes führen.

> **Cave:** Beim schweren SHT in Kombination mit einem hämorrhagischen Schock muss der arterielle Mitteldruck mindestens 70-90 mmHg betragen, dies entspricht in etwa einem arteriellen Systemdruck von 120-130 mmHg.

Die differenzierte Therapie des traumatisch-hämorrhagischen Schocks darf einen wesentlichen Aspekt nicht außer Acht lassen: Bei den meisten Verletzungen ist eine adäquate Blutstillung nur durch eine zügig und kompetent durchgeführte operative Versorgung möglich. So steigt beispielsweise bei einer Abdominalverletzung bei Verzögerung des Transportes die Letalität alle 3 Minuten um 1%. Der Logistik der Klinikauswahl und des Transportes kommt aus diesem Grund eine herausragende Bedeutung zu. Die Anlage eines venösen Zugangs und die Infusionstherapie dürfen den Transport nicht verzögern, gegebenfalls sind weitere und nicht zwingend notwendige Venenzugänge während des Transportes anzulegen. Als Transportziel kommen, besonders unter den Rahmenbedingungen des zukünftigen Krankenhauswesens, ausschließlich Kliniken der Schwerpunkt- und Maximalversorgung in Betracht, da aufgrund der personellen und logistischen Ausstattung nur in diesen Kliniken eine adäquate Patientenversorgung gewährleistet werden kann. Dies gilt insbesondere bei zunächst negativem Befund einer präklinisch durchgeführten Abdomensonographie, da diese keine sichere Beurteilung der Verletzungsschwere ermöglicht. Wiegen Sie sich nicht in falscher Sicherheit!

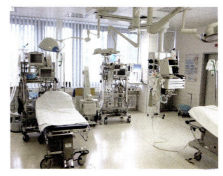

Abb. 3 ▶ Schockraum der Maximalversorgung

Beim hypovolämischen Schock (wie in Tab. 2 definiert) handelt es sich meist um Volumendefizite, die über einen längeren Zeitraum eingetreten sind (z.B. Exsikkose) und teilweise mit schweren Elektrolytstörungen einhergehen. Dabei kommt es zu einer Abnahme des zirkulierenden Plasmavolumens, das mit einer deutlichen Abnahme des interstitiellen Volumens einhergeht. Ziel der Volumentherapie ist also der Ausgleich des interstitiellen Volumens. Daher erfolgt die Volumensubstitution in diesem Fall mittels kristalloider Lösungen. Da es sich bei den Patienten häufig um alte Menschen mit eingeschränkter kardialer Reserve handelt, muss die Volumenapplikation sehr vorsichtig erfolgen.

Eine Sonderform des Volumenmangelschocks stellt der traumatisch-hypovolämische Schock bei der Verbrennung dar (Tab. 2). Dieser ist durch ausgedehnte Gewebeschädigung mit der Freisetzung von kreislaufwirksamen, körpereigenen Mediatoren gekennzeichnet. Die häufigste Formel zur Abschätzung des Volumenbedarfs bei Verbrennungen ist die so genannte Parklandformel nach Baxter (Volumenbedarf/24 h = 4 ml × kg KG × % verbrannter Körperoberfläche). Dabei soll die Hälfe des berechneten Volumens in den ersten acht Stunden nach Trauma verabreicht werden.

Therapieoptionen bei unterschiedlichen Schockarten	Tab. 6
hämorrhagischer Schock	Therapie mit kolloiden, kristalloiden und hyperosmolar-hyperonkotischen Lösungen; supportive Katecholamingabe initial zur Überbrückung möglich
hypovolämischer Schock	vornehmlich kristalloide Lösungen; supportive Katecholamingabe ggf. notwendig
traumatisch-hämorrhagischer Schock	Therapie mit kolloiden, kristalloiden und hyperosmolar-hyperonkotischen Lösungen; supportive Katecholamingabe initial zur Überbrückung möglich
traumatisch-hypovolämischer Schock	Therapie mit Kristalloiden, beim Polytrauma auch Kolloide; keine Katecholamine

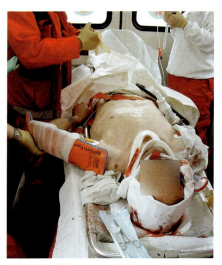

Abb. 4 ▶ Versorgung eines polytraumatisierten Patienten

Problematisch an dieser Volumenberechnung ist die Tatsache, dass die Formel nur bei zweit- und drittgradigen Verbrennungen anwendbar ist (es besteht die Gefahr der Überinfusion) und der Volumenbedarf bei Begleitverletzungen nicht berücksichtigt wird (Gefahr der Unterinfusion).

Die initiale Volumentherapie des sehr schwer Verbrannten sollte vornehmlich mit kristalloiden Lösungen (Ringer-Lösung®) erfolgen, der Einsatz kolloidaler Lösungen ist Verbrennungszentren vorbehalten. Dies gilt nicht bei Verbrennungspatienten mit schweren Begleitverletzungen, bei denen zur Kreislaufstabilisierung durchaus der Einsatz von Kolloiden und hyperonkotisch-hyperosmolaren Lösungen gerechtfertigt sein kann. Auf Katecholamine sollte aufgrund der vasokonstriktiven Wirkung auf die Hautperfusion verzichtet werden.

> *Cave:* Jede schwere Systemerkrankung kann mit Allgemeinsymptomen wie Schwindel, Vigilanzminderung, Synkope u.a. assoziiert sein; für den anaphylaktischen Schock gibt es keine zwingende Befund- und Symptomenkonstellation.

Der anaphylaktische Schock

Der anaphylaktische Schock ist eine IgE-vermittelte, allergische Typ-I-Reaktion bzw. eine IgE-unabhängige anaphylaktoide Überempfindlichkeitsreaktion, die durch chemische, osmotische oder physikalische Einflüsse verursacht wird. Dadurch kommt es zu einer akuten Verteilungsstörung des Blutvolumens.

▶ *Pathophysiologie des anaphylaktischen Schocks*

Der anaphylaktische Schock stellt eine immunologisch vermittelte Sofortreaktion vom Typ I dar. Der Organismus produziert nach einem Erstkontakt allergen-spezifische Antikörper der Gruppe IgE (Immunglobulin E). Diese binden an Zellen des Immunsystems (beispielsweise Mastzellen und basophile Granulozyten), die daraufhin gefäßaktive Substanzen (zum Beispiel Histamin) freisetzen. Die anschließend ablaufenden Reaktionen auf zellulärer Ebene zeigen das klinische Bild der Anaphylaxie.

Im Gegensatz zur IgE-vermittelten anaphylaktischen Reaktion geht der anaphylaktoiden Reaktion keine Sensibilisierung voraus. Die Mediatorfreisetzung wird in diesem Fall ausschließlich über physikalische (Kältereize), chemische (Opiate, Muskelrelaxanzien) oder osmotische Stimuli (Kontrastmittel) getriggert. Im klinischen Bild unterscheiden sich beide Reaktionsformen nicht. Die freigesetzten Substanzen bewirken Vasodilatation, Bronchospasmus und eine erhöhte Gefäßpermeabilität mit teilweise schweren generalisierten Ödemen.

▶ Symptome und Befunde

Die Leitsymptome der anaphylaktischen Reaktion sind in Tab. 7 dargestellt, können individuell stark unterschiedlich ausgeprägt sein, sodass einzelne Leitsymptome deutlich im Vordergrund stehen. In schweren Fällen (z.B. bei intravenöser Allergenzufuhr) kann es auch ohne Hautreaktion oder Bronchospasmus zum unmittelbaren Schock und Tod des Patienten kommen. Die meist schnell voranschreitende systemische Reaktion des Organismus geht in über 90% der Fälle mit den klassischen Hauterscheinungen wie Juckreiz, Rötung und Schwellung, gelegentlich auch mit Urtikaria oder Angioödem (Quinckeödem) einher. Die Entwicklung ist unberechenbar und kann vom spontanen Herz-Kreislauf-Stillstand bis zum progredienten Verlauf und Tod selbst unter adäquater Therapie reichen. Respiratorische Probleme sind häufig und entwickeln sich vor allem durch direkte Obstruktion der Bronchien und/oder Ödeme im Hals- und Rachenbereich. Dabei stellt das Larynxödem die häufigste Todesursache der anaphylaktoiden Reaktion dar. Hinweise darauf sind Stridor und Heiserkeit. Gastrointestinale Symptome beruhen auf einer Permeabilitätsstörung des Magen-Darm-Traktes und einer gesteigerten Darmmotorik. Hämodynamisch beobachtet man vor allem Hypotonie, Tachykardie und niedrige Füllungsdrücke als klassische Zeichen des Schocks.

Leitsymptome der anaphylaktischen Reaktion — *Tab. 7*
- Hauterscheinungen
- Blutdruckabfall
- Atemwegsobstruktion
- gastrointestinale Symptome

▶ Diagnostik und Therapie des anaphylaktischen Schocks

Wie bei allen Krankheitsbildern ergibt sich die Diagnose aus der typischen Konstellation von klinischem Erscheinungsbild und Anamnese. Bei ca. 25% der allergischen Reaktion lässt sich eine eindeutige Ursache zuordnen. Wesentlich ist jedoch, einen anaphylaktischen Schock überhaupt in Erwägung zu ziehen, da dieser mit zahlreichen anderen Erkrankungen (z.B. Asthmaanfall, Epiglottitis, kardiale Ursachen, Angioödem anderer Genese) verwechselt werden kann. Wie bei allen akuten Krankheitsbildern steht die Überwachung der Vitalfunktionen im Vordergrund. Insbesondere muss darauf hingewiesen werden, dass Patienten mit schweren allergischen Reaktionen auch bei entsprechender adäquater Therapie stationär aufzunehmen und zu überwachen

Systematik anaphylaktischer Reaktionen Tab. 8	
Stadium	Symptomatik
0	lokale Hautreaktion
I	leichte Allgemeinreaktion:
	Rötung, Juckreiz, generalisierte Urtikaria
	Schleimhautreaktionen
	Unruhe, Kopfschmerzen u.a.
II	deutliche Allgemeinreaktion:
	Kreislaufreaktion
	Dyspnoe/beginnender Bronchospasmus
	gastrointestinale Symptome
III	schwere Allgemeinreaktion:
	Schock
	ausgeprägter Bronchospasmus
	Vigilanzminderung
IV	Herz-Kreislauf-Versagen

Maßnahmen des Rettungsassistenten beim anaphylakt. Schock   Tab. 9

- Allergenzufuhr stoppen
- Notarzt alarmieren (ab Stadium II oder progredienter Symptomatik)
- Schocklagerung
- Wärmeerhalt
- Anlage eines großlumigen Zugangs
- Beginn einer adäquaten Infusionstherapie
- Sauerstoff applizieren, ggf. Atemwege sichern
- Adrenalin s.c./i.m., ggf. i.v. (der genaue Applikationsweg ist durch den Ärztlichen Leiter Rettungsdienst festzulegen); dabei ist zu beachten, dass der s.c./i.m.-Weg deutliche pharmakodynamische Vorteile gegenüber der i.v.-Applikation aufweist; diese kann ggf. supportiv erfolgen

sind, da es zu erneuten Reaktionen kommen kann. Eine Stadieneinteilung der anaphylaktisch/anaphylaktoiden Reaktion bietet Tab. 8.

Die Notfalltherapie des anaphylaktischen Schocks richtet sich nach der klinischen Symptomatik und dem vermuteten Auslöser. Es sind folgende Erstmaßnahmen erforderlich (Tab. 9), die je nach Ausprägung des Krankheitsbildes bereits durch den Rettungsassistenten erfolgen soll. Die Therapie der Reaktionsstadien II-IV erfordert eine differenzierte Behandlung durch den Notarzt. Dazu gehören Medikamente aus der Gruppe der H_1- und H_2-Antagonisten, β-Mimetika, gegebenenfalls Theophyllin sowie die Steroidtherapie. Bei Versagen der Volumentherapie mittels kristalloider Lösungen werden ab dem Reaktions-

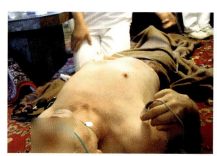

ABB. 5 ▶ Die Diagnose des anaphylaktischen Schocks ergibt sich aus dem typischen Erscheinungsbild

stadium III kolloidale Infusionen verabreicht. Dabei ist zu beachten, dass Patienten, die mittels β-Blocker, trizyklischen Antidepressiva und ACE-Hemmern behandelt werden, eine deutlich schlechtere Ansprechbarkeit auf Katecholamine aufweisen.

Der neurogene / spinale Schock

Der spinale Schock tritt inbesondere bei jungen Patienten mit Wirbelsäulentrauma auf. Das Durchschnittsalter der Patienten wird in den USA mit 32 Jahren angegeben. In Deutschland sind jährlich ca 1.500 Ruckenmarkverletzungen zu beklagen. 30% der polytraumatisierten Patienten weisen eine schwere Rückenmarkverletzung mit neurogenem Schock auf. Daher ist eine vollständige Abgrenzung zu anderen Schockarten und Symptomen häufig nicht möglich.

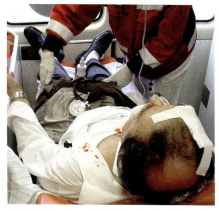

Abb. 6 ▶ Der strukturierte Bodycheck hilft, Verletzungen zu erkennen

Die primäre Schädigung des Rückenmarks tritt im Moment des Unfalls durch auf die Wirbelsäule wirkende Kräfte ein, die zu Zerstörungen der Wirbelkörper und der dort lokalisierten Strukturen führen. Eine sekundäre Schädigung erfolgt posttraumatisch durch vaskulär bedingte Schäden, Entzündungsreaktionen sowie zelluläre Dysfunktion. Dies kann zu erheblichen neurologischen, respiratorischen sowie kardiozirkulatorischen Komplikationen führen. Die Versorgung sollte entsprechend den Empfehlungen der unfallchirurgischen und neurochirurgischen Fachgesellschaften erfolgen und ist in der Regel nur in speziellen Zentren möglich. Wir verweisen diesbezüglich auf die aktuelle Literatur.

▶ *Befunde und Therapie*

Im Vordergrund der präklinischen Stabilisierung der Wirbelsäulenverletzten steht die Behandlung eines möglichen neurogen bedingten hypovolämischen Schocks. Der neurogene oder spinale Schock kann bei Verletzungen oberhalb des 5. Brustwirbelkörpers auftreten. Dadurch kommt es zum Ausfall des Sympathikus unterhalb der Verletzungsstelle und der Aufhebung des arteriellen Tonus. Dies führt zu Vasodilatation und venösem Pooling mit Verschiebung des Blutes in die abhängenden Körperpartien und einer Verminderung des venösen Rückstroms. Zusätzlich ist die kardiale Kontraktilität bei traumatisch bedingt fehlender sympathischer Innervation reduziert. Dies führt zu Hypotension und schwerer Bradykardie ohne die Möglichkeit einer Reflextachykardie bei Denervierung des Herzens.

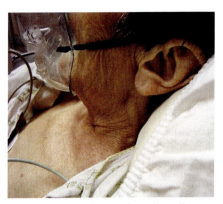

ABB. 7 ▶ Grundlage jeder Behandlung: die Sauerstoffapplikation

Neben der kardiovaskulären Stabilisation ist ein weiteres Primärziel der Therapie die Aufrechterhaltung einer ausreichenden Zirkulation des Nervengewebes. Die Patienten sollten umgehend in die Schocklage (Trendelenburg-Lagerung) gebracht werden. Die Volumentherapie hat wegen der erhöhten Gefahr eines Lungenödems beim neurogenen Schock differenziert zu erfolgen. Eine supportive Therapie mittels Katecholaminen insbesondere Dopamin, Dobutamin und Noradrenalin ist in Erwägung zu ziehen, darf allerdings nicht zu einer Vernachlässigung der Volumentherapie führen. Ziel der Blutdruckanhebung ist, wie auch beim schweren Schädel-Hirn-Trauma, ein arterieller Mitteldruck von 90 mmHg.

Schmerztherapie

Bei allen traumatisierten Patienten besteht die Möglichkeit, dass sehr starke Schmerzen auftreten können. Diese stimulieren sowohl das somatische als auch das sympathische Nervensystem. Eine hohe sympathische Aktivität wirkt per se bereits schmerzverstärkend und ist für die Freisetzung von Botenstoffen (neuroendokrine Hormone und Zytokine) verantwortlich. Dies steigert den Sauerstoffverbrauch des Organismus, stimuliert das kardiovaskuläre System und erhöht den myokardialen Sauerstoffbedarf. Insbesondere bei Patienten mit einer kardiovaskulären Vorerkrankung kann dies deletäre Folgen haben. Bei weiter bestehendem hohem Sympathikotonus sind sowohl minderperfundierte Organe durch Hypoxie gefährdet, das Herzinfarktrisiko sowie die Gefahr von Magen-Darm-Atonie und paralytischem Ileus steigen. Weiterhin kommt es zu einer Minderperfusion der Niere und konsekutiv zur Aktivierung des Renin-Angiotensin-Systems. Alle Mechanismen können den posttraumatischen Verlauf erheblich negativ beeinflussen. Daher sei die Notwendigkeit einer adäquaten Schmerztherapie deutlich hervorgehoben. Eventuelle Ausnahmen wie z.B. bei rupturiertem Aortenaneurysma sind durch den behandelnden Notarzt festzulegen.

FRAGEN

1. Welche Antwort trifft nicht zu? Beim hypovolämischen Schock kommen folgende Symptome vor:
a. Unruhe, Angst, Bewusstseinsstörungen aufgrund zerebraler Minderversorgung mit Sauerstoff.
b. Abnahme der Atemfrequenz infolge Sauerstoffmangels und metabolischer Azidose.
c. Blutdruckabfall und Tachykardie infolge Volumenmangels.
d. Einstellung der Diurese bei Minderperfusion der Niere.

2. Beim Verbrennungs-Verbrühungstrauma ...
a. können durch Katecholaminfreisetzung normotensive Blutdruckwerte erreicht werden.
b. erscheinen Patienten auf den ersten Blick immer vital bedroht.
c. kommen Ödeme nur in thermisch geschädigten Bereichen vor.
d. kommt immer ein positiver Schockindex vor.

3. Bei der Infusionstherapie ...
a. verteilen sich kristalloide Lösungen rasch zwischen Interstitium und Intravasalraum.
b. sollten vornehmlich Vollelektrolytlösungen infundiert werden.
c. werden kolloidale Lösungen stets beim Verbrennungstrauma infundiert.
d. muss immer Ringer-Laktat-Lösung infundiert werden.

4. Welche Symptomatik findet sich nicht bei einer anaphylaktischen Reaktion im Stadium III?
a. Herz-Kreislauf-Versagen
b. ausgeprägter Bronchospasmus
c. Vigilanzminderung
d. Schock

5. Was trifft nicht zu? Der traumatisch-hypovolämische Schock ...
a. ist eine Sonderform des Volumenmangelschocks.
b. tritt nur bei Verbrühungen auf.
c. geht mit einer kritischen Abnahme des zirkulierenden Plasmavolumens einher.
d. kann unter Zuhilfenahme der Parkland-Formel mit Volumen ausgeglichen werden.

6. Der anaphylaktische Schock …
a. ist durch einen akuten Blutverlust gekennzeichnet.
b. stellt eine immunologisch vermittelte Sofortreaktion vom Typ I dar.
c. ist durch einfache Maßnahmen gut behandelbar.
d. führt trotz Behandlung fast immer zum Tode.

7. Patienten im neurogen/spinalen Schock …
a. sollten umgehend in die Anti-Trendelenburg-Lagerung gebracht werden.
b. können supportiv mit Katecholaminen behandelt werden.
c. sollten stets bei einem arteriellen Mitteldruck von 60 mmHg gehalten werden.
d. haben meist keine weiteren Begleitverletzungen.

8. Was trifft nicht zu? Starke Schmerzen …
a. führen zu einer Erhöhung der sympathischen Aktivität.
b. steigern den Sauerstoffverbrauch des Organismus.
c. erhöhen das Herzinfarktrisiko bei herzkranken Patienten.
d. können meist ausreichend durch NSAID behandelt werden.

9. Was trifft nicht zu? Beim anaphylaktischen Schock sollte der Rettungsassistent wie folgt vorgehen:
a. die Allergenzufuhr stoppen
b. den Notarzt alarmieren (ab Stadium II)
c. einen Venenzugang legen
d. großzügig mit der Pharmakotherapie ab Stadium II beginnen

10. Der spinale Schock …
a. tritt meist bei Verletzungen oberhalb des 5. Brustwirbelkörpers auf.
b. kann nur vom jungen Patienten überlebt werden.
c. liegt bei über 50% der polytraumatisierten Patienten vor.
d. induziert immer eine so genannte Reflextachykardie.

10 Präklinische Narkose in der Rettungsmedizin, Teil I

Hans Richter
Carsten Waskow
Stefan Poloczek

Jede Narkose stellt einen schwerwiegenden Eingriff in die Körperintegrität dar (1). Bei geplanten (elektiven) operativen Eingriffen muss daher eine präoperative Visite durchgeführt werden, die aus medikolegalen Gründen mind. 24 Stunden vor dem Eingriff erfolgen sollte. Sie dient der Einschätzung des körperlichen und psychischen Zustands des Patienten, der Einstufung des Narkoserisikos und der Auswahl des Narkoseverfahrens. Ferner wird der Patient über Risiken und Nebenwirkungen der Narkose aufgeklärt, und gibt schriftlich sein Einverständnis für die Narkose. Dabei ist das präoperative Aufklärungsgespräch darauf ausgerichtet, das perioperative Risiko für den Patienten zu vermindern. In der Rettungsmedizin ist dies nicht in dieser Form möglich, dennoch müssen die Grundsätze der präoperativen Visite – Einschätzung des Patientenzustands, Risikobeurteilung einer Narkose und Aufklärung des Patienten – aufrecht erhalten werden.

> *Definition:*
> **Narkose ist ein durch Zufuhr von Narkotika induzierter reversibler Zustand, in dem u.a. operative Eingriffe bei erloschenem Bewusstsein und verminderter Reflextätigkeit (Hypnose) ohne Schmerzempfinden (Analgesie) und mit Muskelerschlaffung (Relaxation) durchgeführt werden können.**

Gefahren einer Narkose

Von der Narkose im Krankenhaus unterscheidet sich die Narkose in der Rettungsmedizin in wesentlichen Punkten (Tab. 1). Insbesondere stellen Kommunikationsprobleme, unbekannte oder schlecht aufeinander eingespielte Teampartner sowie Defizite in der Ausbildung, mangelnde Routine und ungenügende Fertigkeiten aller Angehörigen des Rettungsteams ein erhebliches Risiko für den Notfallpatienten dar.

Weitere mögliche Schwierigkeiten ergeben sich aus der fehlenden Nüchternheit des Patienten. Bei Ausschaltung der Schutzreflexe und des Atemantriebs durch Narkotika muss mit Erbrechen und Aspiration gerechnet werden. Große Gefahr kann durch eine ungenügende (»zu flache«) Narkose entstehen, die oft aus Angst vor der Unmöglichkeit der Intubation eingeleitet wird. Diese führt zu Intubationsschwierigkeiten aufgrund einer unzureichenden Ausschaltung von Schutzreflexen, zu einem Bronchospasmus mit hohen Beatmungsdrücken und weiterführenden Komplika-

Probleme der präklinischen Narkose	*Tab. 1*
<ul><li>Der Patient mit seinen Vorerkrankungen ist im Allgemeinen unbekannt (evtl. unzureichende Fremdanamnese von Angehörigen/Bekannten).</li><li>Die Vitalfunktionen sind instabil (neurologisch/kardiopulmonal).</li><li>Der Notfallpatient ist nicht nüchtern.</li><li>Die Intubationsbedingungen sind suboptimal (enge Platzverhältnisse, evtl. eingeklemmter Patient).</li><li>Wie ist das Rettungsteam (Notarzt/Rettungsassistenten) aufeinander eingestellt?</li><li>Wie sind der Ausbildungsstand, das Können und die Fähigkeit des Notarztes und der Rettungsassistenten?</li></ul>	

tionen. Es ist daher darauf zu achten, dass adäquate Medikamentendosierungen gewählt werden. Insbesondere Patienten mit Schädel-Hirn-Traumata sind adäquat abzuschirmen, da »Pressen« gegen den Tubus zu erheblicher Hirndrucksteigerung mit Gefahr von Sekundärschäden führen kann. Mononarkosen, z.B. ausschließlich mit Etomidate, sind unbedingt zu vermeiden.

Andererseits induzieren viele Narkosemedikamente einen unerwünschten Blutdruckabfall, meist durch den Wegfall der sympathikoadrenergen Reaktion. Auch dieser ist zu vermeiden, da weitere Sekundärschäden provoziert werden können. Ein Weg zur erfolgreichen Intubation ist die rechtzeitige Relaxierung des Patienten. Diese darf – wie immer bei Notfallintubationen – ausschließlich durch kurzwirksame Relaxantien und durch einen in der Intubation sehr erfahrenen Notfallmediziner erfolgen, um die gefürchtete Situation »cannot intubate, cannot ventilate« zu vermeiden oder zumindest zu beherrschen.

> *Cave:* **Die Indikation zur Narkose ist im Rettungsdienst streng zu stellen, da mit ihr ein nicht unerhebliches Risiko für den Patienten einhergeht.**

Indikation zur Narkose

Ziel der präklinischen Notfallmedizin ist die Sicherung der Vitalfunktionen (Atmung, Bewusstsein und Kreislauf). Dies muss ggf. unter Zuhilfenahme einer Narkose erfolgen, um Sekundärschäden zu vermeiden sowie einer Unterversorgung des Patienten mit Sauerstoff vorzubeugen. Hypoxie-vermittelte Mediatoreffekte führen zu Gewebeschädigungen mit Dysfunktion einzelner Organsysteme. Die am häufigsten betroffenen Organe sind die Lungen, die Nieren, das kardiovaskuläre System und das zentrale Nervensystem, was bis zur Entwicklung eines Multiorgandysfunktionssyndroms (MODS) bzw. Multiorganversagens führen kann (2, 3).

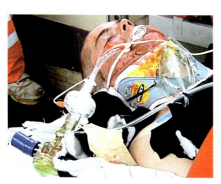

Abb. 1 ▶ Bei intubierten Patienten immer Tubusfixierung sichern

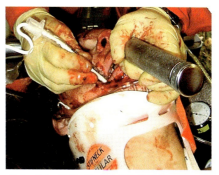

Abb. 2 ▶ Schwierige Intubationen immer mit Führungsstab durchführen

Bei allen traumatisierten Patienten besteht die Möglichkeit, dass starke Schmerzen auftreten können, die mit Analgetika allein nicht mehr beherrschbar sind. Starke Schmerzen stimulieren sowohl das somatische als auch das sympathische Nervensystem. Eine hohe sympathische Aktivität wirkt per se bereits schmerzverstärkend und ist für die Freisetzung von Botenstoffen (neuroendokrine Hormone und Zytokine) verantwortlich. Dies steigert den Sauerstoffverbrauch des Organismus, stimuliert das kardiovaskuläre System und erhöht den myokardialen Sauerstoffbedarf. Insbesondere bei Patienten mit kardiovaskulären Vorerkrankungen kann dies deletäre Folgen haben. Bei weiter bestehendem hohem Sympathikotonus sind minderperfundierte Organe durch Hypoxie gefährdet, das Herzinfarktrisiko sowie die Gefahr von Magen-Darm-Atonie und paralytischem Ileus steigt. Weiterhin kommt es zu einer Minderperfusion der Niere und konsekutiv zur Aktivierung des Renin-Angiotensin-Systems. Alle Mechanismen können den posttraumatischen Verlauf erheblich negativ beeinflussen. Daher sei an dieser Stelle die Notwendigkeit einer adäquaten Schmerztherapie deutlich hervorgehoben. Durch die infolge der Narkose hervorgerufene Reduktion des erhöhten Sympathikotonus (Schmerz, Stress, Angst) und die damit einhergehende Senkung des Sauerstoffverbrauchs wird möglicherweise die Entwicklung eines sekundären Multiorganversagens verhindert bzw. abgeschwächt.

Die Notwendigkeit einer Narkose im Rettungsdienst muss im Verhältnis zu den Problemen und Risiken betrachtet werden. Dies bedeutet jedoch nicht, dass einem Patienten eine notwendige Narkose vorenthalten werden soll. Deswegen ist die Indikation zur Narkose eine Einzelfallentscheidung (Tab. 2).

Narkosevorbereitung

Nach Indikationsstellung zur Narkose müssen einige wesentliche Voraussetzungen erfüllt und Vorbereitungen getroffen werden. Die Vorbereitungen schließen sowohl die technischen Gerätschaften und die Bereitstellung der Medikamente ein als auch

Indikationen zur Narkose — Tab. 2

- jede Intubation (Ausnahme Reanimation)
- akute respiratorische Insuffizienz
- ausgeprägtes Inhalationstrauma
- therapieresistenter Status asthmaticus
- Lungenödem
- Bewusstlosigkeit mit Aspirationsgefahr
- therapieresistenter Status epilepticus
- Intoxikation, insbesondere CO-Vergiftung
- intrakranielle Blutung
- Aspirationsschutz (z.B. bei schweren Gesichtsschädeltraumata mit Blutung in den Nasen-Rachen-Raum)
- Thoraxtrauma
- Polytrauma
- schwerer Schock
- Schädel-Hirn-Trauma
- stärkste Schmerzzustände
- schwierige oder zeitaufwendige Rettung (z.B. eingeklemmte Person)
- großflächige Verbrennungen
- Kardioversion

Narkosezubehör — Tab. 3

1. Laryngoskop (vor der Narkose prüfen: Akku und ggf. Lichtquelle)
2. Spatelgrößen griffbereit (3 und 4)
3. Absauggerät inkl. Absaugkatheter
4. Magillzange zum Entfernen von Fremdkörpern und evtl. zum Platzieren des Tubus
5. Beatmungsbeutel, inkl. Sauerstoffreservoir
6. Sauerstoffflasche mit ausreichender Füllung
7. Masken verschiedener Größe
8. Guedeltuben versch. Größe
9. Tubusband zur Fixierung des Tubus
10. Endotrachealtubus mit Führungsstab und aufgesetzter Blockerspritze (vor der Narkose muss die Dichtigkeit des Tubus-Cuffs mittels der Blockerspritze geprüft werden)
11. Basismonitoring: EKG, Sauerstoffsättigung (S_pO_2), Blutdruck
12. funktionstüchtiges Beatmungsgerät

die Vorbereitung des Patienten auf die Narkose. Dabei ist insbesondere darauf zu achten, dass das technisches Equipment funktionstüchtig und einsatzbereit ist (Tab. 3).

Eine Voraussetzung für eine reibungslose Narkose besteht in der optimalen Vorbereitung des Patienten. Dieser erhält vor der Narkoseeinleitung einen venösen Zugang (Ausnahme kann der reanimationspflichtige Patient sein). Intubationshindernisse wie lose Zahnprothesen und Fremdkörper müssen vorab beseitigt werden. Außerdem ist dafür zu sorgen, dass bei engen Platzverhältnissen (Bad/WC) Patienten eventuell umgelagert werden. Der Kopf wird in die so genannte »Schnüffelstellung« (verbesserte Jackson-Position) gebracht. Bei Traumapatienten ist zunächst die Stabilisierung der Halswirbelsäule mittels Immobilisationsschiene vorzunehmen, während der Intubation erfolgt eine Stabilisierung der HWS durch einen Helfer. Parallel dazu werden durch einen weiteren Rettungsassistenten Medikamente für die Narkose vorbereitet. Sie bestehen i.d.R. aus Hypnotikum, Analgetikum und Muskelrelaxans. Alle erforderlichen Medikamentengruppen werden im Folgenden beschrieben.

Hypnotika und Sedativa

Zunächst werden zur Induktion der Narkose die in Tab. 4 genannten Hypnotika benutzt. Diese Medikamente erfüllen die Eigenschaften der kurzen Anschlagzeit und einer kurzen Wirkdauer und damit guter Steuerbarkeit.

Hypnotika		Tab. 4
Generika	Handelsname	Dosierung
Etomidat	Hypnomidate®	0,2 bis 0,3 mg/kg KG i.v.
Thiopental	Trapanal®	3 bis 5 mg/kg KG i.v.
Propofol	Disoprivan®	1,5 bis 2,5 mg/kg KG i.v.
Esketamin	Ketanest S®	0,5 bis 1 mg/kg KG i.v.

▶ Thiopental

Thiopental wird als 2,5%ige hellgelbe Lösung angewendet (25 mg/ml, 500 mg auf 20 ml aufgezogen). Es ist ein kurz wirksames Barbiturat und wird zur Narkoseeinleitung eingesetzt. Nach Injektion treten innerhalb von ca. 20 sec ein Bewusstseinsverlust und Apnoe ein. Durch eine zügige Umverteilung in die Muskulatur und ins Fettgewebe wird die narkotische Wirkung nach etwa 15 min beendet. Die Elimination erfolgt über eine hepatische Biotransformation und eine renale Ausscheidung. Die zentrale Wirkung von Thiopental wird über den GABA-A-Rezeptor vermittelt. Dabei ist die Gamma-Aminobuttersäure (GABA) der wichtigste inhibitorische Neurotransmitter.

Thiopental bewirkt einen dosisabhängigen Abfall des arteriellen Blutdruckes durch eine rasche Abnahme des peripheren Gefäßwiderstandes. Ferner ist es negativ inotrop und führt zu einem Abfall des Herzschlagvolumens. Vor allem bei Patienten mit Hypovolämie, manifester Herzinsuffizienz und bei alten oder kachektischen Patienten muss mit einem starken Blutdruckabfall gerechnet werden, sodass die intermittierende Gabe von Katecholaminen notwendig werden kann. Durch langsame Injektion und altersabhängige Reduktion der Intubationsdosis kann eine Kreislaufdepression reduziert oder verhindert werden. Barbiturate dämpfen das Atemzentrum, sodass es zu einem Atemstillstand kommt. Allerdings kann es nach Einleitung und zu flacher Anästhesie zu Husten, Laryngospasmus oder Bronchospasmus kommen. Vorteile bietet das Barbiturat Thiopental bei der Narkose von Schädel-Hirn-Verletzten wegen der Senkung des intrazerebralen Druckes und seiner antikonvulsiven Wirkung. Dabei muss auf einen ausreichenden arteriellen Mitteldruck geachtet werden.

> *Dosierung:* Zur Narkose-Einleitung werden ca. 3 bis 7 mg/kg KG eingesetzt.

▶ Etomidat

Etomidat ist fettlöslich und wird als weiße Fettemulsion eingesetzt (2 mg/ml, 20 mg auf 10 ml aufgezogen). Der Wirkungseintritt erfolgt nach ca. 30 sec, nach etwa 5 min kehrt das Bewusstsein infolge Umverteilung zurück. Etomidat wird über eine hepatische Biotransformation in inaktive Metaboliten abgebaut, die überwiegend renal eliminiert werden. Die hypnotische Wirkung erfolgt über einen GABA-mimetischen, dämpfenden Effekt auf die Formatio reticularis. Etomidate ist das Hypnotikum mit der geringsten Auswirkung auf das Herz-Kreislauf-System unter allen gebräuchlichen Anästhetika und bewirkt nur eine minimale Atemdepression. Diese geringe Auswirkung auf das Herz-Kreislauf System kann evtl. damit erklärt werden, dass für Etomidat eine alpha-2b-akivierende Wirkung beobachtet wurde. Bei Stimulation von alpha-2b-Rezeptoren kommt es zu einer peripheren Vasokonstriktion und zu einer salzinduzierten Hypertension im ZNS (4). Eventuell ist diese Stimulation des alpha-2b-Rezeptors ursächlich für die klinisch beobachtete hämodynamische Stabilität von Etomidat. Somit ist eine Anwendung beim hypovolämen und/oder bei Patienten mit Erkrankung des Herz-Kreislauf-Systems gut möglich. Eine Histaminfreisetzung ist nicht beschrieben. Nach der Injektion kann es jedoch zu ausgeprägten Myoklonien und Dyskinesien kommen. Diese können zu einer Kieferrigidität führen, die eine Intubation erschwert. Vorausgehende Injektionen von Fentanyl oder Benzodiazepinen können die Myoklonien meist verhindern, als Mononarkotikum ist Etomidat selten geeignet.

> *Dosierung:* Zur Narkose-Einleitung werden ca. 0,15 bis 0,3 mg/kg KG eingesetzt.

▶ Propofol

Propofol ist fettlöslich und wird als weiße Öl-Wasser-Emulsion eingesetzt (10 mg/ml als 1%ige Lösung, 200 mg auf 20 ml aufgezogen). Nach i.v.-Gabe tritt der Bewusstseinsverlust nach etwa 30-60 sec ein. Für die kurze Wirkdauer ist eine Kombination aus Leber-Metabolisierung und Umverteilung verantwortlich. Bei Anwendung von Propofol muss ebenso wie bei den Barbituraten mit einem deutlichen Abfall des Blutdruckes durch seine negativ inotrope Wirkung und peripherer Vasodilatation vor allem bei älteren Patienten gerechnet werden. Reflextachykardien sowie Bradykardien sind möglich, eine Histaminausschüttung ist meist nur lokal zu erwarten. Aufgrund des starken Blutdruckabfalls und der kurzen Lagerungsdauer ohne Kühlung ist Propofol in der Rettungsmedizin wenig gebräuchlich.

> *Dosierung:* Zur Narkose-Einleitung werden ca. 2,0 bis 2,5 mg/kg KG eingesetzt.

▶ Esketamin

Esketamin ist in klarer wasserlöslicher Trockensubstanz vorrätig (5 mg/ml). Nach i.v. Gabe tritt der Bewusstseinsverlust nach ca. 30 sec ein, die Wirkdauer beträgt ca. 10-20 min. Die kurze Wirkdauer ist Folge der schnellen Umverteilung und Metabolisierung in der Leber. Die Elimination erfolgt renal. Der analgetische und anästhetische Wirkungsort von Esketamin ist die Phencyclidin-Bindungsstelle des N-Methyl-D-Aspartat-Rezeptors (NMDA-Rezeptor) im ZNS. Als Antagonist hat es daher eine ausgeprägt analgetische Komponente und eignet sich für kurze schmerzhafte Eingriffe.

Nach der Applikation bewirkt Esketamin einen unvollständigen Bewusstseinsverlust und eine fehlende Kooperations- und Assoziationsfähigkeit, die als dissoziative Anästhesie bezeichnet wird. Zumeist kann diese häufig unangenehme Wirkung für den Patienten mit einer parallelen Gabe eines Benzodiazepins vermindert werden. Aufgrund dieser Eigenschaften ist Esketamin als reines Analgetikum allenfalls ein Mittel der zweiten Wahl, weil die dissoziative Anästhesie die weitere Beurteilung des Patienten erheblich erschwert. Ketamin ist damit ein ideales Reserve-Analgetikum bei eingeklemmten Personen und Unmöglichkeit des Venenzugangs.

Bei Gabe von Esketamin kann es zu einer Steigerung der sympathomimetischen Wirkung kommen. Sie steigert den Blutdruck und die Herzfrequenz, sodass Esketamin insbesondere in der Notfallmedizin bei Schockzuständen zum Einsatz kommt. Spontanatmung und Schutzreflexe sind geringer gehemmt als bei anderen Narkosemedikamenten. Esketamin hat in hoher Dosierung eine ausgeprägte bronchodilatierende Wirkung (Anwendung im Status asthmaticus) und kann zu einer Hypersalivation führen (Kupierung mit Gabe von Atropin). Bei bestehenden intrakraniellen Prozessen kommt es zu einem vorübergehenden Anstieg des intrakraniellen Drucks. Im Gegensatz zur allgemeinen Ansicht ist jedoch bei konsequenter Normoventilation auch eine Anwendung beim SHT möglich.

> **Dosierung:**
> Zur i.v.-Narkose-Einleitung werden ca. 0,5 bis 1,0 mg/kg KG eingesetzt. Zur i.v. Analgesie werden ca. 0,125 bis 0,25 mg/kg KG verabreicht. Zur i.m.-Analgesie werden ca. 0,25 bis 0,5 mg/kg KG verabreicht. Die Anschlagzeit beträgt etwa 2 bis 5 min.

▶ Midazolam

Zur Narkoseaufrechterhaltung bzw. als Kombination zur Narkoseeinleitung eignet sich das Benzodiazepin Midazolam wegen seines schnellen Wirkungseintritts, der relativ kurzen Wirkdauer und der hohen Potenz gut im Rahmen der Notfallmedizin. Midazolam ist ein wasserlösliches Benzodiazepin (1 mg/ml oder 5 mg/ml). Nach i.v.-Injektion setzt die Wirkung nach 30-60 sec ein und ist nach 2-3 min voll ausgeprägt. Midazolam wird hepatisch transformiert und mit einer HWZ von 1,5-2,5 Std. renal eliminiert. Die Wirkdauer liegt bei 30 min. Durch die gute Fettlöslichkeit erfolgt eine gute Penetration ins ZNS. Der Effekt im ZNS wird GABA-vermittelt. Das Wirkspektrum umfasst die Sedierung, Anxiolyse, Antikonvulsion und Hypnose. Nach i.v.-Gabe kann es v.a. bei geriatrischen oder kardiopulmonal vorgeschädigten Patienten zu einem Atemstillstand und/oder einem Abfall des Blutdrucks kommen. Bei eingeschränkter Leberfunktion kann die Wirkdauer verlängert sein. Gelegentlich sind bei Kindern oder geriatrischen Patienten paradoxe Effekte zu beobachten (Agitiertheit).

> **Dosierung:**
> Zur i.v.-Narkose-Einleitung werden ca. 0,15 bis 0,2 mg/kg KG in Kombination mit Esketamin und/oder Fentanyl eingesetzt.
> Zur i.v.-Sedierung werden ca. 1 bis 2 mg titriert verabreicht.

Analgetika

Alle Hypnotika und Sedativa (Ausnahme: Esketamin) haben keine ausreichende analgetische Wirkung. Zum Erreichen von Schmerzfreiheit werden potente Analgetika eingesetzt. Nichtopioid-Analgetika spielen wegen ihrer unzureichenden Wirkung bei sehr starken Schmerzen in der Notfallmedizin und besonders im Rahmen der Notfallintubation keine Rolle. Die Indikationen für den Einsatz von Morphin sind akute Schmerzzustände im Rahmen des Myokardinfarktes, der Angina pectoris und andere Schmerzzustände, bei denen eine Intubation nicht notwendig erscheint. Fentanyl ist wegen seines schnellen Wirkungseintritts und der max. analgetischen Wirkung nach 2-3 min für den Einsatz in der Notfallmedizin sehr gut geeignet.

▶ Fentanyl

Fentanyl ist ein wasserlösliches Opiat (0,05 mg/ml, 0,5 mg auf 10 ml). Fentanyl ist ein Morphin-Derivat mit 100-fach höherer analgetischer Potenz. Die Wirkung nach i.v.-Gabe tritt nach ca. 1 min ein, die Wirkdauer beträgt ca. 20-30 min. Nach Gabe kann eine Atemdepression bis zur Apnoe nicht ausgeschlossen werden. Gelegentliche Thoraxrigiditäten sind zu beobachten. Im Vergleich zu Morphin sind Histamin-Freisetzungen selten. Nach der i.v.-Gabe kann es zu Bradykardien kommen. Insbesondere hypovoläme Patienten reagieren mit Blutdruckabfällen.

> **Dosierung:**
> Zur Analgesie ohne Intubation: 0,6 bis 1,8 µg/kg KG i.v. (0,05 bis 0,15 mg).
> Zur Narkoseeinleitung: 1,25 bis 3,75 µg/kg KG (0,1 bis 0,3 mg).
> Zur Narkoseaufrechterhaltung: 0,1 bis 0,2 mg alle 20 bis 30 min.

Muskelrelaxantien

Die ausreichende Analgesie und Hypnose sind Voraussetzungen für die Notfallintubation eines Patienten. Durch die i.v.-Gabe der Medikamente dieser beiden Stoffgruppen kann evtl. die Spontanatmung noch vorhanden sein. Doch ist nach Gabe von Muskelrelaxantien die Möglichkeit zur Spontanatmung des Patienten nicht mehr gewährleistet. Daher ist es unbedingt erforderlich, dass die Ärzte in der Maskenbeatmung und der endotrachealen Intubation geübt und erfahren sind. Bei Intubationsschwierigkeiten kann der unerfahrene Notarzt den Patienten durch die Gabe von Muskelrelaxantien in Gefahr bringen. Muskelrelaxantien hemmen die Impulsübertragung an der motorischen Endplatte des Muskels. Die neuromuskuläre Endplatte setzt sich aus der Nervenendigung des motorischen Nervs und der subsynaptischen Membran der Muskelfaser zusammen. Beide Anteile sind durch den synaptischen Spalt voneinander getrennt. An der Endplatte werden die Erregungen von dem motorischen Nerv auf den Muskel übertragen. Die eintreffende Erregung setzt aus den Vesikeln der Nervenendigung den Übertragerstoff Acetylcholin in den synaptischen Spalt frei. Dieser Transmitter diffundiert zum cholinergen Rezeptor der subsynaptischen Membran des Muskels. Durch die Bindung des Acetylcholins an den cholinergen Rezeptor öffnet sich der Rezeptorkanal. Dadurch kommt es zu einem Einstrom von Natrium- und Kalziumionen in die Muskelzelle und einem Ausstrom von Kaliumionen.

Durch die Bewegung der Ionen kommt es zu einem Aktionspotenzial der Endplatte, die eine Kontraktion der Muskelfaser triggert. Das in den synaptischen Spalt freigesetzte Acetylcholin wird zum großen Teil über das Enzym Acetylcholinesterase abgebaut. Die Synthese des Acetylcholins erfolgt in den Vesikeln der Nervenendigungen. Muskelrelaxantien können die Erregungsübertragung beeinflussen. Nach ihrem Wirkmechanismus werden depolarisierende und nicht-depolarisierende Muskelrelaxantien unterschieden. Die nicht-depolarisierenden Relaxantien (Pancuronium, Vecuronium, Rocuronium etc.) besetzen den cholinergen Rezeptor, ohne dass ein Aktionspotenzial ausgelöst wird. Acetylcholin und das Muskelrelaxans konkurrieren um die Besetzung am Rezeptor, man spricht von kompetitiver Blockade. Dagegen ist Succinylcholin das einzige klinisch benutzte depolarisierende Muskelrelaxans.

Die Wirkung von Succinylcholin ist am Rezeptor ähnlich der des Acetylcholins. Beim Besetzen des Rezeptors erfolgt eine Depolarisation, die sich als Muskelfaszikulationen manifestiert. Aufgrund des etwas langsameren Abbaus des Succinylcholins als des Acetylcholins ist wegen der noch vorhandenen Depolarisation die subsynaptische Membran noch nicht erregbar. Aufgrund der schnellen Anschlagzeit und der kurzen Wirkdauer ist Succinylcholin daher das Muskelrelaxans für die Intubation nicht-nüchterner Patienten.

▶ Succinylcholin

Succinylcholin ist temperaturabhängig hydrolyseempfindlich und sollte daher unter den Lagerungsbedingungen im Rettungsdienst alle vier Wochen ausgetauscht werden (20 mg/ml, 100 mg auf 5 ml aufgezogen). Die Anschlagzeit beträgt nach i.v.-Gabe ca. 30-60 sec und die Wirkdauer beträgt ca. 5 min. Succinylcholin wird durch die Pseudo-Cholinesterase des Plasma hydrolisiert und danach renal eliminiert. Bei Patienten mit einer verminderten Aktivität der Pseudo-Cholinesterase kann die Wirkdauer deutlich erhöht sein. Zur Abschwächung der ausgeprägten Muskelfaszikulationen kann ein nicht-depolarisierendes Relaxans in Präkurarisierungsdosis vorab verabreicht werden. Succinylcholin kann die Ausbildung einer malignen Hyperthermie triggern. Des Weiteren können bedrohliche Hyperkaliämien und Herzrhythmusstörungen auftreten.

> *Dosierung:* 1 bis 1,5 mg/kg KG.

Aufgrund der längeren Anschlagzeit und der längeren Wirkdauer sind die nicht-depolarisierenden Muskelrelaxantien mit Ausnahme des Rocuroniums zur Blitzintubation nicht geeignet. Bei ausreichender Analgesie und Hypnose ist eine Relaxierung nach der Intubation nicht unbedingt notwendig. Falls allerdings eine Weiterführung mit Muskelrelaxantien indiziert ist, sollte auf nicht-depolarisierende Muskelrelaxantien zugegriffen werden. Nicht-depolarisierende Relaxantien sind kompetetive Antagonisten des Acetylcholins an der motorischen Endplatte und lösen kein Aktionspotenzial und somit keine Muskelfaszikulation aus.

▶ Vecuronium

Vecuronium ist wasserlöslich (10 mg/ml, 50 mg auf 5 ml aufgezogen). Nach der Initialdosis beträgt die Anschlagzeit ca. 1,5-2 min und die Wirkdauer etwa 45 min. Vecuronium wird hepatisch metabolisiert und über Leber und Niere ausgeschieden. Eine Histamin-Freisetzung ist sehr selten.

> *Dosierung:*
> 0,08 bis 0,1 mg/kg KG i.v. als Initialdosis; 0,025 mg/kg KG als Nachinjektion.

▶ Rocuronium

Rocuronium ist wasserlöslich (10 mg/ml). Die Wirkung tritt nach 1-2 min ein, die Wirkdauer beträgt 30-50 min. Eine geringe Vagolyse mit konsekutiver Herzfrequenzzunahme ist möglich.

> *Dosierung:*
> 0,45 bis 0,6 mg/kg KG i.v. als Initialdosis; 0,1 mg/kg KG als Nachinjektion.

Fortsetzung: Beitrag Nr. 11.

Fragen

1. Narkose ist ein durch Zufuhr von Narkotika …
a. hervorgerufener Zustand, der ausschließlich zur Analgesie dient.
b. induzierter reversibler Zustand.
c. hervorgerufener Zustand, der immer die Aufklärung des Patienten voraussetzt.
d. induzierter irreversibler Zustand.

2. Welches Problem bei der präklinischen Narkose/Narkose im Rettungsdienst trifft nicht zu?
a. fehlende Nüchternheit
b. Patient mit im Allgemeinen unbekannten Vorerkrankungen
c. stabile Vitalfunktion
d. suboptimale Intubationsbedingungen

3. Welches Organ ist durch Hypoxie-vermittelte Mediatoreffekte und damit folgender Gewebsschädigung am wenigsten betroffen?
a. Niere
b. Milz
c. Herz
d. Lunge

4. Ein folgenschweres Problem beim Einsatz von Narkosemedikamenten ist nicht …
a. der Blutdruckabfall.
b. die allergische Reaktion.
c. der Atemstillstand.
d. der Tinnitus.

5. Ein durch Schmerz, Stress und Angst erhöhter Sympathikotonus …
a. erhöht den Sauerstoffverbrauch.
b. vermindert den Sauerstoffverbrauch.
c. hat keinen Einfluss auf die Kohlendioxidproduktion.
d. hat keinen Einfluss auf den Sauerstoffverbrauch.

6. Eine Indikation zur Intubation besteht zunächst nicht bei ...
a. der akuten respiratorischen Insuffizienz.
b. dem Myokardinfarkt.
c. dem schweren Schädel-Hirn-Trauma.
d. der Bewusstlosigkeit mit Aspirationsgefahr.

7. Welches Narkosezubehör muss nicht bei jeder Intubation vorbereitet sein?
a. Basismonitoring
b. Laryngoskop
c. Absaugung
d. Larynxmaske

8. Welche Medikamentengruppe ist zur Narkose nicht notwendig?
a. Hypnotikum
b. Analgetikum
c. Antiemetikum
d. Muskelrelaxans

9. In der Rettungsmedizin eingesetzte Hypnotika sollten welche Eigenschaft besitzen?
a. kurze Anschlagzeit
b. lange Wirkdauer
c. lange Anschlagzeit
d. für eine orale Applikation geeignet

10. Das Medikament mit der geringsten Auswirkung auf das Herz-Kreislauf-System ist:
a. Thiopental
b. Midazolam
c. Etomidate
d. Propofol

11 Präklinische Narkose in der Rettungsmedizin, Teil II

Hans Richter
Carsten Waskow
Stefan Poloczek

Im ersten Teil des Beitrags (Nr. 10) wurden die zur Narkose im Rettungsdienst eingesetzten Medikamente vorgestellt. Die hier vorliegende zweite und letzte Folge beschäftigt sich mit dem Ablauf der Narkose sowie dem Atemwegsmanagement.

Narkoseablauf

Das Monitoring wird mittels EKG-Monitoring, Blutdruckmessgerät und zuverlässiger Pulsoxymetrie gewährleistet, die Kapnometrie muss bereitstehen. Für die Narkoseeinleitung ist mindestens ein sicherer venöser Zugang gefordert (evtl. Ausnahme: der tief bewusstlose Patient mit Kreislaufstillstand). Sollte dies nicht möglich sein, kann die i.m.-Applikation von Esketamin in Betracht kommen. Fremdkörper wie Zahnpro-

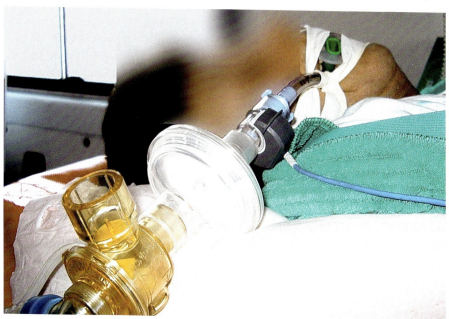

Abb. 1 ▶ So muss es sein: intubierter Patient mit Beatmungsfilter und Kapnometer zur Überwachung

thesen oder Speisereste sind während der Inspektion des Rachenraumes manuell oder mittels Magillzange auszuräumen. Der Kopf des Patienten wird in die »Schnüffelstellung« gebracht. Vorsicht ist bei Traumapatienten geboten.

Beim Notfallpatienten (»nicht-nüchterner« Patient) erfolgt zwingend die Einleitung als »Blitzeinleitung«. Dabei muss die Zwischenbeatmung mittels Maske unterbleiben, um eine Magenüberblähung und damit eine Regurgitation und Aspiration zu vermeiden. Allerdings ist eine Präoxygenierung mittels einer dicht aufgesetzten Sauerstoffmaske mit Reservoir unter einem hohen Sauerstofflow vor der Narkoseeinleitung zwingend, um die Lunge mit Sauerstoff zu füllen. Nun kann man mit der Medikamentengabe beginnen.

Als Hypnotika sind unter Berücksichtigung der Indikationen und Nebenwirkungen insbesondere Etomidat, Thiopental oder Esketamin zu verabreichen. Zur Vermeidung von Muskelfaszikulationen kann evtl. eine Präkurarisierung mit einem nicht-depolarisierenden Muskelrelaxans erfolgen. Danach wird das depolarisierende Muskelrelaxans injiziert. Während des gesamten Vorgangs soll der Sellick-Handgriff (Krikoiddruck) angewandt werden, um eine Regurgitation während der Einleitung zu verhindern. Zusätzlich kann durch einen Helfer die Intubation mit dem »BURP«-Manöver erleichtert werden, falls die Intubation nicht gelingt. BURP bedeutet »Backward Upward Right Pressure«, also die Verlagerung des Kehlkopfes von außen nach unten, kopfwärts und rechts. Das Laryngoskop wird unter Abdrängung der Zunge in den Mund eingeführt. Dabei wird die Spatelspitze zwischen Zungengrund und Epiglottis platziert und das Laryngoskop in Richtung Spatelgriff gezogen. Der Tubus wird unter Sicht durch die Stimmritze geschoben, geblockt und mit einer Hand am Mundwinkel fixiert. Danach muss sofort die Tubuslage mittels aller zur Verfügung stehenden Mittel überprüft werden. Die Kapnographie ist hierbei das einzige zuverlässige Mittel. Die Auskultation bringt nicht immer sichere Ergebnisse, erschwert wird deren Interpretation am Unfallort oft durch die Geräuschkulisse. Bei korrekter Lage ist der Tubus mittels Tubusband zu fixieren. Die Fortführung der Narkose sollte mit Benzodiazepinen (Midazolam) und einem Opioid (Fentanyl) erfolgen.

Atemwegsmanagement

Die endotracheale Intubation ist der Goldstandard in der Atemwegssicherung. Eine kontrollierte Beatmung kann ohne Aspirationsgefahr durchgeführt werden. Darüber hinaus sind die Möglichkeiten zur endotrachealen Absaugung und Medikamentengabe gegeben. Bei einer primär nicht erfolgreichen endotrachealen Intubation muss eine hypoxische Schädigung des Patienten unbedingt vermieden werden. Daher sollten auch alternative Methoden zum Atemwegsmanagement insbesondere in der Notfallmedizin in Betracht gezogen werden. Die American Society of Anaesthesiologists (ASA) hat fünf Unterteilungen des schwierigen Atemwegsmanagements und deren Definitionen aufgestellt (Tabelle 1).

ASA-Klassifikation zum schwierigen Atemweg	Tab. 1
Unterteilung	Definition
schwieriger Atemweg	Ein normal ausgebildeter Anästhesist hat Schwierigkeiten mit der Maskenbeatmung, der endotrachealen Intubation oder mit beidem.
schwierige Maskenbeatmung	Eine adäquate Maskenbeatmung ist aufgrund inadäquaten Maskensitzes, hohen Gaslecks oder hohen Widerstands beim Ein- oder Ausströmen des Beatmungsgases nicht durchzuführen.
schwierige Laryngoskopie	Auch nach mehrfachen Versuchen ist kein Anteil der Stimmbandebene bei der konventionellen Laryngoskopie einsehbar.
schwierige Intubation	Für die endotracheale Intubation werden mehrere Versuche benötigt, mit oder ohne Vorhandensein trachealer Pathologien.
unmögliche Intubation	Das Platzieren eines Endotrachealtubus misslingt nach mehreren Intubationsversuchen.

Nach frustraner endotrachealer Intubation besteht die Möglichkeit, den Patienten wach werden zu lassen. Bei den o.g. Medikamenten zur »Blitzeinleitung« ist ein Einsetzen der Spontanatmung in einem Zeitraum von etwa fünf Minuten zu erwarten. Dabei wird der Patient mittels Maske unter einem hohen Sauerstoffflow zwischenbeatmet und die Spontanatmung unterstützt. Vor einem erneuten Intubationsversuch sollten die Intubationsbedingungen nochmals optimiert werden. Alternativ bei weiterhin frustranen endotrachealen Intubationsversuchen kommen die in Tabelle 2 aufgeführten Möglichkeiten in Betracht.

Dabei ist die MASKENBEATMUNG als Basismaßnahme zur Beatmung in einer Notfallsituation oft technisch schwierig. Schon unter optimalen Voraussetzungen bei der Narkoseeinleitung im OP für einen elektiven operativen Eingriff kann die Inzidenz einer schwierigen Maskenbeatmung bei 5% liegen (6). Der erhöhte Beatmungsdruck bei der schwierigen Maskenbeatmung führt zu einer Magenbeatmung. Dadurch steigt der intragastrale Druck. Die Gefahr der Regurgitation und Aspiration von

Alternative Oxygenierungsmethoden Tab. 2
• Maskenbeatmung
• Larynxmaske
• Intubationslarynxmaske
• Larynxtubus
• Combitube®
• Koniotomie
• direkte tracheale Sauerstoff-Insufflation

Mageninhalt nimmt zu. Außerdem verschiebt der geblähte Magen das Zwerchfell nach kranial und verschlechtert somit die Dehnbarkeit (Compliance) der Lunge. Auch das Beatmen über die LARYNXMASKE birgt die Gefahr der Magenüberblähung und damit der Aspiration. Deshalb sollten die Beatmungsdrücke 22 cm H_2O nicht übersteigen (7).

> **Die Maskenbeatmung als Basismaßnahme im Notfall ist oft technisch schwierig. Schon bei der Narkoseeinleitung im OP für einen elektiven operativen Eingriff kann die Inzidenz einer schwierigen Maskenbeatmung bei 5% liegen.**

Vorteilhaft erscheint das einfache Platzieren der Larynxmaske ohne Hilfsmittel. Die INTUBATIONSLARYNXMASKE wird wie die Larynxmaske platziert und geblockt. Über das Lumen der Intubationslarynxmaske wird ein Spiral-Tubus eingebracht. Die Erfolgsrate einer endotrachealen Intubation mittels Intubationslarynxmaske wird abhängig von der Erfahrung des Durchführenden mit bis zu 97% angegeben (8).

Der LARYNXTUBUS ist ein Tubus, der einen proximalen und einen distalen Cuff aufweist. Nach blindem Positionieren werden beide Cuffs geblockt. Der distale Cuff blockt den Ösophagus ab, der proximale Cuff den Rachenraum. Zwischen den beiden Cuffs liegt das Beatmungslumen. Zwischen 92 und 100% liegen die Angaben über die erfolgreiche Platzierung. Die Leckagedrücke werden mit 24 und 36 cm H_2O angegeben (7, 9). Aufgrund des geblockten Ösophagus wird ein relativer Aspirationsschutz vermutet.

Der COMBITUBE® ist ein Doppellumentubus mit zwei getrennten Beatmungslumen und zwei Cuffs. Dieser kann sowohl blind als auch laryngoskopisch gelegt werden. Nach Einsetzen des Tubus wird zunächst der proximale Cuff im Pharynx, danach der distale Cuff geblockt. Dieser befindet sich entweder in der Trachea oder im Ösophagus. Bei blinder Intubation positioniert sich der Tubus in bis zu 98% der Fälle im Ösophagus. Falls sich das Lumen an der Spitze des Tubus im Ösophagus befindet, wird die Beatmung über den pharyngealen Anteil des Doppellumentubus gewährleistet. Bei Positionierung der Tubusspitze in der Trachea wird dieser Anteil des Doppellumentubus zur Beatmung benutzt. Dabei muss die endotracheale Lagekontrolle mittels Kapnometrie unbedingt erfolgen.

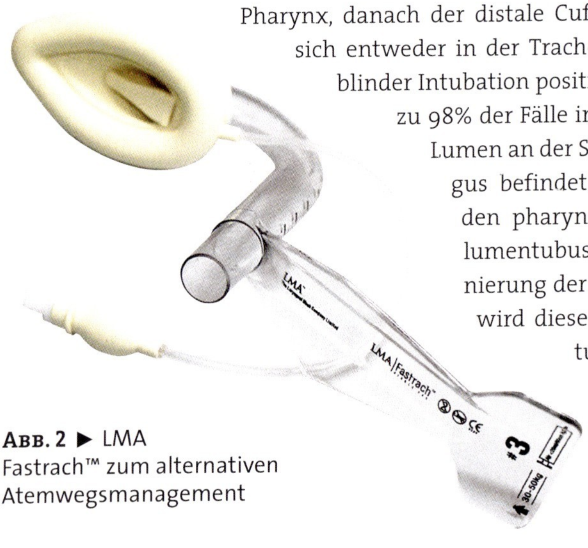

ABB. 2 ▶ LMA Fastrach™ zum alternativen Atemwegsmanagement

Vorteilhaft ist beim Combitube® der im Vergleich zu allen vorgenannten Beatmungshilfen gute Aspirationsschutz. Auch kann durch das ösophageale Lumen der Magen mittels Absaugung entlastet werden (10). Der Spitzendruck kann im Mittel 32 cm H_2O betragen (11). Die Larynxmaske hat im Vergleich den Nachteil eines niedrigeren Leckagedruckes und eines fehlenden Aspirationsschutzes. Nur der Combitube® hat bei endotrachealer Lage einen im Vergleich zu dem Endotrachealtubus besten Aspirationsschutz.

In ausweglöser Situation bleibt die NOTFALLKONIOTOMIE als Ultima Ratio. Die DIREKTE TRACHEALE SAUERSTOFF-INSUFFLATION ist möglich durch eine Punktion der Trachea mittels einer Venenverweilkanüle und einer O_2-Insufflation, um eventuell eine Oxygenierung des Patienten vorübergehend zu gewährleisten. Dabei muss ein Abstrom während der Exspiration möglich sein.

Beatmung

Die Beatmung des Patienten kann im weiteren Verlauf mittels Beatmungsbeutel/Reservoir oder Beatmungsgerät fortgeführt werden. Eine manuelle Beatmung führt in der Regel zu einer Hyperventilation, sichert aber eine gute Überwachung des Patienten. Bei den in der Notfallmedizin eingesetzten Beatmungsgeräten ist in der Regel mindestens AMV, AF und der PEEP einzustellen. Beatmungsgeräte ohne Alarmeinrichtungen für Spitzendruck und Diskonnektion sind auch in der Notfallmedizin nicht mehr zeitgemäß, da eine lückenlose Überwachung des Patienten nicht oder nur sehr eingeschränkt möglich ist. Beatmete Patienten müssen bis zur Übergabe an qualifiziertes Klinikpersonal gut überwacht werden.

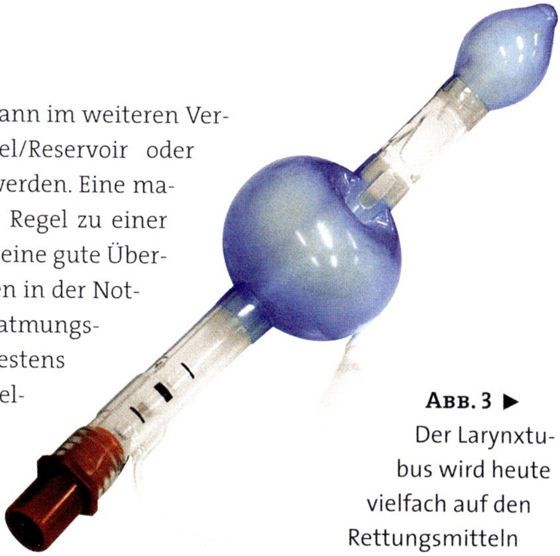

ABB. 3 ▶ Der Larynxtubus wird heute vielfach auf den Rettungsmitteln mitgeführt

Abschließend sei nochmals erwähnt, dass man mit einer Narkose in der Regel dem Patienten zwei der drei Vitalfunktionen (Bewusstsein und Atmung) nimmt. Dieser Verantwortung sollte sich ein die Narkoseeinleitung vornehmender Arzt immer bewusst sein.

FRAGEN

1. Wodurch kann die sichere Tubuslage eindeutig verifiziert werden?
a. Auskultation
b. Beschlagen des Tubus
c. Kapnometrie
d. Heben und Senken des Thorax

2. Wie wird ein Patient bei V.a. HWS-Verletzung intubiert?
a. in Flachlagerung
b. Intubation ist zu vermeiden
c. ausschließlich mit angelegtem Immobilisationskragen
d. durch In-Line-Immobilisation durch einen Helfer

3. Wie groß ist der Sauerstoffspeicher der Lunge unter Sauerstoffatmung?
a. ca. 1.200 ml
b. ca. 200 ml
c. ca. 3.000 ml
d. ca. 400 ml

4. Wie wird der Patient vor der Narkoseeinleitung mit Sauerstoff aufgesättigt?
a. durch assistierte Beatmung mit Beatmungsgerät
b. durch Hypoventilation
c. durch eine ausreichende Präoxygenierung mittels dichtsitzender Sauerstoffmaske mit Reservoirbeutel und hohem Sauerstoffflow.
d. durch Gabe von Morphin oder Fentanyl zur Reduktion des Sauerstoffverbrauches

5. Was macht der Helfer, wenn der Larynxeingang *nicht* einstellbar ist?
a. BURP-Manöver einleiten
b. in Jackson-Position verbringen
c. Vorbereitung der Nottracheotomie (sterile Handschuhe, Skalpell)
d. warten, bis Patient wieder erwacht

6. Was sollte während der Narkoseeinleitung nicht parallel durchgeführt werden, um wertvolle präklinische Zeit zu sparen?
a. Auswahl einer Zielklinik
b. Basischeck auf weitere Verletzungen
c. Einstellung des Beatmungsgerätes
d. Vorbereitung der Tubusfixierung

7. Welcher der alternativen Atemwege stellt nach Anlage einen sicheren Aspirationsschutz dar?
a. Guedeltubus
b. Larynxtubus
c. Larynxmaske
d. Kombitubus

8. Wenn der Larynxeingang bei der Intubation nicht einsehbar ist, dann ...
a. ist die Narkoseeinleitung sofort abzubrechen.
b. ist die Lagerung des Patienten zu optimieren.
c. ist ein nicht-depolarisierendes Muskelrelaxans das Mittel der ersten Wahl.
d. ist eine Intubation trotzdem möglich, da in 98% der Fälle der Tubus auch bei blinder Platzierung nicht im Ösophagus landet.

9. Die »Cannot ventilate, cannot intubate«-Situation ist ...
a. ein Kunstfehler.
b. durch die Anwendung des Sellick-Handgriffes zu vermeiden.
c. meist durch ein veraltetes Beatmungsgerät ohne Druckanzeige verursacht.
d. oft durch einen gut trainierten Algorithmus für Atemwegsmanagement zu beherrschen.

10. Wie hoch wird die Erfolgsrate einer endotrachealen Intubation mit der Intubationslarynxmaske angegeben?
a. ca. 40 %
b. ca. 97 %
c. ca. 20 %
d. ca. 92 %

12 Schrittmacher, AICD und implantierbare Ereignisrekorder

Boris Lutomsky

Implantierbare Herzschrittmacher und Defibrillatoren (AICD) stellen eine etablierte Therapie bei bradykarden und ventrikulären Rhythmusstörungen dar. Für dieses kardiologische Patientenkollektiv bildet die Implantation eines entsprechenden Aggregates eine das Leben verlängernde und darüber hinaus eine die Lebensqualität steigernde invasive Maßnahme. Ungeklärte Bewusstlosigkeiten, die durch Herzrhythmusstörungen hervorgerufen werden, können erstmalig mit implantierbaren Ereignisrekordern dokumentiert werden. Aufgrund der mittlerweile großen Verbreitung und der im Laufe der Jahre noch zunehmenden Anzahl von Schrittmacher- und AICD-Trägern wird deren Bedeutung für den Rettungsdienst deutlich ansteigen. Der sichere Umgang von Rettungsfachpersonal mit Schrittmacher- und AICD-Patienten oder implantierten Ereignisrekordern gehört somit zum notwendigen Repertoire.

Herzschrittmacher

Herzschrittmacher wurden für Patienten entwickelt, deren Herz zu langsam schlägt. Ein Schrittmacheraggregat überwacht die Herzaktivität des Patienten und sendet bei Bedarf anhand voreingestellter Werte (Parameter) elektrische Impulse über eine Schrittmacherelektrode (Abb. 2) und führt so zu einer Kontraktion des Herzmuskels. Dadurch sichert der Schrittmacher einen regelmäßigen und schnelleren Herzschlag.

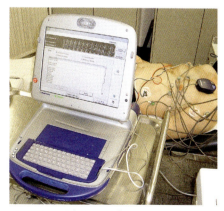

Abb. 1 ▶ Schrittmacherprogrammiergerät mit aufgelegtem Transmitter bei linkspektoral implantiertem Schrittmacheraggregat

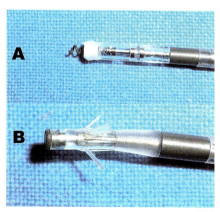

Abb. 2 ▶ Darstellung der zwei gebräuchlichsten Elektrodentypen: Schraubelektrode (A) und Hakenelektrode (B)

Glossar	Tab. 1
adäquate Schockabgabe	AICD-Auslösung nach Erkennen einer ventrikulären Rhythmusstörung
aberrierende Leitung	Erregungsleitung über andere Leitungswege, z.B. bei komplettem Linksschenkelblock
AICD	engl. »automatic implantable cardioverter/defibrillator« (implantierbarer Defibrillator)
ATP (Antitachycardia Pacing)	Abgabe von hochfrequenten Stimulationsimpulsen (ca. 200 bis 300/min) zur Unterbrechung von Tachykardien
AV-Intervall	zeitliches Intervall (ms) in Abhängigkeit von einer wahrgenommenen oder stimulierten Vorhofaktion und der darauf folgenden Ventrikelaktion
BOL (Beginning of Life)	Betriebsbeginn eines Schrittmachers, in der Regel mit Implantation
Electrical Storm, Ventricular Storm, Cluster Shocks	variable Beschreibung der wiederholten adäquaten AICD-Auslösung (> 2 Schocks in 15 Minuten, > 4 Schocks pro Stunde, > 7 Schocks in 24 h) (hoher unabhängiger Prädiktor für drohenden arrhythmogenen Tod)
EOL (End of Life)	Zeitpunkt für das endgültige Betriebsende des Schrittmachers nach Batterieerschöpfung
ERT (Elective Replacement Time)	Zeitpunkt für den elektiven Schrittmacherwechsel bei Batterieerschöpfung
Exit-Block	Ineffektivität der Schrittmacherimpulse infolge zu geringer Impulsamplitude und/oder Impulsdauer bzw. einer zu hohen Reizschwelle des Herzens
Ghost Shock	Vom Patienten subjektiv wahrgenommenes (häufig nächtliches) Entladungsgefühl, das beim ängstlich überlagerten AICD-Patienten vorkommen kann
ILR (Implantable Loop Recorder)	Gerät zur Speicherung von EKG-Ereignissen
inadäquate Schockabgabe	AICD-Auslösung, ohne dass eine ventrikuläre Rhythmusstörung vorgelegen hat
Oversensing	Wahrnehmung von Signalen, die eigentlich nicht wahrgenommen werden sollten
Twiddler-Syndrom	Rotation des Schrittmacheraggregates, um die Elektroden mit Störungen der Schrittmacherstimulation und/oder Signalerkennung
Undersensing	Eigenaktionen werden nicht erkannt, trotz ausreichender Eigenfrequenz werden SM-Impulse abgegeben

Ein Schrittmachersystem besteht aus einem Schrittmacheraggregat (Impulsgeber), das die zur Steuerung des Systems notwendige Elektronik und die Batterie enthält, sowie Schrittmacherelektroden, die den vom Schrittmacheraggregat produzierten Impuls zum Herzen leiten. Der Herzschrittmacher enthält einen miniaturisierten elektronischen Schaltkreis und eine Kompaktbatterie. Zur Energieversorgung werden heutzutage meistens Lithium-Ionen-Batterien verwendet, die je nach Stromverbrauch eine Lebensdauer von etwa acht bis zehn Jahre haben. Die Verbindung zwischen Schrittmacher und Herz wird durch eine bzw. zwei Elektroden hergestellt. Eine Schrittmacherelektrode ist ein sehr dünner, elektrisch isolierter Draht, der im rechten Vorhof oder in der rechten Herzkammer verankert wird. Die Befestigung erfolgt über kleine Schraubelektroden, die sich in den Herzmuskel bohren, oder über Hakenelektroden, die sich z.B. im Trabekelwerk der rechten Kammer verankern. Die Schrittmacherelektrode überträgt den elektrischen Impuls zum Herzen, stellt die Herzaktivität fest und leitet diese Information an den Herzschrittmacher weiter. Anhand der Bauart unterscheidet man uni- und bipolare Schrittmacherelektroden.

Durch die Frequenzadaptation sind Schrittmacher in der Lage, auf den entsprechenden Herzfrequenzbedarf des Patienten zu reagieren. In den vergangenen Jahren wurden verschiedene Sensoren für frequenzadaptive Schrittmachersysteme entwickelt und erprobt. Diese Systeme sind durch den Zusatz »-R« gekennzeichnet, z.B. DDD-R. Häufig verwendete Sensoren messen die Muskelaktivität der Brustmuskulatur oder die QT-Zeit im intrakardialen EKG (IEGM). Es gab in der Vergangenheit jedoch auch einige Ansätze, die Herzfrequenz über die Bluttemperatur, Atemfrequenz oder den pH-Wert zu steuern. Diese Konzepte haben sich aber nicht oder noch nicht durchgesetzt. Bei der Frequenzadaptation reagiert der Sensor auf die veränderte Belastung des menschlichen Körpers, wie sie beim Laufen, Schwimmen oder bei stärkerer körperlicher Anstrengung entstehen kann. Der Schrittmacher wird dann zu einer Erhöhung der Herzfrequenz über der programmierten Grundfrequenz (z.B. 70/min) bis zur so genannten maximalen Sensorfrequenz (z.B. 140/min) veranlasst. Zusätzlich wird programmiert, wie schnell sich der Schrittmacher an die Sensorsignale anpassen soll bzw. wie schnell die Frequenz nach Belastungsende abfällt.

Die Implantation eines Herzschrittmachers ist heute ein ambulanter Eingriff und dauert zumeist weniger als eine Stunde. In der Regel wird eine Stelle unterhalb des linken Schlüsselbeins lokal betäubt und ein kleiner, ca. 8 cm großer Hautschnitt vorgenommen. In den großen Brustmuskel (M. pectoralis major) wird eine kleine Tasche präpariert, die den Herzschrittmacher aufnimmt. Die Schrittmacherelektrode wird über ein spezielles Einführbesteck in die freiliegende Schlüsselbeinvene (V. subclavia) vorgeschoben, bis sie sich im Herzinneren unter Röntgendurchleuchtung darstellt.

In der Regel werden die Schrittmacherelektroden im rechten Vorhof und/oder rechten Ventrikel implantiert. Je nachdem, ob der Ort der Wahrnehmung bzw. der Stimulation im rechten Vorhof bzw. im rechten Ventrikel oder in beiden liegt, spricht man von Einkammersystem (im Vorhof AAI, im Ventrikel VVI) mit einer Sonde (VDD) oder Zweikammersystem (Vorhof und Ventrikel) mit zwei Sonden (DDD).

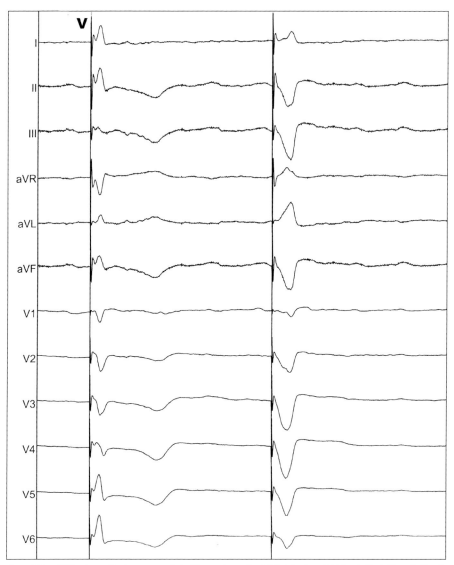

Abb. 3 ▶ EKG eines Einkammer-Schrittmachers im VVI-Modus (V: Ventrikelstimulation) mit bipolarer Stimulation. Der erste schmale Komplex ist eine Fusion aus einem Sinusschlag und einem Ventrikelkomplex. Der zweite Komplex ist rein durch Stimulation im rechten Ventrikel bedingt

Neueste Entwicklungen beziehen auch den linken Vorhof oder Ventrikel mit ein. Es handelt sich um sog. Multisite-Pacing-Systeme (Abb. 3), die bei schwerer Herzinsuffizienz (Herzschwäche) eingesetzt werden. Entsprechend den ACC/AHA-Leitlinien ist die Implantation eines biventrikulären Schrittmacheraggregates bei einer systo-

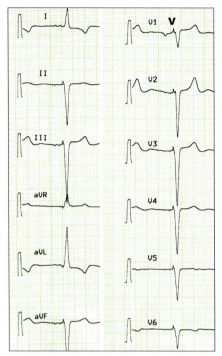

ABB. 4 ▶ EKG eines Einkammer-Schrittmachers im VVI-R-Modus (V: Ventrikelstimulation) mit unipolarer Stimulation

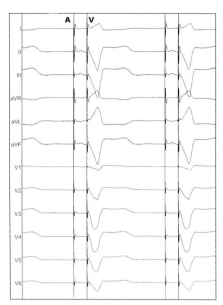

ABB. 5 ▶ EKG eines Zweikammer-Schrittmachers im DDD-R-Modus (A: Vorhofstimulation, V: Ventrikelstimulation) mit bipolarer Stimulation. Zwischen dem A- und dem V-Stimulus findet sich die »P«-Welle als Zeichen der Erregungsausbreitung über den Vorhof

lischen Herzinsuffizienz im Stadium NYHA III-IV und einem Linksschenkelblock mit einer QRS-Breite > 130-150 ms (Norm < 120 ms), einem linksventrikulären enddiastolischen Durchmesser von > 55 mm (Norm 40-55 mm) und einer Ejektionsfraktion < 35% (Norm > 55%) eine Klasse-IIa-Empfehlung. Nach den Ergebnissen der COMPANION-Studie mit über 1.600 Patienten lässt sich durch biventrikuläre Stimulation die Gesamtmortalität um 36% senken. Die MUSTIC- und MIRACLE-Studie haben ebenfalls eine signifikante Besserung der klinischen Parameter und der Ejektionsfraktion nach sechs Monaten gezeigt. An geeigneter Stelle wird die Elektrode im Vorhof oder in der Kammer fixiert. Hierzu gibt es verschiedene Fixationsmöglichkeiten. Nachdem das Schrittmacheraggregat mit den Elektroden konnektiert wurde, erfolgen die Naht der Muskeltasche und der Wundverschluss.

In den ersten Tagen nach dem Eingriff sollten vom Patienten weit ausladende Bewegungen mit der Schulter, auf deren Seite der Herzschrittmacher implantiert wurde, vermieden werden. Im schlimmsten Fall kann es sonst zum Ausreißen der Elektrode kommen. Eine leichte Schonung sollte für etwa sechs Wochen eingehalten werden. Schwere Arbeiten mit dem Arm der Implantationsseite sollten für acht Wochen vermieden werden. Kurze Zeit nach dem Eingriff haben sich die Patienten normalerweise erholt. Unter Umständen können geringe Wundschmerzen an der

Schrittmacher-Code in der revidierten Fassung (2002)				Tab. 2
1. Position	2. Position	3. Position	4. Position	5. Position
Stimulationsort (Pacing)	Wahrnehmungsort (Sensing)	Betriebsart (Mode)	programmierbare Funktionen	Multi-Site-Stimulation
0: keiner	0: keiner	0: keine	0: keine	0: keine
A: Vorhof (Atrium)	A: Vorhof (Atrium)	T: getriggert (Trigger)	R: Frequenz moduliert (Rate response)	A: Vorhof (Atrium)
V: Kammer (Ventrikel)	V: Kammer (Ventrikel)	I: inhibiert		V: Kammer (Ventrikel)
D: doppelt (A + V)	D: doppelt (A + V)	D: doppelt (T + I)		A: Vorhof

Implantationsstelle spürbar werden. Das Nahtmaterial wird gewöhnlich nach dem 10. postoperativen Tag entfernt.

Nach der Implantation des Schrittmachers wird die regelrechte Schrittmacherfunktion mit einem für den Schrittmacher vorgesehenen Programmiergerät kontrolliert und die entsprechenden Stimulationsparameter eingestellt. Dem Patienten wird ein Schrittmacherpass ausgehändigt, auf dem wichtige Informationen zum Aggregat, zu den Elektroden, zur Implantationsindikation und zu den regelmäßigen Nachuntersuchungen vermerkt sind. Hier wird regelmäßig die Schrittmacherfunktion und der Batteriestatus überprüft. Moderne Schrittmacheraggregate halten je nach Stimulationsauslastung acht bis zehn Jahre. Die Kennzeichnung der Schrittmacher-Betriebsart, d.h. des Stimulationsmodus, erfolgt nach dem Generic Pacemaker Code der North American Society of Pacing and Electrophysiology/British Pacing and Electrophysiology Group (NASPE/BPEG) (Tab. 2).

Bei Verdacht auf eine Schrittmacherkomplikation oder -fehlfunktion sollte neben der ausführlichen Anamnese und den bei kardiologischen Notfällen üblichen Basismaßnahmen – venöser Zugang, Blutdruckmessung, körperliche Untersuchung, pulsoxymetrische Sauerstoffsättigungsmessung – ein 12-Kanal-EKG geschrieben werden. Bei nur kurz dauernden Fehlfunktionen ist u.U. ein längerer Rhythmusstreifen notwendig.

Prinzipiell sind Komplikationen bei Schrittmacherpatienten jederzeit möglich. Zuerst sollte der Schrittmacherausweis gelesen werden. Ein Augenmerk sollte auf das Implantationsdatum gelegt werden. Wenngleich Komplikationen bei Schrittmacherpatienten jederzeit möglich sind, ist das Rettungsfachpersonal häufig mit frühen postoperativen und späten Komplikationen konfrontiert. Frühe Komplikationen sind häufig direkt oder indirekt mit der eigentlichen Implantation des Schrittmacheraggregates verbunden. Technische Fehlfunktionen des Schrittmachers sind eine ausge-

Komplikationen bei Schrittmacherpatienten	Tab. 3
frühe Komplikationen	späte Komplikationen
• Wundheilungsstörungen • Tascheninfektion • Dislokation der Schrittmacherelektrode • Schrittmacherarrhythmien • Schrittmachersyndrom • Konnektorprobleme	• Dislokation der Schrittmacherelektrode • Schrittmacherarrhythmien • Schrittmachersyndrom • Schrittmacherelektrodendefekt, z.B. Elektrodenbruch • Batterieerschöpfung • Reizschwellenanstieg • Twiddler-Syndrom • Drucknekrosen

sprochene Rarität. Frühe Komplikationen treten wenige Tage bis Wochen nach der Implantation auf. Zu den späten Komplikationen gehören vor allem Fehlfunktionen des Schrittmacheraggregates und der Schrittmacherelektroden, aber auch trombembolische Komplikationen können auftreten (Tab. 3).

Ein Ausfall des Schrittmacheraggregates, z.B. durch Batterieerschöpfung oder Dislokation der Schrittmacherelektroden, führt zu einer lebensbedrohlichen Bradykardie, Asystolie oder zum Tod des Patienten. Dies ist an den fehlenden Schrittmacher-Spikes erkennbar. Bei jedem Schrittmachernotfall sollte daher ein Notarzt hinzugezogen werden. Bei komplettem Ausfall des Schrittmacheraggregates ohne suffizienten Eigenrhythmus des Patienten ist in aller Regel der Fälle eine nicht-invasive, transthorakale Schrittmachertherapie erforderlich. Durch Auflage eines Ringmagneten lässt sich das Schrittmacheraggregat in einen festfrequenten Modus umstellen. Hierdurch lässt sich klären, ob der Schrittmacherimpuls tatsächlich ausgefallen ist (Batterieausfall, Aggregatdefekt, Elektrodendislokation) oder ob nur fälschlich inhibiert oder die Programmierung durch elektromagnetische Interferenzen verändert wurde. Die gemessene Herzfrequenz sollte mit der »Magnetfrequenz« (festfrequente Stimulation, beispielsweise 60/min durch Auflegen eines Magneten) aus dem Schrittmacherausweis übereinstimmen.

Erkennt man im Oberflächen-EKG Muskelartefakte und fehlen die Schrittmacher-Spikes, so kann eine Inhibierung des Schrittmacheraggregates durch Muskelpotenziale vorliegen. Damit es nicht zu Artefakten kommt, sollte der

Ursachen fehlender Schrittmacherstimulation	Tab. 4
• Batterieerschöpfung • Batteriedefekt • Elektrodenbruch • Oversensing (elektromagnetische Interferenzen, Muskelpotenziale, Isolationsdefekt) • fehlerhafte Konnektion von Elektrode und Schrittmacheraggregat	

Patient als erste Maßnahme so ruhig wie möglich gelagert werden. In einer erneuten Schrittmacherkontrolle wird dann die Schrittmacher-Sensitivität neu eingestellt, evtl. ist die Neuimplantation der Elektroden und des Aggregates notwendig. Das teilweise Auftreten von Schrittmacher-Spikes ist ein Hinweis auf einen Elektrodenbruch.

In etwa 5-10 % aller Fälle führt die Kammerstimulation bei erhaltenem Sinusrhythmus zu einer rückwärtigen (retrograden) Erregung des Vorhofes und Vorhofaktionen gegen die geschlossene Trikuspidalklappe. Es kommt in der Folge zum Verlust der Vorhofsystole und zu einem plötzlichen Druckanstieg im Vorhof mit einem damit verbundenen reflektorischen Blutdruckabfall. Die Patienten klagen über Herzstolpern, Schwindel, Präsynkope, Angst- und Beklemmungsgefühle. Die fehlende Vorhofaktion kann auch hämodynamische Auswirkungen haben und sich in Luftnot sowie mangelnder Leistungsfähigkeit widerspiegeln. Das Schrittmachersyndrom wird am häufigsten bei VVI-Stimulation beobachtet. Bei DDD-Schrittmachern tritt es auf, wenn das AV-Intervall des Schrittmachers zu kurz gewählt wurde.

Automatischer, implantierter Kardioverter / Defibrillator (AICD)

Bei einem AICD handelt es sich um ein implantiertes Aggregat von etwas größeren Baumaßen als bei einem konventionellen Schrittmacheraggregat. Über uni- oder bipolare intrakardiale Elektroden oder bei älteren Modellen über epikardiale Patches registriert es kontinuierlich ein intrakardiales EKG und terminiert je nach programmierten Parametern eine auftretende ventrikuläre Rhythmusstörung wie beispielsweise eine anhaltende ventrikuläre Tachykardie bzw. Kammerflimmern oder -flattern durch antitachykardes Pacing (ATP) oder durch Schockabgabe (Defibrillation/Kardioversion). Die meisten AICD-Aggregate werden mit programmierbaren Schrittmacherfunktionen (z.B. DDD-R-Schrittmacher) und/oder Antibradykardie-Stimulationsmodi ausgeliefert. Fast alle modernen AICD-Aggregate verfügen über folgende Funktionen:

- ▶ Antitachykardes Pacing (ATP): Durch Abgabe schneller Stimulationsimpulse (Burst-Stimulation) oder eine schnelle Stimulation mit zu- oder abnehmender Zykluslänge (Ramp-Stimulation) können ventrikuläre Tachykardien effizient beendet werden, die auf Reentry-Mechanismen basieren. Der Vorteil dieser Überstimulation besteht darin, dass der Defibrillator nur bei Versagen des ATP einen Defibrillationsschock abgeben muss. Da beim ATP keine Ladezeit wie bei der Defibrillation/Kardioversion benötigt wird, setzt die Therapie schneller ein. ATP wird von den meisten Patienten besser toleriert als eine Schockabgabe. Zusätzlich wird die Batteriekapazität geschont. Daher erfolgt die Programmierung des Aggregates in der Reihefolge: erst ATP, dann Schockabgabe.

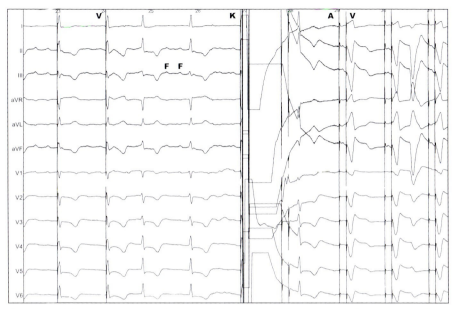

Abb. 6 ▶ Elektr. Kardioversion bei einer Patientin mit atypischem, linksatrialem Vorhofflattern (F: Flatterwelle) vor und nach elektr. Kardioversion mit 100 Ws (»Joule«) in antero-posteriorer Eletrodenposition. Deutlich ist vor der elektrischen Kardioversion die Einkammerstimulation zu erkennen. Nach der Kardioversion erfolgt die Zweikammer-Stimulation im DDD-R-Modus (A: Vorhofstimulation, V: Ventrikelstimulation)

- ▶ Kardioversion: R-Zacken-getriggerte Schockabgabe bei regelmäßigen, ventrikulären Arrhythmien, z.B. ventrikuläre Tachykardie.
- ▶ Defibrillation: asynchrone Schockabgabe bei unregelmäßigen ventrikulären Arrhythmien, z.B. Kammerflimmern.
- ▶ Antibradykarde Stimulation: Antibradykardes Pacing ist in 15-20% der Fälle bei begleitenden bradykarden Rhythmusstörungen erforderlich. Häufig erfolgt die Programmierung im DDD-R-Modus.

Die Diskriminierung der Rhythmusstörung erfolgt anhand mehrstufiger Algorithmen, wie z.B. Erkennung von supraventrikulären Tachykardien (SVT-Diskriminierung), Erkennen bestimmter, für ventrikuläre Tachykardien spezifischer Merkmale (Morphologiediskriminierung), Messung der RR-Intervalle (Intervallstabilität), Sudden-Onset und Vergleich zuvor abgespeicherter individueller patientenspezifischer Rhythmusereignisse (Template-Vergleich). Bei modernen Aggregaten der neuesten Generation liegt der Implantationsort aufgrund der fortschreitenden Miniaturisierung häufig – wie bei konventionellen Schrittmacheraggregaten – unterhalb des linken oder rechten Schlüsselbeins. Bis vor einigen Jahren wurden die Aggregate aufgrund der unhandlichen Baugröße häufig abdominell (in die Bauchmuskulatur) und mit epikardialen Patches implantiert.

Bei folgenden kardialen Erkrankungen ist die Implantation eines AICD-Aggregates notwendig bzw. angeraten:

- anhaltende Kammertachykardien (ventrikuläre Tachykardie, Kammerflimmern),
- Herzinsuffizienz (EF < 30%), z.B. nach Herzinfarkt, dilatative Kardiomyopathie,
- genetische Erkrankungen mit hohem Risiko für den plötzlichen Herztod, z.B. Long-QT-Syndrom, Brugada-Syndrom, hypertrophe Kardiomyopathie, arrhythmogene rechtsventrikuläre Dysplasie.

▶ AICD-Notfälle

Bei AICD-Patienten kommt es erfahrungsgemäß zu mehr oder weniger häufigen Entladungen, die dem zugedachten Zweck des Aggregates zuzuordnen sind. Gelegentliche Schockabgaben zeigen eine stabile rhythmogene Situation und ein funktionierendes Aggregat an. Eine einzige Schockentladung ist somit noch nicht zwangsläufig als kardiologischer Notfall einzustufen. Kommt es jedoch zu vermehrten Entladungen im Sinne eines »Electrical Storm«, so liegt ein kardiologischer Notfall vor. Die Definition eines Electrical Storm variiert in der Literatur von mehr als zwei Schocks in 15 Minuten bis zu vier Schocks in der Stunde oder aber mehr als sieben Schocks in 24 Stunden. Häufige Ursachen solcher wiederholten Entladungen können akute Verschlechterung einer linksventrikulären Dysfunktion (Verschlechterung der bestehenden Herzinsuffizienz), eine akute myokardiale Ischämie (z.B. Herzinfarkt), Elektrolytstörungen wie z.B. Hypokaliämie und Hypomagnesiämie, Änderung der antiarrhythmischen Medikation, aber auch proarrhythmische Effekte von Antiarrhythmika wie z.B. Sotalol sein.

Bei Patienten im Electrical Storm erfolgt die umgehende Nachalarmierung eines Notarztes. Der Patient sollte mit erhöhtem Oberkörper gelagert werden. Neben dem Routinemonitoring – Blutdruckmessung, Messung des peripheren Pulses und pulsoxymetrische Sauerstoffsättigung (S_pO_2) – ist das kontinuierliche EKG-Monitoring von besonderer Bedeutung. Vorzugsweise sollten EKG-Geräte mit einer Speicherfunktion verwendet werden. Hiermit können für die weitere Dokumentation der Ereignisse Ausdrucke angefertigt werden. Bei häufigen Rhythmusereignissen bietet es sich zusätzlich an, den QRS-Detektions-Ton des EKG-Gerätes anzuschalten, um so entsprechend schnell reagieren zu können. Es sollte immer ein 12-Kanal-Ruhe-EKG geschrieben werden, um Veränderungen der Erregungsrückbildung im Verlauf besser beurteilen zu können. Ebenfalls obligatorisch ist die Anlage eines venösen Zugangs mit Infusion einer kristalloiden Infusionslösung zum Offenhalten. Zusätzlich erfolgt die Gabe von Sauerstoff (4-6 l/min) über eine Nasensonde oder Gesichtsmaske.

Da gerade Patienten mit einem AICD häufig sehr ängstlich sind, ist es von eminenter Bedeutung, dass neben der weiteren ruhigen und zielgerichteten Durchführung der Basismaßnahmen eine besondere Ruhe auf den Patienten ausgestrahlt wird.

Auch sollte es nicht vermieden werden, den Patienten z.B. durch Berühren der Hände oder Schulter beizustehen. Es ist ungefährlich, den Patienten während einer AICD-Entladung anzufassen, evtl. kann ein leichtes, harmloses Kribbeln gefühlt werden. Bei sehr ängstlichen Patienten sollte eine leichte Sedierung, z.B. mit 2,5 bis 5 mg Diazepam-Lipuro oder 2 bis 3 mg Dormicum® i.v. erwogen werden.

▶ *Electrical Storm*

Bei einem ventrikulären Electrical Storm sollte eine möglichst potente antiarrhythmische Therapie eingeleitet werden. Hierzu bietet sich das Klasse-III-Antiarrhythmikum Amiodaron an. Es werden 300 mg Cordarex® in 250 ml Glucose 5% als Kurzinfusion über 20 min und/oder 150 mg Cordarex® als Bolus i.v. vorweg geben. Der Transport des Patienten sollte auf eine kardiologische Intensivstation, möglichst die des implantierenden Zentrums erfolgen. Ist diese Klinik nicht erreichbar, erfolgt der Transport auf eine internistische Intensivstation. Unbedingt sollte der Schrittmacher/AICD-Ausweis in die behandelnde Klinik mitgebracht werden und geklärt werden, ob Programmiergeräte zur AICD-Abfrage des betreffenden Herstellers vorgehalten werden.

Kommt es zu häufigen AICD-Entladungen, sollte eine Deaktivierung des Aggregates durch einen erfahrenen Notarzt vorgenommen werden. Falls möglich, sollte beim implantierenden Zentrum rückgefragt werden, wie die Deaktivierung vorgenommen wird. Eine Indikation zur Deaktivierung ist durch Kreislaufstillstand, kardiopulmonale Reanimation, rezidivierende inadäquate Schockabgaben und AICD-Fehlfunktionen gegeben. Zur Deaktivierung wird ein starker Ringmagnet über dem Aggregat aufgelegt, damit wird z.B. beim AICD Ventak der Fa. CPI aus dem R-Zacken-synchronen Ton ein konstanter, hochfrequenter Ton. Der Magnet kann nun entfernt werden. Bei jedem Patienten, bei dem eine Deaktivierung des AICD vorgenommen wurde, muss eine ständige und sofortige Kardioversionsbereitschaft vorliegen. Hierzu sollten Defi-Patches in anterior-posteriorer Elektrodenplatzierung aufgebracht werden. Hierdurch wird gewährleistet, dass der Patient bei einem erneuten Rhythmusereignis schnell defibrilliert oder kardiovertiert werden kann. Es ist jedoch zu beachten, dass bei Patienten, denen die Defi-Elektroden epikardial implantiert wurden, eine leicht erhöhte Defibrillationsenergie benötigt wird.

Nicht bei jeder AICD-Auslösung muss eine ventrikuläre Rhythmusstörung vorliegen, vielmehr muss man auch an tachykarde supraventrikuläre Rhythmusstörungen mit aberrierender Leitung denken, z.B. AV-Knoten-Reentry-Tachykardie, intermittierendes Vorhofflimmern, Vorhofflattern mit schneller Überleitung. Solche inadäquaten Schockabgaben oder ATP-Auslösungen können verschiedene Ursachen haben:

▶ supraventrikuläre Rhythmusstörungen (Vorhofflimmern, Vorhofflattern, [paroxysmale] SVT),
▶ AICD-Proarrhythmien (Rhythmusstörungen ausgelöst durch Niedrigenergie-Schockabgaben/ATP, z.B. Degeneration einer Tachykardie in Kammerflimmern),

- Defekt an ICD und/oder Elektroden (Dislokation, Isolationsdefekt, Elektrodenbruch),
- externe Interferenz, z.B. starke magnetische Felder (Kernspintomographie, Elektrokauter, Lithotripsie),
- ineffektive Therapie,
- Erhöhung der Defibrillationsschwelle.

Implantierbare Ereignisrekorder

Event-Rekorder (Loop Recorder) sind kleine Aufzeichnungsgeräte, die das Oberflächen-EKG automatisch oder durch den Patienten manuell ausgelöst aufzeichnen. Prinzipiell unterscheidet man externe von internen Geräten. Externe Geräte, z.B. Reynolds Cardio-Call, sind kleine und leichte (88 g) vom Patienten am Gürtel getragene Geräte, die über handelsübliche Klebeelektroden ein Oberflächen-EKG nach manueller Aktivierung aufzeichnen können. Die Aufzeichnungsdauer beträgt 20 Minuten im 1-Kanal- und 10 Minuten im 2-Kanal-Betrieb. Bei vielen Geräten ist eine thorakale Ableitung über geräteseitige Metallelektroden möglich. Ein implantierbarer Ereignisrekorder (ILR), zum Beispiel Medtronic RevealPlus, wird in Lokalanästhesie in einer kleinen subkutanen Tasche implantiert. Das Gerät speichert Ereignisse automatisch je nach Programmierung (Tachykardie, Bradykardie, Pause) und durch Auflage des Aktivierungsgeräts, das vom Patienten immer mitzuführen ist, damit er beim Auftreten von Symptomen sofort Informationen über den Herzrhythmus speichern kann. Ist der Patient bei Eintreffen des Rettungsdienste noch nicht in der Lage dazu gewesen, sollte durch den Patienten oder das Rettungsfachpersonal eine Speicherung der EKG-Daten vorgenommen werden, da das Gerät auch die Zeit vor dem Ereignis bzw. der Aktivierung (bis zu 40 Minuten, Standard 6 bis 10 Minuten) speichert. Die Gesamtspeicherkapazität beträgt beim Reveal Plus bis zu 42 Minuten. Wenn das Aktivierungsgerät über den implantierten ILR gehalten und die weiße Taste gedrückt wird, speichert der ILR ein EKG. Diese EKG-Aufzeichnungen kann der Arzt dann später über eine Induktionsspule, die mit einem Programmiergerät verbunden ist, lesen und auswerten. Ein ILR bleibt in der Regel bis zum Ende der Betriebsdauer (ca. 1 bis 1,5 Jahre) oder bis zur Aufzeichnung der gesuchten Rhythmusstörung implantiert.

Indikationen zur Implantation eines Ereignisrekorders — Tab. 5
- unklare Synkopen
- Prä-Synkopen
- episodisch auftretende Schwindelanfälle
- unklare Herzpalpitationen, die auch nicht mit einer elektrophysiologischen Untersuchung abschließend geklärt werden konnten
- »Krampfanfälle« unklarer Genese

Wie lese und interpretiere ich den Schrittmachercode richtig?

1. Position: Gibt an, in welcher Herzhöhle (A: Vorhof, V: Ventrikel, D: Vorhof und Kammer) der Schrittmacher über eingebrachte Schrittmacherelektroden stimuliert. Ein häufig anzutreffender Stimulationsmodus, der DDD-R-Modus, stimuliert das Herz sowohl im rechten Vorhof als auch in der rechten Kammer. Da durch den Schrittmacher der AV-Knoten nachgeahmt wird, spricht man auch von einem AV-sequenziellen System.

2. Position: Gibt an, in welcher Herzhöhle die Eigenaktionen des Herzens erkannt werden (Sensing). Die Bedeutung der Buchstaben entspricht denen der 1. Position. Die Buchstaben aus der 1. und 2. Position müssen nicht zwangsläufig identisch sein, wie beim DDD- oder AAI-Schrittmacher. So bedeutet der VDD-Modus, dass eine Ventrikelstimulation durch eine spontane Vorhofaktion ausgelöst wird (P-Wellen-synchrone Ventrikelstimulation). Dieses Aggregat wird bei regelrechter Sinusknotenfunktion und AV-Block III. Grades eingesetzt.

3. Position: Bezeichnet die Reaktion auf ein Sensing. Wenn in der Position 3 ein »I« steht, bedeutet dies, dass der Schrittmacher die entsprechenden Stimulationsorte in der 1. Position »sperrt« (inhibiert). So ist z.B. ein VVI-Schrittmacher ein Aggregat, das bei Detektion eines Signals in der Kammer (V) die Stimulation in der Kammer (V) unterdrückt.

Unter »Triggern« versteht man das Erkennen von Eigenaktionen aus der Kammer. Wird vom Schrittmacher innerhalb eines bestimmten, im Schrittmacher programmierten Zeitintervalls keine Eigenaktion festgestellt, kommt es zur Auslösung eines Impulses. Kommt es zu einer Eigenaktion innerhalb des Trigger-Intervalls, wird die Stimulation in der Kammer unterdrückt. Der T-Modus wird praktisch nur mit dem I-Modus zusammen verwendet. Die alleinige Verwendung der Betriebsart »Trigger« (T) wird extrem selten benötigt.

Im Dual-Mode (D) werden Signale inhibiert und getriggert. So wird im DDD-Modus der atriale Schrittmacherimpuls bei Eigenaktionen inhibiert und der ventrikuläre getriggert. Falls keine AV-Knotenüberleitung erfolgt und damit durch die Triggerfunktion erkannt wird, wird ein Stimulationsimpuls nach einem bestimmten Intervall in der Kammer ausgelöst. Eigenaktionen werden in Vorhof und Kammer erkannt und unterdrückt (inhibiert).

4. Position: Dieser Buchstabe gibt Auskunft über die Frequenzadaption des Schrittmachers. Wenn der Modus »R« gewählt ist, kommt es zu einer Frequenzregulation des Schrittmachers, z.B. durch körperliche oder emotionale Belastung. Gerade bei Sinusknotenerkrankungen ist diese physiologische Reaktion des Körpers mit einem Herzfrequenzanstieg nicht mehr gegeben (fehlende chronotrope Kompetenz). Als Messgrößen zur Berechnung der optimalen Herzfrequenz werten die Schrittmacher z.B. die Muskelaktivität, Beschleunigung, QT-Intervall, Temperatur oder Atemfrequenzen aus. Der 0-Modus wurde nur in den Anfängen der Schrittmachertherapie bis in die 70er-Jahre verwendet und hat heutzutage keine Bedeutung mehr.

5. Position: Bis zum Jahr 2002 wurden in der 5. Position Betriebsarten der so genannten Antitachykardiestimulation vermerkt. Seit der Novelle der Schrittmachercodierung im Februar 2002 wurde einer neuen Stimulationsart, dem so genannten Multisite-Pacing, Rechnung getragen. Diese Stimulationsart wird z.B. bei Patienten mit einer schweren Herzinsuffizienz (Ejektionsfraktion < 20 %, normal > 50 %) eingesetzt. Hierzu wird eine dritte Schrittmacherelektrode in den Sinus coronarius vorgeschoben. Hierbei handelt es sich um eine Vene, die zwischen dem linken Vorhof und der linken Kammer verläuft und in den rechten Vorhof mündet. Durch zeitgleiche Stimulation von linker und rechter Kammer (kardiale Resynchronisation) wird eine bessere Herzauswurfleistung erreicht.

FRAGEN

1. Was gehört nicht zu einem Zweikammer-Schrittmachersystem?
a. Vorhofsonde
b. Kammersonde
c. Koronarvenensinussonde
d. Schrittmacheraggregat

2. Welches Antiarrhythmikum ist das Medikament der Wahl bei Patienten im Electrical Storm mit einem implantierten Defibrillator (AICD) und eingeschränkter linksventrikulärer Pumpfunktion?
a. Tambocor® (Flecainid)
b. Sotalex® (Sotalol)
c. Cordarex® (Amiodaron)
d. Rytmonorm® (Propafenon)

3. Welcher Schrittmacherkomplikation ist die typische Spätkomplikation?
a. Batterieerschöpfung
b. Wundheilungsstörungen
c. Tascheninfektion
d. Dislokation der Schrittmacherelektrode

4. Bei einem Twiddler-Syndrom handelt es sich um ...
a. eine psychiatrische Erkrankung.
b. die Dislokation des Schrittmacheraggregates in der Muskeltasche.
c. die Rotation des Schrittmacheraggregates um die Elektroden mit Störungen der Schrittmacherstimulation und/oder Signalerkennung.
d. eine Drucknekrose im Bereich der Schrittmacherimplantationsstelle.

5. Welche Abkürzung beschreibt den Zeitpunkt für einen elektiven Schrittmacheraggregatwechsel bei Batterieerschöpfung?
a. BOL
b. EOL
c. ERT
d. ATP

6. Welcher der folgenden Zustände kann ein Oversensing bedingen?
a. Isolationsdefekt
b. allergische Erkrankung
c. Hypoglykämie
d. Batteriezustand »ERT«

7. Welche Aussage trifft zu?
a. Bei einem AAI-Schrittmacher handelt es sich um einen Schrittmacher mit zwei Vorhofelektroden.
b. Bei einem VVI-Schrittmacher handelt es sich um einen Schrittmacher mit einer Kammerelektrode.
c. Bei einem DDD-Schrittmacher handelt es sich um einen Schrittmacher mit entweder einer Vorhof- oder einer Kammerelektrode.
d. Bei einem Multisite-Pacing-System handelt es um ein Schrittmacheraggregat zur Behandlung von Kammerrhythmusstörungen.

8. Welche Aussage zum Schrittmachersyndrom trifft zu?
a. Es tritt hauptsächlich im DDD-R-Modus auf.
b. Es ist gekennzeichnet durch einen niedrigen Batteriezustand.
c. Es kommt zu einem Verlust der Vorhofwahrnehmung durch das Schrittmacheraggregat.
d. Es kommt zum Verlust der Vorhofsystole und zum plötzlichen Druckanstieg im Vorhof mit einem damit verbundenen reflektorischen Blutdruckabfall.

9. Welche Maßnahme ist bei einem Totalausfall des Schrittmacheraggregates bei einem Patienten ohne suffizienten Eigenrhythmus am erfolgversprechendsten?
a. 0,05 mg Atropin i.v.
b. 5 mg Beloc® (Metoprolol) i.v.
c. nicht-invasive, transkutane Schrittmacheranwendung
d. Alupent-Kurzinfusion

10. Bei Patienten mit einem implantierten Defibrillator (AICD) trifft folgende Aussage zu:

a. Jeder vom Patienten subjektiv empfundene Schock ist auch tatsächlich vom Aggregat abgegeben worden.
b. Bildgebende Diagnostik, z.B. Schichtaufnahmen des Kopfes, kann problemlos in der Kernspintomographie durchgeführt werden.
c. Von einem Electrical Storm spricht man ab mindestens zwei Schockabgaben pro Tag.
d. Durch antitachykardes Pacing (ATP) kann eine ventrikuläre Tachykardie auch ohne Schockabgabe terminiert werden.

13 Analgetika im Rettungsdienst: Allgemeine Aspekte

Tim Viergutz
Jochen Hinkelbein
Harald Genzwürker

Schmerz ist nach wie vor das häufigste Symptom, um einen Arzt aufzusuchen bzw. nach einem Arzt zu rufen. Dies gilt in gleichem Maße für den niedergelassenen Arzt wie für den ärztlichen Bereitschaftsdienst oder den Notarzt im Rettungsdienst. Die suffiziente Therapie des Schmerzes war – und ist auch heute noch – eine der zentralen Aufgaben jedes Arztes. Dabei dient der Schmerz in der Regel als eine sinnvolle Warnfunktion, um den Körper vor bedrohlichen Schäden zu schützen. Gerade bei potenziell lebensbedrohlichen Notfällen sollten die Folgen des Schmerzes durch eine suffiziente Analgesie vermindert oder gar verhindert werden. Ein erhöhter Sympathikotonus führt zu Tachykardie, Hypertonie und erhöhtem Sauerstoffverbrauch des Herzens. Durch Aktivierung der unterschiedlichsten Mediatorsysteme kommt es zur Störung der Mikrozirkulation und damit zu einer katabolen Stoffwechsellage.

Die präklinische Analgetikatherapie bei Patienten mit unklaren Krankheitsbildern wurde wegen etwaiger Verschleierung der Symptome in der Klinik und der dadurch erschwerten klinischen Diagnostik in der Vergangenheit oft kontrovers diskutiert. Aufgrund der heute weitreichenden Diagnostikmöglichkeiten besteht keinerlei Grund, einem Patienten in der Präklinik eine suffiziente Schmerztherapie vorzuenthalten. Die sorgfältige Dokumentation der vor Schmerzmittelgabe erhobenen Befunde ist allerdings zwingend notwendig.

Aktuelle Untersuchungen in Deutschland und in den USA zeigen, dass weiterhin ein defizitäres Schmerzmanagement in der Notfallmedizin vorherrscht. Gründe dafür sind eine unzureichende Ausbildung und eine in vielen Fällen nur schematische und nicht patientenbezogene Schmerztherapie. Außerdem existiert kein Qualitätsmanagement hinsichtlich adäquater Analgesie im Rettungsdienst (11, 12).

Ideales Analgetikum

Das ideale Analgetikum für die präklinische Notfallmedizin beinhaltet folgende Eigenschaften (1, 3):

- ▶ einfache Handhabung
- ▶ hohe analgetische Potenz
- ▶ rascher Wirkeintritt und rasches Wirkmaximum
- ▶ mittellange Wirkdauer

- gut steuerbare Wirkdauer
- keine oder nur geringe Nebenwirkungen auf die Vitalfunktionen und auf Übelkeit und Erbrechen.

Dieses ideale Analgetikum gibt es bisher nicht. Bei der Auswahl der Medikamente sollte man sich neben dem Wirkprofil in erster Linie auf die Substanzen beschränken, mit deren Umgang man vertraut ist, deren Nebenwirkungen gut bekannt sind und die gegebenenfalls behandelt werden können (1).

Generell wird zwischen Nichtopioidanalgetika (so genannte periphere Analgetika) und Opioidanalgetika (sogenannte zentrale Analgetika) unterschieden, wobei die Auswahl der Substanzen und deren Kombination sich nach der Art und Schwere der Erkrankung bzw. der Verletzung richtet.

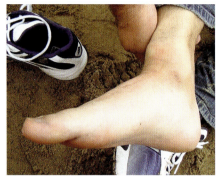

ABB. 1 ▶ Reposition erfordert Analgesie

Besonderheiten beim Notfallpatienten

Beim Notfallpatienten handelt es sich üblicherweise um einen dem Behandler unbekannten Patienten mit unbekannter Anamnese. Der Patient empfindet Schmerzen, deren Ursache meist vielfältig ist. Er kann selbst nicht einschätzen, wie schwer er tatsächlich erkrankt oder verletzt ist. Auf der anderen Seite steht das Notfallteam, das unter Zeitdruck mit beschränkten Möglichkeiten einem gewissen Erfolgsdruck ausgesetzt ist, um dem Patienten so schnell wie möglich zu helfen. Dies stellt für alle Beteiligten eine Stresssituation dar. Ruhiges, souveränes Auftreten und menschliche Zuwendung sind die Basismaßnahmen jeder präklinischen Schmerztherapie. Adjuvante Basismaßnahmen beinhalten außerdem eine schmerzfreie Lagerung, Immobilisation und vor allem einen schonenden Transport in die Klinik (3, 10).

> **Generell gilt für die Schmerztherapie:**
> **So viel Analgesie wie nötig, so wenig Analgetika wie möglich!**

Die Schmerztherapie im Notfall sollte immer intravenös erfolgen, da die Resorption von intramuskulär oder subkutan verabreichten Medikamenten durch eine ungewisse Pharmakokinetik verzögert und nicht vorhersagbar ist. Auch kann die intramuskuläre Applikation von Medikamenten zu unerwünschten Wirkungen führen (Beispiel: Myokardinfarkt mit nachfolgender Fibrinolysetherapie). Eine Ausnahme besteht bei der Analgesie von Patienten, bei denen kein intravenöser Zugang möglich ist: Hier kann bei starken Schmerzen zur Rettung Ketamin (z.B. Ketanest®) intramuskulär injiziert werden (1, 3, 10).

Das intravasale Verteilungsvolumen ist beim Notfallpatienten aufgrund von Volumenmangel bei starkem Blutverlust oder erniedrigtem Herzminutenvolumen (z.B. bei kardialer Schädigung) vermindert. Aus diesem Grund müssen die Analgetikadosen reduziert werden. Durch fraktionierte Gabe kann man sich an das Niveau »herantasten«, bis der Patient schmerzfrei ist. Generell gilt deshalb: So viel Analgesie wie nötig, so wenig Analgetika wie möglich!

Nichtopioidanalgetika – »periphere Analgetika«

Unter dem Begriff »periphere Analgetika« versteht man Substanzen, die durch eine Hemmung des Enzyms Cyclooxygenase 1 bzw. 2 (COX-1 oder COX-2) die Synthese von Prostaglandin vermindern. Dabei sind die Prostaglandine selbst nicht schmerzauslösend, sie steigern lediglich die Schmerzrezeptorempfindlichkeit, bewirken also eine Hyperalgesie. Periphere Analgetika wirken analgetisch, antipyretisch (fiebersenkend) und antiphlogistisch (entzündungshemmend). Diese drei Wirkungsqualitäten sind bei den jeweiligen Substanzen unterschiedlich stark ausgeprägt.

Der Begriff periphere Analgetika ist irreführend, da diese Substanzen nicht nur in der Peripherie, sondern auch am Zentralen Nervensystem (Rückenmarks-, Stammhirn- und Thalamusebene) wirken. Dabei wird diesen Substanzen oft nachgesagt, sie seien weniger wirksam als z.B. die Opioidanalgetika. Dies ist nur zum Teil richtig. Bei bestimmten Schmerzen bzw. Erkrankungen sind gerade diese peripheren Analgetika die Substanzen der Wahl (z.B. Kolikschmerzen), da sie hier oftmals besser wirksam sind als die zentral wirkenden Opioidanalgetika. Das WHO-Stufenschema (siehe Tab. 1) berücksichtigt, dass es durch die Kombination von Opioidanalgetikum mit peripherem Analgetikum zu einer Verstärkung der analgetischen Potenz des Opioidanalgetikums kommt. Dies wird unter anderem bei Patienten mit Tumorschmerzen angewandt (8).

Die notfallmedizinisch relevanten peripheren Analgetika sind Metamizol (z.B. Noval-

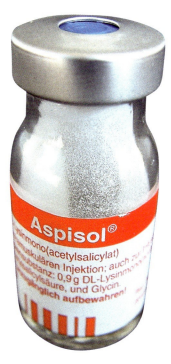

Abb. 2 ▶ Im Rettungsdienst nur selten als reines Analgetikum verwendet: Acetylsalicylsäure (ASS)

WHO-Stufenschema		*Tab. 1*
Stufe I	Antipyretisches Analgetikum, z.B. Paracetamol, Acetylsalicylsäre, Metamizol, Diclofenac, Ibuprofen	
Stufe II	Antipyretisches Analgetikum (wie Stufe I) **plus** schwächer wirkendes Opioidanalgetikum, z.B. Tramadol	
Stufe III	Antipyretisches Analgetikum (wie Stufe I) **plus** stark wirkendes Opioid, z.B. Morphin	

gin®), Acetylsalicylsäure (z.B. Aspisol®) und Paracetamol (z.B. Perfalgan®). Als weitere Substanz soll hier noch Butylscopolamin (z.B. Buscopan®) erwähnt werden. Es zählt nicht im eigentlichen Sinne zu den peripheren Analgetika, sondern fällt unter die Substanzgruppe der »Parasympatholytika«. Butylscopolamin hat bei bestimmten Schmerzereignissen seine Indikation.

▶ *Metamizol (z.B. Novalgin®, Baralgin®, Novaminsulfon®)*

Metamizol gehört zur Gruppe der Pyrazolderivate. Es wirkt über eine reversible Hemmung der Cyclooxygenase analgetisch, antipyretisch, schwach antiphlogistisch und als einziges peripheres Analgetikum spasmolytisch.

Metamizol ist postoperativ indiziert bei starken akuten Schmerzen, bei Tumorschmerzen, bei Koliken der Gallen- und ableitenden Harnwege sowie bei therapierefraktärem Fieber. Außerdem eignet es sich sehr gut zur Schmerzbekämpfung bei ehemaligen Drogenabhängigen, bei denen Opioide vermieden werden sollen.

Die wesentliche Nebenwirkung besteht in einem Blutdruckabfall bis zum Schock, vor allem bei zu schneller intravenöser Injektion. Die muskelrelaxierende Wirkung auf die glatte Muskulatur, die man sich zur Behandlung der Koliken zunutze macht, kann auch die Gefäßmuskulatur betreffen, sodass es zu einer Vasodilatation mit nachfolgendem Blutdruckabfall kommt. Deshalb sollte Metamizol nur als Kurzinfusion über mehrere Minuten gegeben werden. Ebenso kann es zu Überempfindlichkeitsreaktionen (z.B. Bronchospasmus, anaphylaktischer Schock) und als Besonderheit in seltenen Fällen zu dem Auftreten einer Agranulozytose (durch bestimmte Medikamente ausgelöste Allergie mit u.a. Schädigung des Knochenmarks) kommen. Die Wahrscheinlichkeit für eine durch Metamizol ausgelöste Agranulozytose wird mit einem Fall bei 100.000 bis zu 1.000.000 Anwendungen angegeben.

Empfohlen wird die Gabe von 500-1.000 mg alle 6 Stunden, die Maximaldosierung pro Tag liegt bei 4-5 g. Die initiale Dosis im Notarztdienst kann je nach Ausprägung der Schmerzsymptomatik 1 g oder 2 g als Kurzinfusion betragen (normalgewichtiger Erwachsener).

Absolute Kontraindikationen bestehen bei bekannter Überempfindlichkeit gegenüber Pyrazolonen, bei hepatischer Porphyrie, Glucose-6-phosphat-Dehydrogenase-Mangel und bei Säuglingen unter 3 Monaten bzw. unter 5 kg Körpergewicht. Relative

Kontraindikationen bestehen bei vorgeschädigter Blutbildung, Granulozytopenie, Schwangerschaft und Säuglingen über 3 Monaten bzw. über 5 kg Körpergewicht.

▶ Acetylsalicylsäure (z.B. Aspirin®, Aspisol®)

Acetylsalicylsäure (ASS) gehört in die Gruppe der Salicylate. Es wirkt durch eine irreversible Hemmung der Cyclooxygenase bei Thrombozyten aggregationshemmend (bereits ab einer Dosis unter 30 mg/d), analgetisch, antipyretisch und gut antiphlogistisch. ASS liegt dabei als so genannte Prodrug vor, die erst durch Esterasen in Salicylsäure und Acetat gespalten wird.

Die Indikation zur Gabe von ASS besteht bei leichten Schmerzen, Fieber, akuten und chronischen Entzündungen. Durch die Hemmung der Thrombozytenaggregation kommt es insbesondere bei der Thrombose- und Embolieprohylaxe, bei der Prävention von zerebralen Durchblutungsstörungen, bei Patienten mit koronarer Herzerkrankung sowie als Akuttherapie beim akuten Koronarsyndrom zum Tragen. ASS wird im Rettungsdienst nur selten als reines Analgetikum verwendet, da die analgetische Potenz zu gering ist. Außerdem wird beispielsweise bei Traumapatienten oder blutenden Patienten die Blutungsgefahr durch die Thrombozytenaggregationshemmung verstärkt. Als klassische Indikation für Aspisol® gilt das akute Koronarsyndrom, bei dem es zum einen als Co-Analgetikum zu Morphin verwendet wird und andererseits hilft, durch die Thrombozytenaggregationshemmung das ischämische Myokardareal zu verkleinern.

Ebenfalls gut wirksam ist ASS als »Notfallmedikament« zu Therapiebeginn beim akuten Cluster- oder Migränekopfschmerz. Dabei wird 1 g ASS in Kombination mit Metoclopramid verabreicht.

Typische Nebenwirkungen betreffen den Gastrointestinaltrakt. ASS ist schlecht magenverträglich, d.h. es können bei Ulkusneigung vermehrt Blutungen auftreten. Durch die irreversible Hemmung der Thrombozytencyclooxygenase kommt es über mindestens zwei Tage zu einer klinisch relevanten Thrombozytenaggregationshemmung und damit zu einer verlängerten Blutungsneigung. Weitere Nebenwirkungen sind allgemeine allergische Reaktionen und substanzspezifisch das so genannte Aspirin-Asthma. Dabei wird durch ASS oder andere periphere Analgetika (Gruppe der nichtsteroidalen Antiphlogistika, NSAIDs) ein intrinsisches Asthma ausgelöst. Der Verlauf ist oft schwer und therapierefraktär. Die Erstmanifestation ist nur bei einem Teil der Patienten nach der ersten Einnahme von ASS oder NSAIDs zu sehen.

> **Typische Nebenwirkungen von ASS betreffen den Gastrointestinaltrakt. Es ist schlecht magenverträglich, d.h. es können bei Ulkusneigung vermehrt Blutungen auftreten.**

Die Dosierungen sind abhängig von der Indikation. Ab einer Dosierung von 30 mg/d p.o. wird es prophylaktisch zur Thrombozytenaggregationshemmung bei der myokardialen und zerebralen Minderperfusion eingesetzt. Bis 2-3 g/d p.o. werden bei Schmerzen und Fieber nötig, beim akuten rheumatischen Fieber zwischen 6-8 g/d. In der präklinischen Notfallmedizin liegt die empfohlene intravenöse Sättigungsdosis beim akuten Koronarsyndrom bei 250 bis 500 mg.

Kontraindikationen bestehen bei bekannten Magen- oder Zwölffingerdarmgeschwüren, Blutungsneigung, Schwangerschaft, bei bekannter Überempfindlichkeit gegen ASS und anderen Cyclooxygenasehemmern. Bei Kindern und Jugendlichen bis zum 12. Lebensjahr sollte auf ASS verzichtet werden, da bei gleichzeitiger viraler Erkrankung das lebensbedrohliche Reye-Syndrom (Enzephalopathie und Leberzelldegeneration) resultieren kann. Da die Begleiterkrankungen im Rettungsdienst nicht sofort ersichtlich sind, sollte ASS bei Kindern präklinisch nicht gegeben werden.

▶ *Paracetamol (z.B. Ben-u-ron®, Perfalgan®)*

Paracetamol gehört zu den Anilinderivaten. Es wirkt durch eine reversible Hemmung der Cyclooxygenase analgetisch, antipyretisch und kaum antiphlogistisch. Bei Kindern führt es im Gegensatz zu ASS nicht zum Reye-Syndrom. Indikationen sind Fieber und leichte Schmerzen. Paracetamol ist wegen der sehr guten Verträglichkeit in der Kinderheilkunde weit verbreitet. Die Indikation ist im Rettungsdienst vor allem bei Kindern mit Fieberkrampf gegeben, um durch Fiebersenkung kausal die Krampfursache zu bekämpfen. Dabei wird Paracetamol als Suppositorium gegeben. Die rektale Gabe bei kindlichen Notfallpatienten mit Schmerzen als Monoanalgetikum ist nicht sinnvoll, da der Wirkeintritt verzögert frühestens bei Eintreffen in der Klinik erfolgt. Die Wirkspiegel sind außerdem erniedrigt und die Analgesie damit meist nicht ausreichend. Auch bei der intravenösen Gabe beginnt die analgetische Wirkung erst nach 5-10 Minuten und das Wirkmaximum wird erst nach einer Stunde erreicht.

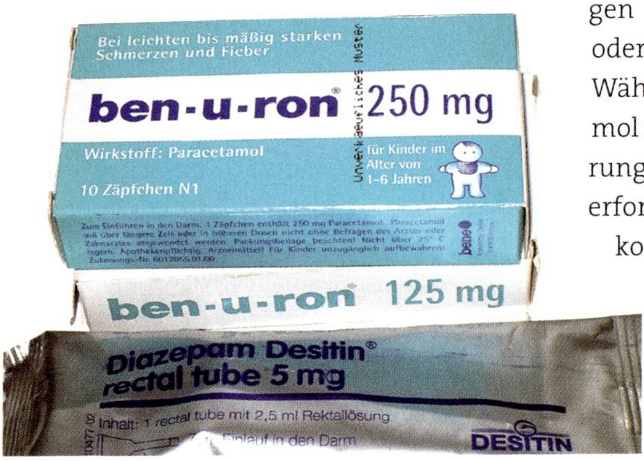

Die wesentlichen Nebenwirkungen treten bei Überdosierungen oder bei Leberinsuffizienz auf. Während des Abbaus von Paracetamol in der Leber sind Glukuronidierungs- und Sulfatierungsvorgänge erforderlich. Sind diese erschöpft, kommt es durch reaktive Metabolite zum Leber- und Nierenversagen. Da Paracetamol rezeptfrei in der Apotheke erhältlich und die therapeutische Breite recht gering ist, kommen Überdosierungen bei Kindern, in akzidenteller oder suizidaler Absicht auch bei Erwachsenen, relativ häufig vor. Als Antidot kommt N-Acetylcystein zum Einsatz. Ab ungefähr vier Stunden nach Ingestion ist die Gabe

ABB. 3 ▶ Paracetamol wird im Rettungsdienst in erster Linie bei Kindern im Fieberkrampf verabreicht

von 150 mg/kg KG sinnvoll, da dann die körpereigenen Sulfat-Gruppen in der Leber aufgebraucht sind.

Gastrointestinale Beschwerden sind ebenso wie Überempfindlichkeitsreaktionen selten. Eine bedeutende Thrombozytenaggregationshemmung besteht nicht.

Die Dosierungen sind alters- und gewichtsabhängig (3-4 × 10-15 mg/kg KG rektal oder per os pro Tag). Erwachsene und Jugendliche über 50 kg Körpergewicht können bis zu viermal 1 g Paracetamol pro Tag intravenös (Perfalgan®) als Kurzinfusion erhalten. Seit kurzem ist Perfalgan® auch für Kinder ab 10 kg Körpergewicht (entspricht etwa einem Lebensjahr) zugelassen. Dabei sollte sich die Dosis pro Anwendung ebenfalls an der oben stehenden Empfehlung von 10-15 mg/kg KG orientieren, vier Anwendungen pro Tag sind möglich. Der Abstand zwischen den Anwendungen sollte mindestens vier Stunden betragen, die maximale Tagesdosis darf 60 mg/kg KG nicht überschreiten (15).

Kontraindikationen bestehen bei schwerer Leber- und Niereninsuffizienz und einem bekannten Glucose-6-phosphat-Dehydrogenasemangel.

▶ Butylscopolamin (z.B. Buscopan®)

Butylscopolamin gehört pharmakologisch nicht in die Gruppe der peripheren Analgetika, sondern in die Gruppe der Parasympatholytika (= Anticholinergika). Der Hauptvertreter dieser Gruppe ist Atropin. Die Wirkungen dieser Substanzen sind alle dem Atropin ähnlich. Butylscopolamin ist nicht liquorgängig und besitzt deshalb keine zentralnervösen Nebenwirkungen. Es wirkt vor allem an der glatten Muskulatur durch Abnahme der Motilität des Verdauungstraktes und der ableitenden Harnwege.

Die Indikation besteht bei Koliken der glatten Muskulatur des Magen-Darm-Trakts, der Gallenwege und der ableitenden Harnwege. Die Gabe erfolgt rektal oder intravenös, da die Wirkung bei oraler Gabe kaum effektiv ist. Als Nebenwirkungen treten unter anderem verminderte Schweißsekretion, Mundtrockenheit, Tachykardie und Miktionsbeschwerden auf.

Die Dosierungen betragen 3-5 × 10-20 mg pro Tag per os oder rektal und 20-40 mg i.v. Eine additive Kombination mit Metamizol ist empfehlenswert.

Kontraindikationen sind gegeben bei bekanntem Glaukom, Blasenentleerungsstörungen, mechanischem Ileus, Tachyarrhythmien, koronarer Herzerkrankung und Myasthenia gravis. Während der Schwangerschaft sollte eine enge Indikationsstellung erfolgen.

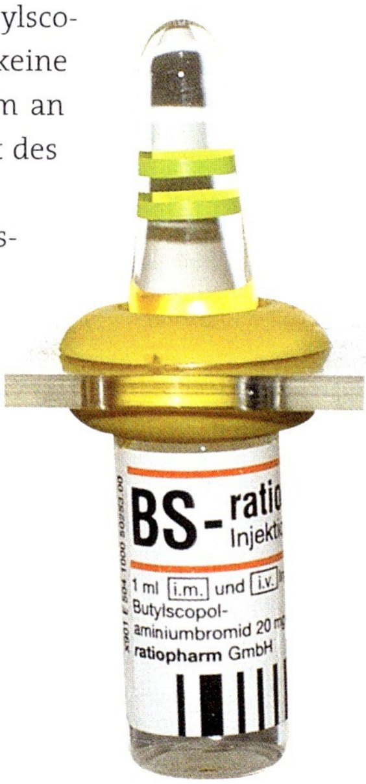

Abb. 4 ▶ Butylscopolamin ist nicht liquorgängig und besitzt daher keine zentralnervösen Nebenwirkungen

> Die Indikation zur Gabe von Butylscopolamin besteht bei Koliken der glatten Muskulatur des Magen-Darm-Trakts, der Gallenwege und der ableitenden Harnwege. Die Gabe erfolgt rektal oder intravenös, da die Wirkung bei oraler Gabe kaum effektiv ist. Als Nebenwirkungen treten unter anderem verminderte Schweißsekretion, Mundtrockenheit, Tachykardie und Miktionsbeschwerden auf. Die Dosierungen betragen 3-5 × 10-20 mg pro Tag per os oder rektal und 20-40 mg i.v.

Ausblick

Im zweiten Teil des Beitrages »Analgetika im Rettungsdienst«, Beitrag 14, werden die zentral wirksamen Substanzen wie Opioide und Ketamin besprochen. Außerdem wird zum Umgang mit Opioiden und Ketamin bei Kindern Stellung genommen. Abgerundet wird der Artikel mit einer tabellarischen Übersicht der wichtigsten Analgetika mit Wirkungen, Nebenwirkungen, Dosierungen und Besonderheiten für Erwachsene und Kinder.

Fragen

1. Was versteht man unter einem Analgetikum?
a. schmerzstillendes Mittel
b. krampflösendes Mittel
c. blutdrucksenkendes Mittel
d. Mittel zum Einschlafen

2. Das ideale Analgetikum für die präklinische Notfallmedizin sollte folgende Eigenschaft besitzen:
a. intramuskulär injizierbar
b. hohe antikonvulsive Potenz
c. langsamer Wirkeintritt/-maximum
d. gute Steuerbarkeit

3. Welche Basismaßnahme einer präklinischen Schmerztherapie ist sinnvoll?
a. ruhiges, souveränes Auftreten
b. Oberkörperhochlagerung
c. Mobilisation
d. schnellstmöglicher Transport in die Klinik

4. Wie sollte eine adäquate präklinische Schmerztherapie erfolgen?
a. subkutan
b. intravenös
c. intramuskulär
d. per os

5. Metamizol ist Analgetikum der ersten Wahl bei …
a. Patienten mit Koliken.
b. Patienten mit Polytrauma.
c. Patienten mit Myokardinfarkt.
d. Patienten mit vorgeschädigter Blutbildung.

6. Auf welches Analgetikum sollte man präklinisch bei Kindern generell verzichten?
a. Metamizol
b. Paracetamol
c. Acetylsalicylsäure
d. Butylscopolamin

7. Die klassische Indikation zur präklinischen Therapie mit Acetylsalicylsäure besteht bei ...
a. Traumapatienten.
b. Kindern mit Schmerzen.
c. Patienten mit Asthma bronchiale.
d. Patienten mit akutem Koronarsyndrom.

8. Welches der folgenden Analgetika wird oft bei Kindern wegen seiner geringen therapeutischen Breite überdosiert?
a. Ketamin
b. Butylscopolamin
c. Paracetamol
d. Metamizol

9. Bei welcher der unten genannten Medikamentenüberdosierung ist N-Acetylcystein das Antidot der ersten Wahl?
a. Acetylsalicylsäure
b. Metamizol
c. Butylscopolamin
d. Paracetamol

10. Welche der folgenden Substanzen gehört pharmakologisch nicht zur Gruppe der peripheren Analgetika?
a. Metamizol
b. Paracetamol
c. Butylscopolamin
d. Acetylsalicylsäure

14 Analgetika im Rettungsdienst: Zentral wirksame Substanzen

Tim Viergutz
Jochen Hinkelbein
Harald Genzwürker

Im ersten Teil des Artikels »Analgetika im Rettungsdienst« wurde auf die allgemeinen Aspekte eines idealen Analgetikums und die Besonderheiten des Notfallpatienten eingegangen. Außerdem wurden die so genannten peripheren Analgetika ausführlich besprochen. Dabei wurde deutlich, dass diese ebenfalls eine Berechtigung im Rettungsdienst haben. Sie werden zwar meist »nur« als Co-Analgetikum verwendet oder um die zusätzlichen Wirkungen eines bestimmten Analgetikums auszunützen (z.B. Paracetamol in der Pädiatrie, um Fieber zu senken). Dabei sind periphere Analgetika (z.B. Acetylsalicylsäure und Paracetamol) keinesfalls harmlose Medikamente, nur weil sie rezeptfrei verkäuflich sind, da z.B. der therapeutische Bereich nur sehr schmal ist. Überdosierungen und Vergiftungen sind daher keine Seltenheit. Als reine Analgetika sind die peripheren Analgetika im Rettungsdienst meist nicht ausreichend. Um Notfallpatienten adäquat die Schmerzen zu nehmen, sind üblicherweise zentral wirksame Medikamente wie Opioide oder Ketamin notwendig.

Opioidanalgetika

Unter Opioiden versteht man natürliche oder synthetische Substanzen mit morphinartigen Eigenschaften. Der Begriff »zentrale Analgetika« ist nicht ganz korrekt, da die Opioidanalgetika nicht nur am zentralen Nervensystem, sondern auch an peripheren Organen wirken. Die Hauptwirkungen werden jedoch am zentralen Nervensystem ausgelöst.

Man unterscheidet die Opioide nach ihrer unterschiedlichen Wirkstärke an den verschiedenen Opioidrezeptoren. Um die Wirkstärke miteinander vergleichen zu können, wird der Begriff »analgetische Potenz« verwendet. Darunter versteht man die relative Wirkstärke im Vergleich zu Morphin. Je höher die analgetische Potenz eines Opioides, desto niedriger die benötigte Dosis (in mg), um eine vergleichbare Analgesie zu erreichen (4). Man muss beachten, dass die »maximal erreichbare Analgesie« nicht gleich der analgetischen Potenz ist. Niedrigpotente Opioide (z.B. Tramadol®) können bis zu einer bestimmten Dosis die gleiche Analgesie wie ein hochpotentes Opioid (z.B. Morphin®) bewirken. Steigert man das niedrigpotente Opioid weiter, führt dies jedoch zu keiner weiteren Steigerung der Analgesie, sondern zu einer Steigerung der Nebenwirkungen (4).

Bei den Rezeptoren werden μ- (mü), κ- (kappa), σ- (sigma) und δ- (delta) Opioidrezeptoren unterschieden. Die μ- Rezeptoren scheinen für die supraspinale Analgesie (μ1), Atemdepression (μ2), Euphorie, Miosis und Toleranz verantwortlich zu sein. Die κ- Rezeptoren vor allem für die spinale Analgesie und die Sedierung. Durch die σ- Rezeptoren werden Dysphorie und Mydriasis vermittelt. Die δ-Rezeptoren sind für die stressinduzierte und spinale Analgesie verantwortlich, außerdem modulieren sie die μ- und κ- Rezeptoren. Die Einteilung der Opioidrezeptoren wird in der Literatur im Groben relativ einheitlich gesehen, in den weiteren Differenzierungen aber uneinheitlich bewertet. Weiter unterscheidet man die Opioide in reine Agonisten, gemischte Agonisten-Antagonisten, Partialagonisten und reine Antagonisten. In der klinischen Praxis ist es wichtig, die Opioide der verschiedenen Gruppen nicht miteinander zu mischen. So können gemischte Agonisten-Antagonisten die Analgesie der reinen Agonisten aufheben. Dies bedeutet, dass der Patient trotz Gabe eines weiteren Opioids stärkere Schmerzen hat als vor der Gabe.

Die supraspinale Analgesie, die Euphorie und die Sedierung sind die in der Notfallmedizin gewünschten Wirkungen. Eine relevante Atemdepression resultiert nur dann, wenn das Symptom Schmerz als der stärkste natürliche Antagonist nicht mehr vorhanden ist (schmerz- und wirkungsorientierte Opioidgabe). Weitere (Neben-)Wirkungen betreffen Übelkeit und Erbrechen durch Stimulation der dopaminergen Rezeptoren in der Area postrema. Durch eine zentrale Sympathikolyse kann es zu Bradykardie und Hypotonie kommen, die jedoch meist nur gering ausgeprägt sind. Die Gefahr einer Abhängigkeit besteht durch die kurze Gabe bei starken Schmerzen nicht. Die Auswirkungen auf den Gastrointestinaltrakt bestehen vor allem in einer Tonuszunahme der glatten Muskulatur, wodurch es zum Beispiel im Bereich des Magens zu einer Entleerungsverzögerung kommen kann. Weitere Effekte dieser Wirkungen können spastische Obstipation, Druckanstieg in den Gallengängen und Miktionsbeschwerden sein.

Die Trias der Opioidanalgetika-Überdosierung ist charakterisiert durch Atemdepression bis zur Apnoe, Bewusstseinstrübung bis zum Koma und Miosis (stecknadelkopfgroße Pupillen). Die Therapie besteht in einem Freimachen bzw. Freihalten der Atemwege und – falls notwendig – einer Beatmung. Die Wirkung kann mit einem reinen Antagonisten (Naloxon) aufgehoben werden.

Aus Angst vor einer Opioid-Überdosierung darf einem Notfallpatienten die benötigte Analgetikagabe mit einem Opioid nicht verweigert werden. Durch fraktionierte Gabe kann man sich an das Niveau »herantasten«, bis der Patient schmerzfrei ist. Der Grundsatz sollte heißen: So viel Analgesie wie nötig, so wenig Analgetika wie möglich! *Es gilt:* Eine schmerzorientierte Opioidgabe (titrierend in kleinen Dosen, streng nach Wirkung) verursacht KEINE relevante Atemdepression, da Schmerz der stärkste natürliche Atemantrieb ist (4).

▶ *Morphin (z.B. Morphin Merck®, MSI®)*

Morphin ist das klinisch wichtigste Analgetikum und gilt deswegen als die Referenzsubstanz der Opioide (analgetische Potenz 1). Es fällt unter das Betäubungsmittelgesetz. Morphin gehört zur Gruppe der reinen Agonisten und besitzt eine hohe Affinität zum µ-Rezeptor (Analgesie, Atemdepression, Suchterzeugung). Die Wirkung tritt bei intravenöser Gabe nach etwa 3-5 Minuten ein, das Wirkmaximum wird nach 20 Minuten erreicht.

> **Morphin ist das klinisch wichtigste Analgetikum und gilt deswegen als die Referenzsubstanz der Opioide (analgetische Potenz 1). Es fällt unter das Betäubungsmittelgesetz.**

Die Indikation ist allgemein bei starken Schmerzen gegeben. Gerade bei kardialen Notfallpatienten mit akutem Koronarsyndrom (ACS) ist Morphin wegen der starken Analgesie mit begleitender Sedierung das Analgetikum der Wahl. Auch bei Patienten mit akutem Linksherzversagen ist es wegen seiner noch vor der analgetischen Wirkung einsetzenden Vorlastsenkung (= Senkung des pulmonalen Blutkreislaufes) von besonderer Bedeutung.

Morphin sollte zur besseren Dosierbarkeit auf 10 ml verdünnt werden. Die Dosierungsempfehlung liegt bei 0,05-0,1 mg/kg KG. Die Dosierungen beim akuten Koronarsyndrom (ACS) des Erwachsenen liegen initial bei ca. 3-5 mg intravenös, danach in 2-mg-Schritten an die Schmerzfreiheit »herantasten«. Beim akuten Linksherzversagen sollte man Morphin milligrammweise injizieren. Die weitere Dosierung richtet sich nach der Vigilanz des Patienten. Die Gabe von Morphin sollte bei einer beginnenden Vigilanzminderung beendet werden, wobei darauf geachtet werden muss, dass die Bewusstseinsveränderung nicht mit einer zunehmenden kardialen Dekompensation zusammenhängt.

Die relevanten Nebenwirkungen sind Atemdepression und Sedierung. Deshalb sollte der Patient nach Morphingabe entsprechend überwacht (Pulsoxymetrie) und im Notfall beatmet werden können (Beatmungsbeutel muss griffbereit sein, Intubationsbereitschaft).

Bei Patienten mit bekanntem Asthma bronchiale sollte die Indikation zur Morphingabe wegen der Histaminausschüttung, die einen akuten Asthmaanfall auslösen kann, sehr streng gestellt werden. Vorsicht ist bei Gallen- und Ureterkolik geboten, da durch den spasmogenen Effekt der Opioide die Schmerzen verstärkt werden können. Als Kontraindikationen werden erhöhter Hirndruck, akute Pankreatitis und Colitis ulcerosa genannt.

▶ Sufentanil (z.B. Sufenta®), Fentanyl (z.B. Fentanyl Janssen®), Alfentanil (z.B. Rapifen®)

Bei den Opioiden Sufentanil, Fentanyl und Alfentanil handelt es sich um synthetische Substanzen, deren analgetische Potenz um ein Vielfaches über der des Morphins liegt. Sie gehören ebenfalls zur Gruppe der reinen Agonisten und unterliegen dem Betäubungsmittelgesetz.

Tab. 1

Analgetika bei Erwachsenen

Substanz	Darreichung	Vorteile	Nachteile	Bemerkungen	Dosierungen (70-kg-Patient)
Metamizol	i.v.	gute Analgesie, spasmolyt.	Agranulozyt., Kreislaufreakt.	bei Koliken gut geeignet	1–2 g als KI
Acetylsalicylsäure	i.v.	gute Analges., bei ACS Co-Analgetik. der ersten Wahl	erhöhte Blutungsneig., gastrointestin. Nebenwirkungen	nicht für Kinder und Asthmatiker geeignet!	250–500–1.000 mg
Paracetamol	i.v.	sehr gute Verträglichkeit	geringe Analgesie, enge therapeutische Breite	bei Überdosierungen lebertoxisch	1 g als KI
Morphin	i.v.	gute Analgesie, Sedierung, Vorlastsenkung im Lungenkreislauf	Übelkeit, Atemdepression, Histaminfreisetzung	BTM, v.a. bei kardialen Erkrankungen (ACS, Linksherzinsuffiz.) indiz.	1–3–5–10 mg
Sufentanil	i.v.	sehr gute Analgesie, Sedierung	Übelkeit, Atemdepression, Thoraxrigidität	BTM	5–10–20 µg
Fentanyl	i.v.	sehr gute Analgesie, Sedierung	Übelkeit, Atemdepression, Thoraxrigidität	BTM	25–50–200 µg
Alfentanil	i.v.	sehr gute Analgesie, Sedierung	Übelkeit, Atemdepression, Thoraxrigidität	BTM	0,25–0,5–1,0 mg
Piritramid	i.v.	gute Analgesie, geringe emetische Wirkung	relativ später Wirkeintritt	BTM	3,75–7,5–15 mg
Tramadol	i.v.	gute Analgesie, geringe bis keine Atemdepression	starke Übelkeit, später Wirkeintritt	kein BTM! In empfohlener Dosierung oft keine ausreichende Analgesierung!	50–100 mg
Ketamin	i.v.	gute Analges., Schutzreflexe u. Spontanatmung erhalten	psychomimetische Effekte, Hirndrucksteigerung	nicht bei kardialen Notfallpatienten!	20–75 mg
	i.m.				35–150 mg

Sufentanil ist etwa 1.000-mal stärker analgetisch wirksam als Morphin und damit das potenteste aller Opioide. Die Wirkung tritt nach 1-3 Minuten ein und hält etwa 30 Minuten an. Fentanyl besitzt etwa die 100-fache analgetische Potenz von Morphin. Die Wirkung tritt nach 1-2 min, das Wirkmaximun nach etwa 5 Minuten ein. Die Wirkdauer wird nach ca. 25 Minuten durch Umverteilung beendet. Bei Nachinjektionen bzw. Dauerinfusion kommt es zu einer erheblichen Wirkungsverlängerung. Alfentanil wirkt etwa 40-mal stärker analgetisch als Morphin. Der Wirkungseintritt ist nahezu sofort, das Wirkmaximun wird schon nach 1-2 Minuten erreicht. Die Wirkdauer ist mit 10-15 Minuten relativ kurz.

Sufentanil, Fentanyl und Alfentanil sind hochpotente Analgetika mit großer therapeutischer Breite. Diese Analgetika werden vor allem in der Anästhesie und Intensivmedizin angewendet. Indikation sind stärkste Schmerzen, Analgosedierung und eine Narkoseeinleitung bzw. die Narkoseunterhaltung.

Die analgetischen Dosierungen liegen für Sufentanil bei 0,07-0,015 µg/kg KG (beim 70-kg-Pat. mit 5 µg beginnen), bei Fentanyl bei 0,0007-0,0015 mg/kg KG (beim 70-kg-Pat. mit 0,05 mg beginnen) und bei Alfentanil bei 0,004-0,008 mg/kg KG (beim 70-kg-Pat. mit 0,25 mg beginnen).

Die Nebenwirkungen der Substanzen (vgl. Tab. 1) gleichen denen des Morphins. Zusätzlich besteht bei Sufentanil, Fentanyl und Alfentanil vor allem bei schneller intravenöser Injektion die Gefahr einer Thoraxrigidität, die eine Beeinträchtigung der Maskenbeatmung mit sich bringen kann. Bei Verwendung dieser Medikamente ist ein ausreichendes Monitoring (Pulsoxymetrie) obligat. Die Sicherung der Atemwege mit endotrachealer Intubation muss sicher beherrscht werden. Es bestehen im Notfall keine Kontraindikationen.

▶ Piritramid (z.B. Dipidolor®)

Piritramid gehört zu den reinen Agonisten und ist etwa 0,7-mal so stark wie Morphin. Der Wirkeintritt beginnt erst nach ca. 10 min, das Wirkmaximum tritt nach 20-30 min ein. Durch seine lange Wirkdauer von 6-8 Stunden und die geringere emetische Wirkung als Morphin, ist es das in der postoperativen Phase am häufigsten verwendete Opioid. Wegen seiner ebenfalls geringen kardiovaskulären Effekte wäre es in der Präklinik als Analgetikum gut geeignet, wenn der Wirkungsbeginn schneller eintreten würde. Die übrigen Wirkungen bzw. Nebenwirkungen sind dem Morphin ähnlich, wobei die sedierende Komponente stärker ausgeprägt ist. Die analgetischen Dosierungen betragen 0,1-0,3 mg/kg KG (bei 70-kg-Patient etwa 3,75-15 mg intravenös).

▶ Tramadol (z.B. Tramal®)

Tramadol hat die 0,1- bis 0,2-fache analgetische Potenz von Morphin. Je nach Autor wird Tramadol zu den reinen Agonisten oder zu den Partialagonisten gezählt. Die Wirkung tritt erst nach 5-8 Minuten ein, das Wirkmaximun wird nach 20-30 Minuten erreicht. Die Wirkdauer beträgt etwa 4 Stunden. Wirkungen und Nebenwirkungen sind dem Morphin ähnlich, jedoch bestehen kaum Atemdepression und kardiovaskuläre Effekte, dafür wird aber regelhaft eine ausgeprägte Übelkeit erzeugt. Da Tramadol keine euphorisierende Wirkung hat und deshalb nicht abhängig machen soll, unterliegt es nicht dem Betäubungsmittelgesetz. Dies dürfte der Grund für die große Verbreitung auch im Rettungsdienst sein.

Die analgetische Wirkung tritt erst spät ein und reicht bei starken Schmerzen meistens nicht aus. Übelkeit und Erbrechen treten häufig auf, besonders bei zu schneller Injektion und später beim Transport bei schlechten Straßenverhältnissen. Tramadol hat auch bei höherer Dosierung keine hypnotische Wirkung, sodass es als Analgetikum zur Narkose nicht geeignet ist. Tramadol ist aufgrund der oben beschriebenen Wirkungen im Rettungsdienst ungeeignet. Außerdem bindet Tramadol um den Faktor 200 besser an die Opiatrezeptoren als z.B. Fentanyl, d.h. man verbaut sich durch die Gabe von Tramadol die Möglichkeit, ein hochpotentes Opioid einzusetzen bzw. man benötigt deutlich höhere Dosierungen, um Tramadol im Sinne eines kompetetiven Antagonismus vom Opioidrezeptor zu verdrängen.

Tramadol kann in der ambulanten Schmerztherapie durch den Hausarzt vorteilhaft sein, im Rettungsdienst überwiegen aber die Nachteile der Substanz. Tramadol sollte deshalb im Rettungsdienst nicht verwendet werden. Die analgetischen Dosierungen betragen 0,5-1,5 mg/kg KG (bei 70-kg-Patient etwa 50-100 mg intravenös).

▶ Naloxon (Narcanti®)

Bei Naloxon (Narcanti®) handelt es sich um einen reinen Opioidantagonisten mit kompetitiver Hemmung aller Opioidrezeptoren (μ, κ, σ, δ). Indikation ist die opioidbedingte Atemdepression. Die Antagonisierung muss titrierend durchgeführt werden, da es bei zu schneller Antagonisierung zu überschießenden zentralnervösen Reaktionen kommen kann (Schwindel, Schwitzen, Tremor, Krämpfe, Tachykardie, Blutdruckanstieg). Als Kontraindikationen zur Antagonisierung gelten das Vorliegen einer koronaren Herzerkrankung und eines erhöhten Hirndrucks. Da die Wirkdauer von Naloxon nur 20-30 Minuten beträgt, kann es durch die längere Wirkdauer der meisten Opioide zu einem Wiederauftreten der Intoxikationserscheinungen (Bewusstseinstrübung, Atemdepression) kommen. Dies kann durch die intramuskuläre Injektion von 1 Ampulle (0,4 mg) als Depotgabe verhindert werden.

Zur Dosierung empfiehlt sich die milliliterweise Gabe nach Verdünnung auf 10 ml (1 Ampulle Naloxon 0,4 mg/1 ml), bis eine ausreichende Eigenatmung vorhanden ist (eventuell bis zu 0,8 mg nötig).

▶ Ketamin (Ketanest®), Esketamin (Ketanest® S)

Ketamin hat mit Halluzinogenen – wie z.B. dem LSD – chemische Ähnlichkeit. Es wirkt über einen komplexen Mechanismus an verschiedenen Rezeptoren, z.B. über einen nichtkompetetiven Antagonismus am NMDA-Rezeptor, agonistisch an Opiatrezeptoren sowie über eine Hemmung der peripheren Wiederaufnahme von Katecholaminen. Außerdem hat Ketamin Einfluss auf die zentrale und periphere monoaminerge und cholinerge Übertragung.

Die Wirkung tritt nach 2-3 Minuten ein, das Wirkmaximum wird nach etwa 5 Minuten erreicht und die Wirkung endet nach ungefähr 15 Minuten. Danach sollte Ketamin in halber Anfangsdosierung zur Aufrechterhaltung der Analgesie in Abständen von etwa 10 bis 15 Minuten (orientiert am klinischen Bedarf) gegeben werden.

Das ursprünglich verfügbare Ketamin ist ein Racemat (Mischung) aus zwei optischen Enantiomeren, wobei die gewünschten Wirkungen vor allem der rechtsdrehenden S-(+)-Form, die unerwünschten Nebenwirkungen der linksdrehenden Form zugeschrieben wurden. So wurde das S-(+)-Ketamin isoliert und Ende 1997 als Esketamin (Ketanest® S) auf den Markt gebracht. Die Vorteile von Esketamin sind eine höhere analgetische und anästhesiologische Potenz sowie eine verkürzte Aufwachzeit. Während der Aufwachphase treten bei Ketamin optische und akustische Halluzinationen auf. Bei Esketamin werden durch die verkürzte Aufwachphase diese psychomimetischen Nebenwirkungen reduziert. Um diese unangenehmen Nebenwirkungen zu mildern, sollte Ketamin immer mit einem Benzodiazepin in niedriger Dosierung kombiniert werden (= Atar-Analgesie). Vor der großzügigen Gabe von Benzodiazepinen zur Dämpfung der psychomimetischen Nebenwirkungen muss gewarnt werden, da hoch dosierte Benzodiazepine den günstigen Wirkungen des Ketamin (erhaltene Schutzreflexe, Eigenatmung) entgegenwirken.

Ketamin besitzt eine große therapeutische Breite bei fehlender Organtoxizität. Es kann intravenös, intramuskulär und im Notfall auch rektal (bei Kindern) gegeben werden.

In niedriger Dosierung wirkt Ketamin fast ausschließlich analgetisch. Bei höheren Dosierungen kommt es zu einem der Katalepsie (»Erstarrung«) ähnlichen Zustand mit Bewusstseinsverlust bei offenen Augen, Analgesie und einer Amnesie (= dissoziative Anästhesie). In sehr hohen Dosierungen kommt es zusätzlich zu einer bronchodilatierenden Wirkung. Die Schutzreflexe bleiben ebenso wie die Spontanatmung weitestgehend erhalten. Eine Aspiration kann trotzdem nicht mit Sicherheit ausgeschlossen werden.

Ketamin ist das einzige Analgetikum bzw. Narkotikum, das eine sympathomimetische Wirkung (Anstieg von Herzfrequenz und Blutdruck um 20-30%) besitzt. Als weitere Nebenwirkung tritt eine Erhöhung des zerebralen Blutflusses mit milder Steigerung des intrakraniellen Druckes auf. Dies kann bei Patienten mit Schädel-Hirn-Trauma in Anbetracht der besseren Kreislaufstabilität in Kauf genommen werden. Bei Patienten mit isoliertem SHT, die nicht intubiert werden müssen und einen ausreichenden Perfusionsdruck besitzen, sollte auf Ketamin verzichtet werden. Ketamin verursacht eine gesteigerte Salivation. Durch Vagusaktivierung kann es beim Absaugen oder Intubieren zum Laryngospasmus kommen. Um die Hypersalivation und Vagusaktivität zu dämpfen, ist es bei einer Atar-Analgesie in den meisten Kliniken Standard, Atropin zu geben. Es gibt präklinisch selten Indikationen, auf Atropin zu verzichten.

Indikationen bestehen zur Analgesie und Anästhesie in der Notfallmedizin speziell bei eingeklemmten Personen zur technischen Rettung, da bei guter Analgesie und

Anästhesie Eigenatmung und Schutzreflexe weitestgehend erhalten bleiben. Sollte in dieser Situation kein periphervenöser Zugang möglich sein, kann Ketamin intramuskulär gegeben werden. Unter einer dissoziativen Anästhesie werden akustische und optische Reize vermehrt aufgenommen, sodass möglichst auf eine ruhige Umgebung geachtet werden soll (Patient vor Applikation informieren, ggf. Hörschutz).

Ebenfalls sehr gut geeignet ist Ketamin z.B. zur Reposition von Frakturen, da durch die sympathomimetische Wirkung die Kreislaufsituation bei einem mäßig vorhandenen Volumenmangel kaum beeinflusst wird. Außerdem kann es zur Narkoseeinleitung von polytraumatisierten Patienten genommen werden, um die Kreislauffunktion zu stabilisieren. Bei einem mitbetroffenen Schädel-Hirn-Trauma kann die sympathomimetische Wirkung des Ketamin hilfreich sein, um einen angemessenen zerebralen Perfusionsdruck aufrecht zu erhalten.

Eine weitere Indikation besteht bei therapierefraktärem Status asthmaticus zur Narkoseeinleitung, da Ketamin in hohen Dosierungen eine bronchodilatierende Wirkung besitzen soll. Die intravenösen Dosierungen für Ketamin betragen für eine analgetische Wirkung 0,5-1,0 mg/kg KG (i.m. 1,0-2,0 mg/kg KG), für eine narkotische Wirkung 1,0-2,0 mg/kg KG. Für eine bronchodilatierende Wirkung werden 3,0-5,0 mg/kg KG benötigt. Die intravenösen Dosierungen für Esketamin sollen jeweils die Hälfte von Ketamin betragen, liegen aber bei Orientierung an der Klinik des Patienten meist höher.

Analgetika bei Kindern

Für den behandelnden Notarzt ist die adäquate Behandlung eines kindlichen Notfallpatienten mit Schmerzen eine große Herausforderung. Der Umgang mit verletzten oder erkrankten Kindern (und deren Eltern), die Dosierungen der Medikamente sowie die Problematik der sicheren Applikation des Analgetikums stellen meistens Probleme dar (vgl. Tab. 2).

Applikationsweg der Wahl ist eine intravenöse Injektion. Ist dies nicht möglich, können die Medikamente auch intraossär, manche – wie erwähnt – sogar rektal oder intramuskulär gegeben werden. Bei der intraossären Gabe gelten die gleichen Dosierungsempfehlungen wie bei der intravenösen Gabe. Ein intraossärer Zugang sollte nur bei nicht zeitgerechter Anlage eines intravenösen Zugangs und bei dringlicher Indikation gelegt werden. Ist das Kind bei Bewusstsein, muss dieser Bereich (Einstichstelle und das darunter liegende Periost) mit einem Lokalanästhetikum vorher betäubt werden. Auch die intramuskuläre Injektion sollte bestimmten Notfällen vorbehalten werden (z.B. eingeklemmtes Kind bei einem Verkehrsunfall; keine Möglichkeit, einen intravenösen Zugang zu legen). Kinder sind bezüglich Medikamenten- und speziell Analgetikagabe keine kleinen Erwachsenen, was an der veränderten Pharmakokinetik (Resorption, Verteilung, Speicherung, Biotransformation, Ausscheidung) und Pharmakodynamik (Wirkort, pharmakologischer Effekt mit Wirkung und Nebenwir-

Tab. 2

Analgetika bei Kindern						
Substanz	Darreichung	Vorteile	Nachteile	Dosierungen (pro kg KG)	Bemerkungen	Zulassung ab
Metamizol	i.v.	gute Analgesie, spasmolytisch	Agranulozytose, Kreislaufreaktion	20 mg	Agranulozytose bei Kindern < 12 Jahren seltener als bei Erwachs.	3 Monaten
Acetylsalicylsäure	i.v.	gute Analgesie, antiphlogistisch	Reye-Syndrom	10–15 mg	präklinisch vermeiden	6 Monaten
Paracetamol	i.v.	sehr gute Verträglichkeit	nur schwach analgetisch, geringe therapeutische Breite!	15 mg	bei rekt. Gabe sehr später Wirkeintritt, Überdosierungen vermeiden!	ab 10 kg KG
	rektal			40 mg initial		3 Monaten
Diclofenac	rektal	gute Analgesie, antientzündlich	Nierenfunktionsstörungen, verstärkte Blutungsneigung	1 mg	bei rektaler Gabe später Wirkeintritt	1 Jahr
Piritramid	i.v.	gute Analgesie, gering emetisch	später Wirkeintritt	0,05–0,1 mg	BTM	1 Jahr
Morphin	i.v.	gute Analgesie	Übelkeit, Atemdepression	0,1 mg	BTM	1 Jahr
Sufentanil	i.v.	gute Analgesie	Übelkeit, Atemdepression	0,05–0,1 μg	BTM	1 Jahr
Fentanyl	i.v.	gute Analgesie, schneller Wirkeintritt	Übelkeit, Atemdepression	0,5–1 μg	BTM	1 Jahr
Ketamin	i.v.	gute Analgesie, erhaltene Spontanatmung u. Schutzreflexe	psychomimetische Effekte, Hirndrucksteigerung	0,5–2 mg	Analgetikum der ersten Wahl!	
	intramuskulär			2–3 mg		
	rektal			10 mg		

kung) liegt. Bei Säuglingen und Neugeborenen kommt es wegen niedriger Eiweißbindungskapazität zu mehr freier Wirksubstanz. Außerdem besitzen Medikamente bei Kindern eine längere Halbwertszeit. Aufgrund eines geringeren Fettgewebsanteils ergibt sich ein geringerer Verteilungsraum für fettlösliche Substanzen und somit ein geringerer Dosisbedarf z.B. für Fentanyl. Diese Punkte führen gerade bei Opiatgabe im ersten Lebensjahr schnell zu Atemdepression mit Apnoe sowie zu Nausea und Emesis. Bei Kindern im ersten Lebensjahr, die wegen starker Schmerzen mit einem Opiat behandelt werden müssen, muss in der Regel eine endotracheale Intubation mit Beatmung erfolgen, um die Atmung adäquat zu sichern.

In weiteren Lebensabschnitten der Kinder sind die Pharmakokinetik und -dynamik sehr substanzspezifisch, meistens sind die Dosierungen (berechnet für mg pro kg KG) höher als bei Erwachsenen. Die Dosierungen richten sich ebenso wie bei Erwachsenen nach dem Körpergewicht, da Alter und Körpergewicht bei Kindern recht unterschiedlich ausgeprägt sein können. Es empfiehlt sich, für Kindernotfälle eine Tabelle nicht nur mit den Dosierungen der Analgetika, sondern aller Notfallmedikamente in jedem Rettungsmittel griffbereit zu haben.

Zusammenfassung

Es besteht heute keinerlei Grund, einem Patienten in der Präklinik mit unklaren Krankheitsbildern – wegen etwaiger Verschleierung der Symptome – eine suffiziente Schmerztherapie vorzuenthalten. Die suffiziente Therapie des Schmerzes war und ist eine der zentralen Aufgaben jedes Arztes. Dabei dient der Schmerz in der Regel als eine sinnvolle Warnfunktion, um den Körper vor bedrohlichen Schäden zu schützen. Die sorgfältige Dokumentation der vor Schmerzmittelgabe erhobenen Befunde ist allerdings zwingend notwendig.

Ruhiges, souveränes Auftreten und menschliche Zuwendung sind die Basismaßnahmen jeder präklinischen Schmerztherapie. Begleitende Basismaßnahmen beinhalten außerdem eine schmerzfreie Lagerung, Immobilisation und vor allem einen schonenden Transport in die Klinik.

Die Schmerztherapie in der Präklinik sollte, wenn möglich, intravenös erfolgen, da die Resorption von intramuskulär oder subkutan verabreichten Medikamenten durch eine ungewisse Pharmakokinetik verzögert und nicht vorhersagbar ist. Die Wahl des Analgetikums durch den behandelnden Arzt richtet sich nach seiner persönlichen Erfahrung, der Applikationsform und dem Wirkprofil mit seinen Indikationen, Kontraindikationen und Nebenwirkungen.

Im Rettungsdienst werden vorwiegend potente Opioidanalgetika verwendet, die dem Betäubungsmittelgesetz unterliegen. Außerdem spielt das Mononarkotikum Ketamin bzw. Esketamin in Kombination mit einem niedrig dosierten Benzodiazepin eine große Rolle bei der Versorgung verunfallter Patienten.

Fragen

1. Was sind Opioidanalgetika?
a. so genannte periphere Analgetika
b. Substanzen mit chemischer Ähnlichkeit zu den Halluzinogenen
c. natürliche oder synthetische Substanzen mit morphinartigen Eigenschaften
d. Substanzen mit aufputschender Wirkung

2. Welcher der folgenden Wirkstoffe unterliegt dem BTM-Gesetz?
a. Tramadol
b. Ketamin
c. Piritramid
d. Metamizol

3. Sie werden als NAW-Besatzung zu einem 65-jährigen Notfallpatienten gerufen, der über stärkste retrosternale Schmerzen mit Ausstrahlung in den linken Arm klagt. Der Blutdruck beträgt 90/60 mmHg, die Herzfrequenz liegt bei 100/min. Welches Analgetikum wäre hier Mittel der Wahl?
a. Sufentanil
b. Ketamin
c. Morphin
d. Paracetamol

4. Sie werden als RTH-Besatzung zu einem schweren Verkehrsunfall angefordert. Am Unfallort finden Sie einen polytraumatisierten Patienten vor, der bewusstlos und kreislaufinstabil ist. Sie stellen die Indikation zur Narkoseeinleitung und Intubation. Welches Medikament würde sich in dieser Situation im Rahmen der Narkoseeinleitung anbieten?
a. Sufentanil
b. Ketamin
c. Tramadol
d. Morphin

5. Warum sollte Ketamin nicht bei spontan atmenden Patienten mit isoliertem Schädel-Hirn-Trauma und stabilen Kreislaufverhältnissen benutzt werden?
a. wegen der guten Analgesie
b. wegen der weitestgehenden Erhaltung der Schutzreflexe
c. wegen der Erhöhung des Hirndruckes
d. wegen der nötigen Kombination mit einem Benzodiazepin

6. Warum sollte bei einer Atar-Analgesie auch Atropin gegeben werden?
a. wegen der geringen therapeutischen Breite der Atar-Analgesie
b. um die Herzfrequenz zu steigern
c. um die Hypersalivation und Vagusaktivität zu dämpfen
d. um die psychomimetischen Nebenwirkungen zu reduzieren

7. Welche Eigenschaft macht Morphin beim akuten Lungenödem zu einer wichtigen Therapieoption?
a. Analgesie
b. Übelkeit, Erbrechen
c. Vorlastsenkung
d. Histaminausschüttung

8. Welche Eigenschaft trifft für die Substanz Tramadol zu?
a. schnelle und ausreichende Analgesie
b. nur in seltenen Fällen Übelkeit und Erbrechen
c. hypnotische Wirkung in höheren Dosierungen
d. unterliegt nicht dem BTM-Gesetz

9. Was ist typisch für die Trias der Opioidüberdosierung?
a. Mydriasis
b. Atemstörung bis Atemstillstand
c. retrosternaler Schmerz
d. weite Pupillen

10. Welche Substanz wird als Antidot bei der Opioidüberdosierung verwendet?
a. Naloxon
b. Norcuron®
c. Novalgin®
d. Natriumthiosulfat

15 Reanimation nach den gültigen Leitlinien des ERC

RALF SCHNELLE

Die Wiederbelebung von Notfallpatienten mit Kreislaufstillstand (kardiopulmonale Reanimation, CPR) wird als »Königsdisziplin« innerhalb der Notfallmedizin bezeichnet. Alle, die im Bereich der Medizin tätig sind, müssen die Maßnahmen der Reanimation beherrschen. Basismaßnahmen (BLS, Basic Life Support) sind extrem wichtig. Sie müssen perfekt durchgeführt werden, damit die lebenswichtigen Organe über einen so genannten Minimalkreislauf versorgt werden können, was einen Zelltod evtl. verhindern kann. Speziell gilt das für die Thoraxkompressionen (»Herzmassage«). Die erweiterten Maßnahmen (ALS, Advanced Life Support) ergänzen die Basismaßnahmen. Hier steht die elektrische Defibrillation im Vordergrund, auch die Medikamentengabe und die Anwendung von Maßnahmen des erweiterten Atemwegsmanagements sind von Bedeutung. Die neuen Leitlinien zur CPR (1) sind ein Ergebnis internationaler Forschungsarbeit (2). Sie werden alle fünf Jahre an den aktuellen Stand der Wissenschaft angepasst, zuletzt im November 2005. Die in diesem Beitrag beschriebenen Aussagen betreffen den professionellen Rettungsdienst, nicht alle dürfen auf den Bereich der Laienreanimation übertragen werden.

Eine Reanimation ist Teamarbeit, die erforderlichen Maßnahmen sollten möglichst im Team gemeinsam geübt werden. Das ist im Rettungsdienst aber nicht immer möglich, speziell wenn Besatzungen aufeinander treffen, die nicht regelmäßig

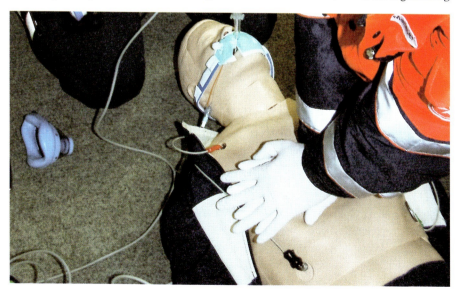

ABB. 1 ▶ Kinderreanimation mit erweiterten Maßnahmen

zusammenarbeiten. Der bestausgebildete Helfer leitet mit ruhigen Ansagen den Ablauf der Maßnahmen. Nach Ausschluss von Gefahren für die Helfer muss zunächst erkannt werden, dass es sich um eine Reanimationssituation handelt. Gegebenenfalls wird der Patient umgelagert, er muss flach auf einem harten Untergrund liegen. Die Diagnostik ist unter Rettungsdienstbedingungen im Normalfall innerhalb von 10 Sekunden abgeschlossen. Während der Suche nach dem Karotispuls (eine Seite reicht) prüft der Untersucher die Bewusstseinslage sowie die Atmung. Zu den Zeichen eines Kreislaufstillstands gehören die Bewusstlosigkeit sowie das Fehlen einer normalen Atmung. Anfangs kommt es nicht selten zu einer Schnappatmung, die keinesfalls als Lebenszeichen fehlinterpretiert werden darf. Parallel zur Untersuchung macht ein zweiter Helfer den Brustkorb frei, damit ohne jegliche Zeitverzögerung weitere Maßnahmen erfolgen können.

Wichtige Überlegungen zu Beginn einer Reanimation

Der Teamleiter entscheidet entsprechend der Gesamtsituation, in welcher Reihenfolge die Maßnahmen erfolgen müssen. Initialbeatmungen, also die bisher üblichen 2 Beatmungshübe vor Beginn der Thoraxkompressionen, erfolgen nur noch, wenn es sich beispielsweise um Kinder oder Ertrunkene handelt. Im Normalfall beginnt eine Reanimation mit Thoraxkompressionen, das geht in der Praxis auch am einfachsten. Entschieden werden muss auch die Frage, ob umgehend oder zu einem späteren Zeitpunkt defibrilliert werden muss. Bei einem therapiefreien Intervall von über 5 Minuten (vereinfachte Aussage: bei jedem nicht beobachteten Kollaps) werden zunächst die Basismaßnahmen durchgeführt und parallel die Defibrillation vorbereitet, die dann nach 2 Minuten erfolgt. Bei beobachtetem Kollaps soll natürlich so schnell wie möglich defibrilliert werden. Auch wenn eine gute Laienreanimation im Gang ist, erscheint es unlogisch, einen vorhandenen Defi nicht sofort einzusetzen. Ein einzelner präkordialer Faustschlag kann dann erwogen werden, wenn es sich um einen nach beobachtetem Kollaps bestätigten Kreislaufstillstand handelt und wenn ein Defibrillator nicht umgehend zur Hand ist. Er ist bei einer pulslosen ventrikulären Tachykardie (VT) eher Erfolg versprechend als bei Kammerflimmern (VF).

Ganz entscheidend: perfekte Thoraxkompressionen

Viele der in den aktuellen Leitlinien beschriebenen Empfehlungen (siehe in der Übersicht Tab. 1) zielen darauf ab, die Anzahl und Qualität von Thoraxkompressionen zu verbessern, weil dies einen messbaren Einfluss auf die Überlebensrate hat. Der korrekte Druckpunkt findet sich bei Erwachsenen im unteren Sternumdrittel. Auch bei Kindern wird im unteren Drittel des Sternums komprimiert. Das Aufsuchen des Druckpunktes geschieht nun vereinfacht, eine zeitaufwendige Suche nach der bis-

Die wichtigsten Neuerungen der ERC-Leitlinien 2005	Tab. 1
Empfehlung der alten Leitlinien	aktuelle Empfehlung
Aufsuchen des Druckpunkts nach der 2 QF-Regel	Druckpunkt im Zentrum des Brustkorbs, also in der unteren Sternumhäfte
Inspirationszeit für eine Beatmung beim Erwachsenen 1–2 Sekunden	Inspirationszeit 1 Sekunde
Verhältnis 15:2 für Erwachsene	Verhältnis 30:2 für Erwachsene
Verhältnis 5:1 für Kinder	Verhältnis 15:2 (Profis) oder auch 30:2 (einzelne Helfer bzw. Laienhelfer)
Beginn der Reanimation beim Erwachsenen mit 2 Initialbeatmungen	normalerweise Beginn mit Thoraxkompressionen
Defibrillationen in 3er-Serien, anfangs 200 J monophasisch, später Steigerung	nur noch einzelne Schocks, monophasisch gleich mit 360 J
Defi-Versuche jede Minute	ein Defi-Versuch alle 2 Minuten
Diagnostik nach einem Defibrillationsversuch	sofortige Fortführung von Thoraxkompressionen
auch bei unbeobachtetem Kreislaufstillstand sofort Defibrillationsversuche	in solchen Situationen 2 Minuten Basismaßnahmen vor Defibrillation
Adrenalin bei VF/VT nach der ersten erfolglosen Defibrillationsserie	Adrenalin erst zum Zeitpunkt der dritten Defibrillation
Thoraxkompressionen beim Kind mit einer Hand	ein oder zwei Hände, je nach Situation

her üblichen »2-Finger-Regel« ist nicht mehr nötig. Auch ist das Tasten eines zentralen Pulses während einer Thoraxkompression überflüssig, tastbare Pulsationen sagen nichts über den Kreislauf aus. Der bei Erwachsenen 4-5 cm tiefe Druck wird mit durchgestreckten Armen ausgeübt. Das Verhältnis Druckphase zu Entlastungsphase beträgt 1:1. Sehr wichtig ist, den Brustkorb in der Entlastungsphase komplett zu entlasten. Die richtige Arbeitsfrequenz ist 100/min, also erfolgen 30 Thoraxkompressionen in 18 Sekunden. Unterbrechungen der Thoraxkompression müssen auf ein Minimum beschränkt werden. Es darf nicht passieren, dass während einer Reanimation die Thoraxkompressionen vernachlässigt werden. Der komprimierende Helfer sollte planmäßig alle 2 Minuten ausgewechselt werden, um ein (möglicherweise subjektiv nicht bemerktes) Ermüden zu vermeiden. Bei beschränktem Platzangebot können die Überkopf-Reanimation oder die Reanimation mit gespreizten Beinen über dem Patienten stehend erwogen werden. Aber auch nur dann – die standardisierte Ausübung der Überkopf-Reanimation, wie in einigen Rettungsdienstbereichen üblich, ist nicht zulässig. Besser ist es also immer, sich den möglichen Freiraum zur Ausübung einer korrekten Reanimation zu schaffen.

Freimachen der Atemwege und Beatmung

Während der ersten Thoraxkompressionen hat der am Kopfende positionierte Helfer Gelegenheit, die Beatmung vorzubereiten. Das routinemäßige Checken der Mundhöhle auf Fremdkörper ist bei der CPR nicht nötig, da die Wahrscheinlichkeit eines nicht beobachteten Bolusgeschehens gering ist. Das Freimachen der Atemwege erfolgt z.B. durch den Esmarch-Handgriff, ein Guedeltubus kann die Beatmung erleichtern. Eine Absaugpumpe sollte am Kopfende immer griffbereit sein. Die aktuellen Leitlinien betonen, dass bei der Beatmung von Reanimationspatienten eine Hyperventilation vermieden werden muss, da sie sich negativ auswirkt. Eine einzelne Beatmung erfolgt durch Einblasen von 500-600 ml (6-7 ml/kg KG) Luft, was eine normale Brustkorbhebung bewirken wird. Die empfohlene Inspirationszeit ist 1 Sekunde. Dies gilt für alle Formen der Beatmung, einschließlich Atemspende und Maskenbeatmung mit oder ohne Sauerstoff. Bei geschützten Atemwegen wird kontinuierlich komprimiert und asynchron mit einer Frequenz von 10/min beatmet. Alle 6 Sekunden wird ein Beatmungshub der genannten Tiefe verabreicht.

Sind die Atemwege noch nicht gesichert, kann der Krikoiddruck nach Sellick (Komprimieren des Ösophagus durch Druck gezielt auf den Ringknorpel) das Risiko von Magenbeatmung, Regurgitation und Aspiration vermindern. Er erfordert einen ausgebildeten Assistenten und kann – falsch bzw. mit zu starkem Druck durchgeführt – eine Erschwerung der Beatmung und der Intubation bewirken. Dann muss er reduziert oder ganz unterlassen werden. Bei aktivem Erbrechen, was bei Reanimationspatienten aber allenfalls in der Phase des Erwachens zu erwarten ist, muss sofort losgelassen werden (Gefahr der Ösophagusruptur).

> **Sind die Atemwege noch nicht gesichert, kann der Krikoiddruck nach Sellick das Risiko von Magenbeatmung, Regurgitation und Aspiration vermindern.**

Basismaßnahmen

Die Basismaßnahmen beginnen i.d.R. mit Thoraxkompressionen und werden dann im Verhältnis 30:2 mit Beatmungen fortgeführt. Das gilt für alle Laienreanimationen an Patienten jenseits des Neugeborenenalters. Profis werden alle Kinder aber nach der Methode 15:2 reanimieren, hier ist die Beatmung bekanntlich besonders wichtig. Eine Neugeborenenreanimation erfolgt aus dem gleichen Grund nach der Methode

3:1. Stehen kein EKG bzw. AED zur Verfügung, werden die BLS-Maßnahmen kontinuierlich fortgeführt. Nur bei Auftreten von Lebenszeichen, z.B. Einsetzen einer regelmäßigen Atmung, erfolgt ein Überprüfen des Pulses. Auch unter Rettungsdienstbedingungen kann eine Reanimation nach dem BLS-Algorithmus begonnen werden, z.B. wenn sich der Teamleiter gegen einen sofortigen Defibrillationsversuch entscheidet:

- Klärung der Sicherheit
- ggf. rasche Umlagerung des Patienten
- Überprüfung von Bewusstsein, Karotispuls, parallel von Atmung und anderen Kreislaufzeichen
- ggf. Notruf
- parallel Freimachen des Brustkorbes
- 30 Thoraxkompressionen
- 2 Beatmungen
- kontinuierliche Fortführung (30:2)
- Helferwechsel alle 2 Minuten.

Das Vorgehen bei Fremdkörperaspiration

Man unterscheidet beim so genannten Bolusgeschehen anhand der Symptomatik eine milde Obstruktion und eine schwere Obstruktion. Bei sprechenden Patienten mit einer ausreichenden Atmung soll zum Husten angeregt, sonst aber nichts unternommen werden. Bei schwerer Obstruktion müssen nicht selten mehrere Verfahren versucht werden, um den Fremdkörper zu lösen.

Man beginnt mit bis zu 5 Schlägen zwischen die Schulterblätter, nachdem man den Patienten in Kopftieflage verbracht hat. Bei Erfolglosigkeit werden sowohl in den aktuellen als auch in den bisher gültigen internationalen Leitlinien Heimlich-Handgriffe empfohlen (1, 3). Fünf einzelne Heimlich-Handgriffe, jeweils mit dem Ziel der Bolusverlagerung appliziert, erscheinen bei einem noch wachen, langsam in Panik geratenden Patienten durchaus sinnvoll. Bei Säuglingen dürfen keine Heimlich-Handgriffe erfolgen, stattdessen versucht man ruckartige Thoraxkompressionen. Schließlich wird der Patient das Bewusstsein verlieren. Vorsicht bei der Mundinspektion, Krämpfe können auftreten! Nur sichtbare Fremdkörper werden entfernt, das blinde Auswischen des Mundes soll unterlassen werden. Beim liegenden Patienten kommen nun Thoraxkompressionen hinzu, die nach den Ergebnissen dreier Studien effektiver sind als Heimlich-Handgriffe. Sie dürfen in solchen Situationen auch angewendet werden, obwohl noch ein Karotispuls tastbar ist. Beatmungsversuche können effektiv sein, obwohl zuvor eine Spontanatmung unmöglich war. Unter Rettungsdienstbedingungen wird man natürlich auch die erweiterten Verfahren nutzen wie den Einsatz von Laryngoskop und Magillzange sowie der Absaugpumpe.

Defibrillation

Angesichts der weiten Verbreitung von automatischen externen Defibrillatoren (AED) könnte man die Defibrillation zu den Basismaßnahmen zählen. Sie wird eingesetzt, um tachykarde Rhythmusstörungen (VF/VT) zu beseitigen. Zu achten ist auf zwei Gefahren: Erstens darf niemand Kontakt zum Patienten haben (Warnung und Sicherheitsblick!) und zweitens kann es bei einer hohen Sauerstoffkonzentration zu Bränden kommen (Sauerstoffquellen fernhalten!). Aus diesem Grund spielt die Sicherheit bei der Defibrillation für das ERC eine besondere Rolle. Empfohlen wird die Defibrillation mit Klebepads, natürlich ist auch weiterhin die Defibrillation mittels Paddles möglich. Eine Elektrode wird standardmäßig direkt unterhalb der rechten Klavikula angebracht, die andere kommt in die mittlere Axillarlinie (Elektrodenposition V6). In bestimmten Situationen kann man die Elektroden auch anders anbringen, z.B. biaxillär oder anterior-posterior. Auch um genügend Zeit für ausreichend Thoraxkompressionen zu haben, wird nur jeweils ein Schock abgegeben, und zwar alle 2 Minuten. Es gibt nach den aktuellen Leitlinien keine 3er-Serien mehr! Biphasische Defis (b) werden gegenüber monophasischen Defis (m) bevorzugt. Für Letztere gilt nur noch eine Energieempfehlung, nämlich 360 J (m) für alle Schocks. Bei biphasischen Defibrillatoren hängt es von den Herstellerempfehlungen für das jeweilige Modell ab. Dabei sind sowohl Strategien mit gleich bleibender als auch solche mit ansteigender Energie möglich. Kinder werden mit 4 J/kg KG (m) und (b) defibrilliert.

Auch bei einer erfolgreichen Defibrillation mit Beseitigung der Rhythmusstörung ist sofort nach dem Schock fast immer kein Puls vorhanden. Die Verzögerung von Thoraxkompressionen wirkt sich dann nachteilig aus. Aus diesem Grund empfehlen die aktuellen Leitlinien, sofort nach Schockauslösung die Herzmassage fortzuführen: kein Blick auf den Monitor, kein Pulstasten und schon gar keine Atemkontrolle. Die aktuellen Leitlinien diskutieren in diesem Zusammenhang nicht, ob ein Teamleiter mit großer Erfahrung im Falle einer sofortigen Defibrillation nach beobachtetem Kollaps von dieser Regel abweichen darf. Wenn ein Herzrhythmus besteht, wird dieser durch Thoraxkompressionen nicht in ein Kammerflimmern überführt. So etwas kann aber aus einer Asystolie heraus passieren. Selbst unter Reanimation auffallende QRS-Komplexe sollen nicht zu einer Unterbrechung der BLS-Maßnahmen führen. Diese werden nur unterbrochen, sobald Lebenszeichen auffallen bzw. zum Zeitpunkt der nächsten Analyse, also nach 2 min. Nur wenn dann der EKG-Rhythmus organisiert erscheint (QRS-Komplexe regulär bzw. eng), soll ein Pulstasten erfolgen. Falls sehr feines Flimmern nicht sicher von einer Asystolie abgegrenzt werden kann, wird aktuell kein Schock empfohlen! Stattdessen soll zunächst mit BLS-Maßnahmen versucht werden, das Flimmern zu verstärken, wodurch es leichter defibrillierbar sein wird.

Ein Standard-AED ist für Kinder ab 8 Jahren geeignet, für Kinder von 1-8 Jahren sollten ein Gerät mit Eignung für dieses Alter und Kinder-Elektroden verwendet werden. Herzschrittmacher sollen bei einer Reanimation nur versucht werden, wenn P-Wellen erkennbar sind. Bei einer reinen Asystolie verbessern sie die Prognose nicht.

Erweitertes Atemwegsmanagement

Die endotracheale Intubation sichert die Atemwege am zuverlässigsten, sollte aber nur von gut ausgebildeten und erfahrenen Helfern durchgeführt werden. Entscheidend ist, dass sie diese Maßnahme adäquat beherrschen und fortlaufend anwenden. Die Rate von Misserfolgen und Komplikationen ist sonst inakzeptabel hoch. Zur Intubation erfolgt die Laryngoskopie während der Thoraxkompressionen, eine kurze Pause kann zur Passage der Stimmbänder nötig werden. Es ist auch gerechtfertigt, die Intubation auf einen Zeitpunkt nach Wiederherstellung des Kreislaufs (ROSC, return of spontaneous circulation) zu verschieben, falls sich der Patient gut beatmen lässt. In solchen Fällen kommt dem Sellick-Handgriff sowie alternativen Atemwegshilfsmitteln besondere Bedeutung zu.

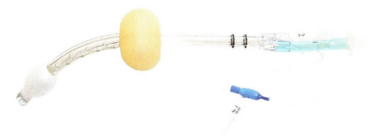

Abb. 2 ▶ Kombitubus: Alternative zur endotrachealen Intubation

Auf der Basis der vorliegenden Studien ist der Kombitubus zur Beatmung unter CPR so sicher und effektiv wie die endotracheale Intubation. Bei Anwendung einer Larynxmaske, wodurch im Vergleich zur Maskenbeatmung wirksamer ventiliert werden kann, kommt es dagegen eher zu einer Leckage. Eine Alternative für effektive Beatmungen stellt der Larynxtubus dar. Bei allen Patienten, die über einen Endotrachealtubus oder eines der genannten Hilfsmittel beatmet werden, sollen die Thoraxkompressionen kontinuierlich und die Beatmungen mit 10/min erfolgen. Nur bei einer stärkeren Undichtigkeit muss die Thoraxkompression zugunsten effektiver Beatmungen unterbrochen und nach 30:2 reanimiert werden, geringe Lecks sind akzeptabel. Die beste Technik der Atemwegssicherung hängt also von den genauen Umständen des Kreislaufstillstands und den Fähigkeiten der Helfer ab.

Das Vorgehen bei VF / VT

Bei diesen Rhythmen muss defibrilliert werden. Ob gleich zu Beginn oder nach 2 Minuten BLS, hängt wie beschrieben von der Situation ab. Beim in Abb. 3 gezeigten Ablaufschema, das bei einem nicht beobachteten Kreislaufstillstand des Erwachsenen empfohlen wird, setzen wir voraus, dass die Defibrillationsversuche erfolglos bleiben.

Natürlich muss die Situation auf das Vorliegen potenziell reversibler Ursachen überprüft werden.

Das Vorgehen bei Non-VF / VT (PEA / Asystolie)

Bei einer Asystolie muss man die EKG-Ableitung kritisch prüfen. Defekte von Elektroden, Kabeln oder EKG-Gerät müssen ausgeschlossen werden, ggf. muss eine zweite Ableitung geschrieben werden, damit ein verstecktes Flimmern oder auch P-Wellen erkannt werden. Der Ablauf einer Reanimation mit pulsloser elektrischer Aktivität (PEA) oder Asystolie entspricht weitgehend dem bei VF/VT, abgesehen davon, dass natürlich keine Defibrillationsversuche erfolgen. Die Basismaßnahmen werden jeweils nach 2 min für eine Analyse unterbrochen. Adrenalin wird in einer Dosis von 1 mg i.v. so rasch wie möglich und dann alle 3-5 min, also bei jeder zweiten Analyse, gegeben. Auch ohne wissenschaftlichen Wirksamkeitsnachweis wird – je nach EKG – auch Atropin in einer Dosierung von einmalig 3 mg i.v. empfohlen. Gerade bei Non-VF/VT ist besonders an potenziell reversible Ursachen zu denken, die spezielle Maßnahmen erfordern. Hierzu gehören die so genannten 4 H und die HITS:

- *H*ypoxie
- *H*ypovolämie
- *H*yperkaliämie oder andere metabolische Entgleisungen
- *H*ypothermie

- *H*erzbeuteltamponade
- *I*ntoxikation
- *T*hromboembolie
- *S*pannungspneumothorax.

Reanimationsmedikamente

Als Standard gilt der periphervenöse Zugang, beispielsweise in der Ellenbeuge. Nach einer intravenösen Medikamentengabe wird neben dem Anheben des Arms die Gabe von mindestens 20 ml NaCl empfohlen, eine praktikable Alternative ist das Nachspülen mit der Infusion. Gemäß den Leitlinien kann auch beim Erwachsenen ein intraossärer (i.o.) Zugang wirksam sein und sollte bei Versagen von Venenpunktionsversuchen erwogen werden. Wenn weder i.v.- noch i.o.-Zugang gelingen, können bestimmte Medikamente endotracheal gegeben werden. Aufgrund möglicher Nachteile, beispielsweise durch eine Depotwirkung, stellt dieser Weg allerdings keinen Standard dar. Im Vergleich zur Gabe direkt in den Tubus bietet die Verabreichung in die Bronchien (über einen entsprechenden Katheter) keine Vorteile. Also kann Adre-

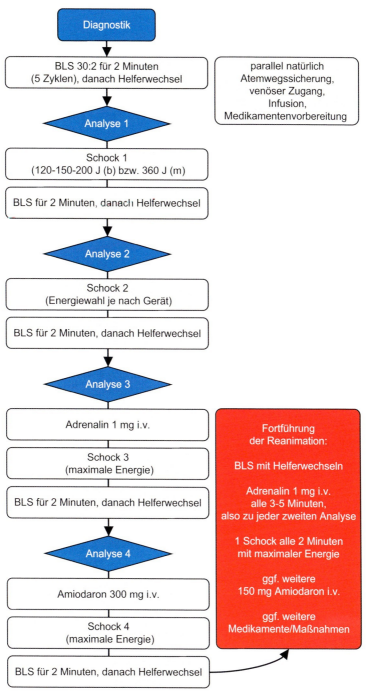

ABB. 3 ▶ Ablauf einer Reanimation im Rettungsdienst (entsprechend den ERC-Leitlinien 2005, hier: nicht beobachteter Kollaps mit VF/VT ohne Defibrillationserfolge)

nalin in einer Dosis von 3 mg, verdünnt mit Aqua dest. auf 10 ml, in einer Thoraxkompressionspause direkt in den Tubus gegeben werden, ein paar Beatmungen sorgen anschließend für die Verteilung. Die Verdünnung mit Aqua anstatt wie sonst üblich mit NaCl 0,9% verbessert die Resorption.

Adrenalin wird bei allen Formen des Kreislaufstillstands empfohlen (1 mg i.v. alle 3-5 Minuten), obwohl es keine ausreichenden Daten gibt, die beim Menschen eine Verbesserung der Entlassungsrate beweisen. Eine Hauptwirkung besteht in der Vasokonstriktion über die Erregung von alpha-Rezeptoren. Das erhöht die Perfusionsdrücke und verbessert wohl die Erfolgsaussichten bei Defibrillationsversuchen. Die Erregung der beta-1-Rezeptoren kann allerdings zu malignen Herzrhythmusstörungen führen. Bei einer Asystolie und PEA ist genau diese beta-1-Erregung jedoch erwünscht. Vasopressin wurde bei der Leitlinienkonferenz im Januar 2005 von den Experten diskutiert. Es wird wegen der Datenlage derzeit weder befürwortet noch abgelehnt. Aufgrund gängiger Praxis bleibt Adrenalin Mittel der Wahl für alle Rhythmen.

> **Adrenalin wird bei allen Formen des Kreislaufstillstands empfohlen (1 mg i.v. alle 3-5 Minuten), obwohl es keine ausreichenden Daten gibt, die beim Menschen eine Verbesserung der Entlassungsrate beweisen.**

Bei VF/VT, das durch Defibrillationen nicht zu beseitigen ist, soll Adrenalin erstmals zum Zeitpunkt des 3. Schocks gegeben werden. Zwei Minuten später, also zum Schock 4, erfolgt dann die Gabe eines antitachykarden Medikamentes: Amiodaron ist das Antiarrhythmikum der Wahl. Nach den Leitlinien des ERC sollen unter Reanimationsbedingungen 300 mg Amiodaron (2 Ampullen Cordarex®) als Bolus verabreicht werden. Bei Misserfolg kann ein weiterer Bolus von 150 mg injiziert werden, gefolgt von einer Infusion. Dieses Medikament sollte überall vorgehalten werden. Lidocain (Xylocain®) wird nur dann verabreicht, wenn kein Amiodaron verfügbar ist. Magnesium wird gegeben, wenn der Verdacht auf eine Hypomagnesiämie besteht, z.B. bei einer Therapie mit bestimmten Diuretika, und speziell bei einer Torsade-de-pointes-Tachykardie. Die Initialdosis beträgt 8 mmol (entspr. 2 g) in 1-2 Minuten.

Bei Non-VF/VT kommen Adrenalin und Atropin in den o.g. Dosierungen zum Einsatz, Letzteres speziell bei Asystolie oder bradykarder PEA. Das Medikament Theophyllin, das bei der Asthmatherapie zunehmend in den Hintergrund tritt, kann versucht werden (250-500 mg [5 mg/kg KG] langsam i.v.). Die begrenzten Studien konnten keinen Nutzen, aber auch keinen Schaden von Theophyllin unter Reanimation zeigen. Kalzium wird nur für spezielle Situationen empfohlen: Hyperkaliämie, Hypokalzämie, Vergiftung mit Kalzium-Antagonisten.

Massivinfusionen sind nur bei vermuteter Hypovolämie indiziert, bei Normovolämie wahrscheinlich schädlich. Auf jeden Fall müssen glukosehaltige Lösungen vermieden werden, sie können das neurologische Outcome verschlechtern. Die Routinegabe von Natriumbikarbonat unter CPR, speziell außerklinisch, und nach ROSC wird nicht empfohlen. Wenn ein Kreislaufstillstand aber mit einer Hyperkaliämie, einer Vergiftung mit trizyklischen Antidepressiva oder mit einer schweren metabolischen Azidose vergesellschaftet ist, sollen initial 50 mmol verabreicht werden. Die Studienlage hinsichtlich einer Lysetherapie ist widersprüchlich. Derzeit gibt es keine Routineempfehlung für die Lyse unter Reanimation. Sie ist zu erwägen, wenn der Stillstand Folge einer vermuteten oder gesicherten Lungenembolie zu sein scheint. Dann muss über mindestens 60-90 Minuten weiter reanimiert werden.

Nach Wiederherstellung des Kreislaufs (ROSC)

Schon während, aber auch nach der Reanimation darf man keinesfalls hyperventilieren, das beeinträchtigt die Hirndurchblutung. Die Kapnometrie ist hilfreich, normale $etCO_2$-Werte (um 35 mmHg) sind anzustreben. Zur Beatmung ist eine inspiratorische Sauerstoffkonzentration (FiO_2 = 1,0) zu wählen. Eine Magensonde ist indiziert, um den abdominellen Druck zu senken, speziell nach Beatmung bei ungeschütztem Atemweg. Bei Hinweisen auf ein akutes Koronarsyndrom ist eine Reperfusionstherapie anzustreben. Je nach Kreislauf können Flüssigkeitsgaben oder Vorlastsenker nötig werden. Ein Blutdruckziel ist nicht bekannt. Es erscheint vernünftig, unter Einbeziehung des bisherigen Blutdruckes des Patienten einen normalen Wert anzustreben. Husten soll vermieden werden, um den intrakraniellen Druck nicht zu erhöhen. Krämpfe müssen unbedingt behandelt werden, sie vervierfachen den zerebralen Metabolismus. Verschiedene Argumente und klare Daten sprechen für eine therapeutische Hypothermie nach ROSC, und zwar immer bei präklinischem VF/VT. Vermutlich ist das Prinzip auch bei Non-VF/VT oder innerklinischem Kreislaufstillstand wirksam. Bereits präklinisch sollte mit verschiedenen Techniken (z.B. Oberflächenkühlung, kalte Infusionen) begonnen werden. Ziel ist ein rasches Herunterkühlen auf 32-34°C, nach 12-24 h soll der Patient dann langsam wieder erwärmt werden. Muskelzittern muss ggf. mit Sedation oder sogar Muskelrelaxation unterdrückt werden.

Kinderreanimation

Bei der Überarbeitung der Leitlinien wurde großer Wert auf eine Vereinfachung gelegt. Die Grenze zwischen Kindern und Erwachsenen ist jetzt die Pubertät. Weil bei Kinderreanimationen häufig ein Atemproblem ursächlich ist, werden 5 Initialbeatmungen empfohlen. Für die Laienreanimation gilt immer das Verhältnis 30:2, Profis sollen bei Kindern allerdings ein Verhältnis von 15 Thoraxkompressionen und

> Bei der Überarbeitung der Leitlinien wurde großer Wert auf eine Vereinfachung gelegt. Die Grenze zwischen Kindern und Erwachsenen ist jetzt die Pubertät.

2 Beatmungen wählen, wenn dies ohne Schwierigkeiten möglich ist. Bei gesichertem Atemweg erfolgt die Thoraxkompression ohne Pause, die Beatmung mit 12-20/min. Bei der Neugeborenenreanimation gilt ein Verhältnis von 3:1.

Die einzelnen Maßnahmen sind natürlich an die anatomischen Verhältnisse anzupassen. Bei sehr kleinen Kindern kann das Überstrecken des Kopfes die Atemwege einengen, man wählt eine Neutralposition oder die »Schnüffelstellung«. Das Tasten des Pulses erfolgt bei Säuglingen an der Oberarminnenseite, später an der A. carotis. Bei Kindern mit einem Puls unter 60/min und gleichzeitig schlechter Hautdurchblutung muss eine Reanimation begonnen werden. Eine Beatmung erfolgt über etwa eine Sekunde mit einem für eine Hebung des Brustkorbs ausreichendem Volumen. Die Thoraxkompressionen erfolgen im Bereich des unteren Drittels des Sternums. Bei einer 2-Helfer-Reanimation eines Säuglings ist der Zangengriff besser als die 2-Finger-Technik. Es darf nicht zu flach komprimiert werden, die Drucktiefe soll 1/3 des Thoraxdurchmessers betragen! Die richtige Arbeitsfrequenz ist wie bei Erwachsenen 100/min, bei Neugeborenen 120/min.

Die erweiterten Maßnahmen entsprechen weitgehend denen bei der Erwachsenenreanimation. Nach maximal drei Versuchen einer Venenpunktion soll eine i.o.-Nadel gelegt werden. Die Dosis von Adrenalin lautet 0,01 mg/kg KG i.v./i.o., über einen Tubus würde die zehnfache Dosis gegeben. Die Empfehlung für die Defibrillationsenergie lautet immer 4 J/kg KG.

Spezielle Reanimationssituationen

Modifikationen der allgemeinen Therapieempfehlungen können in bestimmten Fällen sinnvoll sein. Z.B. werden bei einer Hyperkaliämie mit Kalzium und Natriumbikarbonat zwei Medikamente empfohlen, die sonst nicht standardmäßig gegeben werden sollten. Für die Reanimation unterkühlter Patienten gibt es eine Reihe von Besonderheiten. Die Basismaßnahmen sollen nach den Leitlinien in gleicher Weise wie sonst erfolgen, bei einer Kerntemperatur unter 30°C soll auf Medikamente verzichtet und die Zahl von Defibrillationsversuchen auf max. drei beschränkt werden. Bei Traumapatienten erfolgen die üblichen Basismaßnahmen. Erweiterte Maßnahmen wie die Entlastung eines Spannungspneumothorax können erforderlich werden. Viele Interventionen sind allerdings umstritten, im Vordergrund steht immer der rasche Transport in eine geeignete Klinik. Bei Schwangeren muss in der zweiten Schwangerschaftshälfte an Maßnahmen zur Verlagerung des Uterus nach links gedacht werden. Auf Defibrillationen darf bei entsprechender Indikation nicht verzichtet werden, sie schaden dem Ungeborenen vermutlich nicht. Bei Stromunfällen sind Sicherheitsaspekte besonders zu beachten, an Begleitverletzungen muss gedacht werden. Nach einem Blitzeinschlag mit mehreren Betroffenen sollen Helfer den Personen im Kreislaufstillstand eine höhere Priorität einräumen als denen, die keine Reanimationsmaßnahmen benötigen.

Fragen

1. Für die Diagnostik des Kreislaufstillstands unter Rettungsdienstbedingungen gilt folgende Aussage:
a. Eine Schnappatmung ist ein Lebenszeichen.
b. Das Tasten des Karotispulses (5-10 Sekunden) ist nicht mehr erforderlich.
c. Die gesamte Diagnostik sollte maximal 10 Sekunden dauern.
d. Der Karotispuls wird immer auf beiden Seiten gesucht.

2. Welche Aussage ist richtig?
a. Eine Reanimation muss mit 2 Initialbeatmungen begonnen werden.
b. Der korrekte Druckpunkt ist bei Erwachsenen in der Mitte des Sternums.
c. Bei Kindern liegt der Druckpunkt im unteren Drittel des Sternums.
d. Um gute Beatmungen zu ermöglichen, muss auch nach Intubation im Verhältnis 30:2 reanimiert werden.

3. Für die Beatmung von erwachsenen Reanimationspatienten gilt welche der folgenden Aussagen?
a. Das routinemäßige Checken der Mundhöhle auf Fremdkörper wird vor dem Überstrecken des Kopfes empfohlen.
b. Das empfohlene Beatmungszugvolumen beträgt 500-600 ml.
c. Eine Hyperventilation wird empfohlen, unter anderem wegen einer Verbesserung der Sauerstoffversorgung.
d. Die endotracheale Intubation ist aufgrund der Datenlage das in allen Fällen beste Verfahren zur Sicherung der Atemwege.

4. Welche Maßnahme wird bei einem Bolusgeschehen nicht mehr durchgeführt?
a. das blinde Auswischen des Mundes
b. Heimlich-Handgriffe
c. Schläge zwischen die Schulterblätter
d. Thoraxkompressionen

5. Welche der folgenden Aussagen zur Defibrillation ist richtig?
a. Es kann zu Bränden kommen, daher wird die Einhaltung bestimmter Sicherheitsregeln empfohlen.
b. Eine Elektrode wird standardmäßig kaudal der rechten Klavikula angebracht, eine weitere in der vorderen Axillarlinie (Elektrodenposition V5).
c. Sofort nach Schockauslösung erfolgt im Normalfall ein Blick auf den Monitor sowie das Pulstasten an einer A. carotis.
d. Ein AED darf bei einem Kleinkind niemals angewandt werden.

6. Welche Aussage zum Reanimationsalgorithmus gilt nicht?
a. Die Gabe von Adrenalin wird bei Kammerflimmern zum Zeitpunkt des dritten Schocks empfohlen.
b. Die Gabe von Amiodaron wird bei Kammerflimmern zum Zeitpunkt des vierten Schocks empfohlen.
c. Bei einem monophasischen Defibrillator wird bereits der erste Schock mit voller Energie abgegeben.
d. Bei Erfolglosigkeit eines Defibrillationsversuchs werden vor weiteren Maßnahmen maximal zwei weitere Schocks abgegeben.

7. Welche der folgenden Aussagen zur Gabe von Medikamenten ist richtig?
a. Der endotracheale Zugang ist der Standard bei der Reanimation von Erwachsenen.
b. Die Standarddosis von Adrenalin für die Reanimation von Erwachsenen lautet 1 mg i.v. alle 3-5 Minuten.
c. Nach derzeitiger Datenlage ist die Gabe von Adrenalin via Katheter direkt in die Bronchien im Vergleich zur Gabe in den Tubus klar zu bevorzugen.
d. Eine 5-prozentige Glukoselösung ist eine für Reanimationssituationen geeignete Infusion.

8. Welche der folgenden Abkürzungen ist fehlerhaft interpretiert?
a. BLS steht für die Basismaßnahmen während der Reanimation.
b. VF/VT beschreibt EKG-Bilder, bei denen defibrilliert werden sollte.
c. ROSC ist der Zeitpunkt, an dem die Helfer eintreffen (»Rescue team on the scene«).
d. Eine PEA ist ein EKG-Bild, das beim Kreislaufstillstand auftreten kann.

9. Welche der folgenden Aussagen zur Kinderreanimation ist richtig?
a. Bei einem schwach tastbaren Puls von 50/min darf unter bestimmten Umständen reanimiert werden.
b. Nach 5 Thoraxkompressionen muss ein Mal beatmet werden.
c. Bei der Reanimation von sehr kleinen Kindern ist die 2-Finger-Technik gegenüber dem Zangengriff zu bevorzugen.
d. Die empfohlene Drucktiefe für Thoraxkompressionen bei der Säuglingsreanimation beträgt 8-12 mm.

10. Welches Medikament kann bei einer Asystolie erwogen werden?
a. Amiodaron
b. Adenosin
c. Lidocain (wenn kein Amiodaron verfügbar)
d. Atropin

16 Postexpositionelle HIV-Prophylaxe im Rettungsdienst

Robert Stangl
Peter Rupp

Die Tätigkeit im Rettungs- und Notarztdienst birgt ein besonderes Gefährdungspotenzial bezüglich einer beruflichen HIV-Exposition. Regelmäßiger Kontakt mit einem Patientenkollektiv mit einer hohen HIV-Prävalenz (Anzahl an Erkrankungsfällen) sowie häufig ungünstige Arbeitsumstände in der Einsatzsituation definieren die besondere Risikokonstellation. Dieses Gefährdungspotenzial macht neben einer intensivierten Mitarbeiterschulung eine organisatorische und logistische Vorbereitung erforderlich. Dies gilt insbesondere unter dem Aspekt, dass eine eventuell erforderliche medikamentöse Postexpositionsprophylaxe (Prophylaxe vor der Infektion) zeitkritisch ist, d.h. im Idealfall < 2 h erfolgen sollte. Entsprechende Vorkehrungen sollten in jedem Rettungsdienstbereich, in dem regelmäßig HIV-positive Patienten versorgt werden, getroffen werden. Die Implementierung entsprechender Maßnahmen sollte durch den Rettungsdienstträger an den Ärztlichen Leiter Rettungsdienst übertragen werden. Ein Vorschlag zur Durchführung der erforderlichen Maßnahmen auf dem Boden der aktuellen Empfehlungen des Robert Koch-Instituts (RKI) soll im Folgenden dargestellt werden.

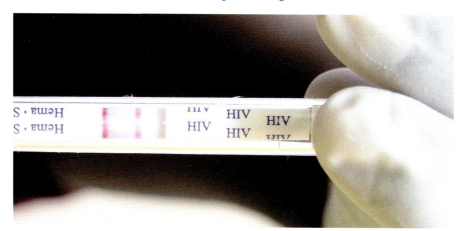

Abb. 1 ▶ Hohes Gefährdungspotenzial hinsichtlich HIV: Arbeiten im Rettungsdienst

Das Einsatzgeschehen im Rettungsdienst birgt grundsätzlich immer das Risiko einer HIV-Exposition. Dieses gilt insbesondere für Rettungsdienstbereiche mit einer hohen Prävalenz von HIV-positiven Patienten im betreuten Patientenkollektiv. Typischerweise gilt dies für großstädtische Rettungsdienstbereiche mit einer verbreiteten Drogenszene.

Expositionswege und Risikokonstellationen

Von einer beruflichen HIV-Exposition (eine sexuelle Transmission bleibt bei dieser Darstellung außer Betracht) kann nach aktuellem Kenntnisstand (1) ausgegangen werden bei:

- ▶ Stich- oder Schnittverletzungen. Darunter fallen insbesondere Kanülenstichverletzungen mit blutkontaminierten Injektionskanülen und Kanülen aus Venenverweilkathetern. Hierbei ist zu beachten, dass Verletzungen mit Hohlnadeln ein höheres Expositionsrisiko bergen als Stichverletzungen mit anderen Instrumenten, z.B. chirurgischen Nadeln oder Skalpellen.
- ▶ Kontakt mit infektiösen Körperflüssigkeiten, insbesondere mit Patientenblut, Wunden oder (entzündlich) geschädigter Haut.
- ▶ Schleimhautexposition.

Infektionsrisiko

Das durchschnittliche Risiko einer manifesten HIV-Infektion nach perkutaner Exposition (Stichverletzung) wird mit 0,3% (eine HIV-Infektion bei 300 Expositionsfällen) angegeben (2). Zu beachten ist, dass es sich hier um einen Durchschnittswert handelt. Das individuelle Risiko kann durch Faktoren wie übertragene Blutmenge, Frische des Blutes oder Viruslast der Indexperson in beide Richtungen beeinflusst werden. Demgegenüber ist das durchschnittliche Infektionsrisiko bei einer Schleimhautexposition und bei einer Exposition von geschädigten Hautpartien mit 0,03% um den Faktor 10 geringer. Beachtenswert ist auch hier die Variabilität des individuellen Risikos durch Faktoren wie:

- ▶ Menge des infektiösen Blutes,
- ▶ Expositionsdauer,
- ▶ Viruslast.

Prävention

Grundlage jeder Prävention einer HIV-Transmission im Rettungsdienst ist die Einhaltung der Grundregeln des hygienischen Arbeitens und der Grundsätze der Unfallverhütungsvorschriften (UVV) (3, 4). Insbesondere gilt (modifiziert nach 1):

- ▶ Geordnete, durchdachte und konzentrierte Arbeitsweise bei verletzungsträchtigen Tätigkeiten. Besondere Vorsicht bei bekannter oder wahrscheinlicher HIV-Infektion. Besondere Vorsicht bei Risikogruppen!

- Verwendung von Sicherheitskanülen bei Blutentnahmen und Verweilkanülen. Die Verwendung spezieller stichschützender Systeme, insbesondere bei Verweilkanülen, ist trotz deutlich höherer Kosten sehr empfehlenswert.
- Verwendung bruch- und durchstichsicherer Entsorgungsbehälter für gebrauchte Kanülen u.Ä. Vorhandensein entsprechender Behältnisse im RTW. Mitnahme kleinformatiger Behälter im Notfallkoffer/Rucksack.
- Kein Zurückstecken (recapping) von Schutzkappen auf benutzte Kanülen!
- Anlegen von Schutzhandschuhen vor möglichem Kontakt mit infektiösem Material wie Blut, Speichel usw. Dies gilt auch für Reinigungs- und Desinfektionsmaßnahmen an Fahrzeug und Material nach Einsatzende. Die Verwendung von zwei Handschuhen übereinander soll eine zusätzliche Schutzwirkung auch bei Stichverletzungen bieten (Abstreifeffekt).
- Benutzung einer ggf. auch seitlich geschlossenen Schutzbrille bei Gefahr von Spritzern infektiösen Materials ins Auge (z.B. Venenpunktion, Intubation, Katheterisierung). Der Gebrauch derartiger Schutzbrillen ist im klinischen Bereich mittlerweile weit verbreitet. Die Anwendung ist auch für den Rettungsdienst dringend zu empfehlen. Die Kosten für die Beschaffung und Bevorratung sind relativ gering. Die Schutzbrillen sollten unmittelbar in der persönlichen Schutzausrüstung, zumindest aber im Notfallkoffer/Rucksack mitgeführt werden. Ein alleiniges Mitführen im RTW/NEF, um dann ggf. an der Einsatzstelle nicht sofort greifbar zu sein, reicht nicht aus.

> **Grundlage jeder Prävention einer HIV-Transmission im Rettungsdienst ist die Einhaltung der Grundregeln des hygienischen Arbeitens und der Grundsätze der Unfallverhütungsvorschriften.**

Sofortmaßnahmen nach stattgefundener Exposition

Nach jeder HIV-Exposition sollten sofort die im Folgenden benannten Erstmaßnahmen getroffen werden. Diese Sofortmaßnahmen müssen jedem potenziell exponierten Mitarbeiter bekannt sein. Entsprechende Schulungen müssen laut § 14 GefStoffV und TRBA 250 vom Rettungsdienstträger durchgeführt und in angemessenen Abständen wiederholt werden.

▶ *Stich- oder Schnittverletzung*
Der Blutfluss ist zu fördern durch Druck auf das umliegende Gewebe (> 1 min). Bei nicht oder nur gering blutenden Verletzungen ist forciert ein Blutfluss zu induzieren. Dies erfolgt durch eine Gewebekompression und gleichzeitiges zentrifugales Auspressen der Gefäße oberhalb der Stich-/Schnittverletzung. Druckausübung im unmittelbaren Verletzungsbereich sollte vermieden werden, um eine Erregerverschleppung in tie-

fere Gewebsschichten zu vermeiden, ggf. sollte eine Spreizung des Stichkanals erfolgen. Nach spontaner oder induzierter Blutung sollte eine ausgiebige Spülung des Wundkanals mit antiseptischen Wirkstoffen erfolgen. Auch hierzu ist der Wundkanal ggf. manuell oder instrumentell zu spreizen. Im Anschluss sollte ein antiseptisches Wirkstoffdepot durch Auflegen eines mit einem alkoholischen Antiseptikum satt getränkten Tupfers erfolgen. Der Tupfer ist zwischenzeitlich erneut ausgiebig mit alkoholischem Antiseptikum zu tränken (1).

Bezüglich der verwendeten Antiseptika ist eine zumindest begrenzt viruzide Wirkung bzw. eine nachgewiesene Wirksamkeit gegen HIV zu fordern. Infrage kommen hier in der Regel Lösungen zur hygienischen Händedesinfektion, aber auch Antiseptika auf Jodbasis.

Bezüglich der Einzelheiten der geeigneten Präparate soll auf die ausführliche Beschreibung in den Leitlinien des Robert Koch-Instituts verwiesen werden (1). Hilfe bei der Auswahl gibt die jeweils aktuelle Desinfektionsmittelliste der DGHM (Deutsche Gesellschaft für Hygiene und Mikrobiologie). Grundsätzlich müssen alle im jeweiligen Rettungsdienst vorgehaltenen Präparate dort gelistet sein.

▶ Kontamination von Haut, Auge oder Mundhöhle

Hautexposition (auch vorgeschädigte oder entzündlich veränderte Haut)
Sofortige Entfernung des potenziell infektiösen Materials mit einem mit Desinfektionsmittel getränkten Tupfer. Danach Abreiben des betroffenen Areals mit einem satt mit Desinfektionsmittel getränkten Tupfer unter großzügiger Einbeziehung der Umgebung, ggf. Spülung mit einem geeigneten Antiseptikum, zum Beispiel Lösungen zur Hautdesinfektion. Mittel zur hygienischen Händedesinfektion enthalten Pflegesubstanzen und sind weniger geeignet.

Kontamination des Auges
Empfohlen wird die sofortige ausgiebige Spülung mit einer 2,5-prozentigen PVP-Jodlösung. Diese dürfte im Rettungsdienst in aller Regel nicht zur Verfügung stehen. Falls eine reguläre PVP-Jod-Lösung (z.B Betaisodona®-Lösung) rasch greifbar ist, kann diese (Jodgehalt wird mit 11% angegeben) mit Wasser oder Ringer-Lösung im Verhältnis 1:2 verdünnt werden und zur Spülung verwendet werden. Im Anschluss an die Spülung mit PVP-Jod-Lösung ist mit Ringer-Lösung oder zur Not mit Leitungswasser nachzuspülen.

In Ermangelung anderer Optionen verwendet man am ehesten die im Rettungsdienst ubiquitär (überall vorkommend) vorhandene Ringer-Lösung oder eine vergleichbare Elektrolyt- bzw. Kochsalzlösung zur ausgiebigen Spülung des betroffenen Auges.

Aufnahme in die Mundhöhle
Erforderlich ist selbstverständlich ein sofortiges und vollständiges Ausspucken des Materials. Zur Spülung wird im Anschluss eine schleimhautgeeignete PVP-Jod-Lösung

(z.B. Betaseptic Fa. Mundipharma) empfohlen. Auch hier ergeben sich im Rettungsdiensteinsatz die bereits oben beschriebenen Einschränkungen. Im Zweifelsfall wird man sich mit einer ausgiebigen Spülung mit Leitungswasser begnügen müssen.

Weiterführende Maßnahmen

> Grundsätzlich ist nach jeder – auch potenziellen – HIV-Exposition (dies gilt somit für jede Stichverletzung mit einem kontaminierten Instrument) eine Vorstellung bei einem D-Arzt zur Einleitung eines BG-Verfahrens erforderlich. Dieses sollte im eigenen Interesse des betroffenen Mitarbeiters erfolgen.

Medikamentöse Postexpositionsprophylaxe

Nach HIV-Exposition mit erhöhtem HIV-Infektionsrisiko besteht die Möglichkeit einer medikamentösen Postexpositionsprophylaxe (HIV-PEP). Nach den aktuellen Leitlinien des RKI (1) besteht die Indikation zur HIV-PEP in den in der Tab. 1 aufgelisteten Situationen einer beruflichen HIV-Exposition.

Indikation zur HIV-PEP bei beruflicher HIV-Exposition	Tab. 1
perkutane Verletzung mit Injektionsnadel oder anderer Hohlraumnadel (Körperflüssigkeit mit hoher Viruskonzentration: Blut, Liquor, Punktatmaterial, Organmaterial)	empfehlen
tiefe Verletzung (meist Schnittverletzung), sichtbares Blut	empfehlen
Nadel nach intravenöser Injektion	empfehlen
oberflächliche Verletzung (z.B. mit chirurgischer Nadel)	anbieten
ggf. Ausnahme, falls Indexpatient AIDS oder eine hohe HI-Viruskonzentration hat	empfehlen
Kontakt zu Schleimhaut oder verletzter/geschädigter Haut mit Flüssigkeiten mit hoher Viruskonzentration	anbieten
perkutaner Kontakt mit anderen Körperflüssigkeiten als Blut (wie Urin oder Speichel)	nicht empfehlen
Kontakt von intakter Haut mit Blut (auch bei hoher Viruskonzentration)	nicht empfehlen
Haut- oder Schleimhautkontakt mit Körperflüssigkeiten wie Urin und Speichel	nicht empfehlen

Im Einzelfall ist die Indikationsstellung zu Beginn einer PEP sicherlich Ermessensfrage des erstbehandelnden Arztes. Dies gilt insbesondere, wenn der HIV-Status der Indexperson letztlich nicht sicher ist, eine HIV-Infektion aber mit hinreichender Wahrscheinlichkeit vermutet werden muss. Im Zweifelsfall wird man sich in Anbetracht der fatalen Folgen einer HIV-Infektion großzügig für die Durchführung einer HIV-PEP entscheiden.

Praktische Durchführung der HIV-Postexpositionsprophylaxe

▶ Zeitlicher Rahmen zur Durchführung einer HIV-PEP

Die HIV-PEP sollte möglichst früh nach stattgefundener Exposition beginnen. Nach den Richtlinien des RKI sollte die Prophylaxe innerhalb 24 h post expositionem (nach Exposition mit dem Erreger) begonnen werden. Die besten Ergebnisse sind nach einem Beginn innerhalb 2 h post expositionem zu erwarten. Liegt zwischen Exposition und Beginn der PEP ein Zeitraum von mehr als 72 h, wird die Einleitung einer PEP nicht mehr empfohlen.

▶ Medikamentenauswahl zur Durchführung der Postexpositionsprophylaxe

Die Standardprophylaxe nach HIV-Exposition besteht entweder aus einer Kombination von zwei Inhibitoren der Reversen Transkriptase (RTI) und einem Protease-Inhibitor oder aber aus einer Kombination von zwei Inhibitoren der Reversen Transkriptase und einem »nicht-nukleosidalen« Reverse Transkriptase-Inhibitor (NNRTI) (1, 5, 6). Die ausführlichste Datenlage und die besten Erfahrungen bezüglich Verträglichkeit liegen bei den RTI für die Kombination aus Zidovudin und Lamivudin vor (1). Von den derzeit verfügbaren Proteaseinhibitoren kommen vor allem Nelfinavir, Indinavir und Lopinavir infrage. Ideal ist hier die gleiche Kombination antiretroviraler Medikamente, die auch der Indexpatient erhält.

Eine Übersicht über die gängigen Therapieschemata gibt die Tabelle 2. Bezüglich der Therapieeinzelheiten und Sondersituationen wie z.B der PEP in der Schwangerschaft wird auf Leitlinien des RKI im Original verwiesen.

Standard-Kombinationen zur HIV-PEP (nach Literaturstelle 1)		Tab. 2
Zidovudin + Lamivudin	kombiniert mit	Nelfinavir (Viracept®, 2 × 1.250 mg)
entweder als		oder
Combivir® (2 × 300/150 mg)		Indinavir (Crixivan®, 3 × 800 mg)
oder als		oder
Retrovir® (2 × 250 mg)		Lopinavir/rit (Kaletra®, 2 × 400/100 mg)
plus		oder
Epivir® (2 × 150 mg oder 1 × 300 mg)		Efavirenz (Sustiva®/Stocrin®)

▶ Behandlungsdauer

Die Prophylaxe sollte zunächst in der Regel vier Wochen lang durchgeführt werden. Nach Rücksprache mit einem Experten kann die Prophylaxe je nach serologischem Befund in besonderen Risikosituationen auch über diesen Zeitraum hinaus verlängert werden.

▶ Wirksamkeit der postexpositionellen Prophylaxe

Die HIV-PEP senkt das Infektionsrisiko nach akzidentellen Verletzungen mit kontaminierten Instrumenten. Eine exakte statistische Aussage über die Wirksamkeit einer PEP ist schwierig, da kontrollierte Studien aus ethischen Gründen nur schwer durchführbar sind. In einer Fallkontrollstudie wird für eine Monoprophylaxe mit Zidovudin eine Schutzwirkung um 80% beschrieben (7, 8). Die Schutzwirkung der oben genannten Kombinationstherapien dürfte noch deutlich höher anzusetzen sein.

Management der HIV-Postexpositionsprophylaxe im Rettungsdienst

Die Umsetzung der genannten Maßnahmen erfordert bei den spezifischen Verhältnissen des Rettungsdienstes auf die spezifische Situation angepasste Vorbereitungen. Es obliegt dem Rettungsdienstträger, entsprechende Schutzausrüstung und Material in ausreichender Weise zur Verfügung zu stellen. Die erforderlichen Sofortmaßnahmen unmittelbar nach Exposition müssen in Schulungen und Fortbildungsveranstaltungen vermittelt werden. Regelmäßige Wiederholungen dieser Schulungen und ggf. die Adaptation an aktualisierte Richtlinien sind sicherzustellen. Bezüglich der medikamentösen Postexpositionsprophylaxe ergibt sich für den Rettungsdienst eine spezifische Problemstellung. Diese definiert sich im Wesentlichen aus folgenden Gegebenheiten:

1. Das erforderliche Wissen um die Indikationsstellung und praktische Durchführung einer medikamentösen PEP kann nicht bei jedem Arzt/Notarzt in der erforderlichen, sofort abrufbaren Weise vorausgesetzt werden. Da die Situation zeitkritisch ist, ist eine aufwendige Recherche zu vermeiden. Der Rat eines Experten steht, insbesondere außerhalb der regulären Dienstzeiten, nicht immer zeitnah zur Verfügung.

Lösungsansatz: Ein entsprechendes Programm ist bereits im Vorfeld durch den ÄLRD zu implementieren. Die konkrete Vorgehensweise, Indikationsstellung und praktische Durchführung wird bereits im Vorhinein festgelegt. Dieses Vorgehen wird in einer schriftlichen Verfahrensanweisung fixiert und leicht zugänglich hinterlegt. Auf diese Weise kann sichergestellt werden, dass das erforderliche Wissen im Bedarfsfall sofort zur Verfügung steht.

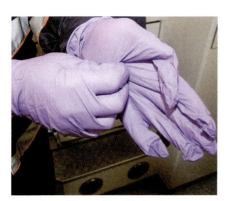

Abb. 2 ▶ Elementare Maßnahme zum Schutz vor HIV-Infektion im Einsatz: Handschutz

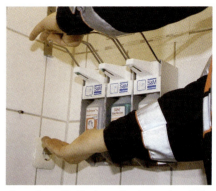

Abb. 3 ▶ Als Basismaßnahme ebenfalls unerlässlich: Desinfektion der Hände

2. Die für die Durchführung einer medikamentösen PEP benötigten Medikamente dürften außerhalb spezialisierter, regelmäßig mit der Behandlung HIV-positiver Patienten betreuter Einrichtungen in der Regel nicht zeitnah zur Verfügung stehen. Eine Beschaffung innerhalb des erforderlichen kurzen zeitlichen Rahmens, insbesondere zu ungünstigen Tageszeiten, ist nicht gewährleistet.

Lösungsansatz: Die erforderlichen Medikamente zur medikamentösen PEP werden bereits im Vorfeld beschafft. Es erfolgt eine Vorhaltung an einer zentralen, jederzeit zugänglichen Stelle. Diese Stelle muss jedem Mitarbeiter bekannt sein. Hierfür infrage kommen beispielsweise arztbesetzte Rettungsmittel, eine zentrale, ständig arztbesetzte Rettungswache oder die Notaufnahme eines Stationierungskrankenhauses. Die individuelle Gestaltung hängt von den Gegebenheiten des jeweiligen Rettungsdienstes ab.

3. Die medikamentöse PEP stellt eine ärztliche Sofortmaßnahme in einer zeitkritischen Situation dar. Diese Maßnahme kann und darf nicht die Beratung und Behandlung durch einen infektiologisch ausgewiesenen Experten ersetzen. Ein Experte ist deshalb im Expositionsfall möglichst rasch hinzuzuziehen. Dieser wird dann die bisher getroffenen Maßnahmen beurteilen und ggf. modifizieren. Der Kontakt zu einem Experten, z.B. einem entsprechenden Facharzt oder einer spezialisierten Institutsambulanz, ist ebenfalls bereits im Vorfeld durch den ÄLRD herzustellen, um dann im Bedarfsfall schnell zur Verfügung zu stehen.

Fragen

1. Wie hoch ist das durchschnittliche Infektionsrisiko einer HIV-Infektion nach einer Stichverletzung?
   a. 1%
   b. 5%
   c. 10%
   d. 0,3%

2. Was muss man nach einer Stichverletzung als Erstes machen?
   a. sofort einen D-Arzt aufsuchen
   b. eine Unfallmeldung beim Arbeitgeber machen
   c. durch Druck auf die Umgebung (nicht direkt auf den Stich) der Stichverletzung eine Blutung induzieren
   d. antiretrovirale Medikamente einnehmen

3. Was sollte man nach der Kontamination eines Auges am besten machen?
   a. nichts, da das Auge sich selbst schützt
   b. ausgiebig mit Wasser oder Kochsalzlösung spülen
   c. sofort ausgiebig mit einer 2,5-prozentigen PVP-Jodlösung (oder im Verhältnis 1:2 mit Wasser verdünnter normaler PVP-Jodlösung) spülen
   d. mit einem verdünnten alkoholischen Desinfektionsmittel vorsichtig spülen

4. Wann ist eine medikamentöse Postexpositionsprophylaxe sinnvoll?
   a. immer nach einer Stichverletzung
   b. nach Hautkontakt mit HIV-kontaminiertem Blut
   c. nach Stichverletzung mit einer HIV-kontaminierten Nadel
   d. nach Kontakt mit Speichel oder Urin

5. Eine medikamentöse Postexpositionsprophylaxe ist noch sinnvoll, wenn die Exposition nicht mehr als wie viele Stunden zurück liegt?
   a. 72
   b. 48
   c. 2
   d. 24

6. Die medikamentöse Prophylaxe sollte über wie viele Tage erfolgen?
a. 7
b. 14
c. 21
d. 28

7. Durch eine medikamentöse Postexpositionsprophylaxe wird das Risiko einer HIV-Infektion um mindestens wie viel Prozent gesenkt?
a. 40
b. 80
c. 70
d. 60

8. Was muss geschehen, damit jeder Rettungsdienst-Mitarbeiter zu jeder Zeit weiß, was er bei einer Stichverletzung tun muss?
a. Jeder Mitarbeiter wird geschult.
b. Der Wachleiter und sein Stellvertreter werden geschult.
c. Der ärztliche Leiter des Rettungsdienstbereiches gibt »Standard Operating Procedures« (SOP) heraus, in denen das Vorgehen klar geregelt ist. Diese sind jederzeit zugänglich.
d. Es wird ein HIV-Rufdienst eingerichtet.

9. Wie kann man zu jeder Zeit sicherstellen, dass die benötigten Medikamente zur Verfügung stehen?
a. Man schließt einen Vertrag mit einer Apotheke.
b. Die Medikamente werden im Vorfeld beschafft und an einem jederzeit zugänglichen Ort, z.B. im Büro des Wachleiters, gelagert.
c. Man geht ins nächste Krankenhaus.
d. Internetapotheke mit Lieferung innerhalb von 24 Stunden.

10. Das höchste Risiko einer HIV-Infektion besteht bei ...
a. Kontakt mit Patientenblut auf einer Wunde.
b. Kontakt mit Patientenblut auf entzündlich veränderter Haut.
c. einer Verletzung mit einem blutigen chirurgischen Instrument.
d. Kanülenstichverletzungen mit einer Hohlnadel.

17 Der hypothermische Notfall: Ein Einsatz mit vielen Facetten

Frank Flake

Es ist nicht immer gleich ein Schiffsunglück nötig, um mit dem Notfall der Unterkühlung oder Erfrierung konfrontiert zu werden. Vor allem in den Wintermonaten sind hypotherme Patienten im Rettungsdienstalltag keine Seltenheit. Besonders in städtischen Rettungsdienstbereichen mit sozialen Brennpunkten wie z.B. Obdachlosigkeit ist dieses Notfallbild leider sehr oft an der Tagesordnung. Häufig wird aber auch der Leichtsinn von Schlittschuhläufern, die sich auf nicht ausreichend dicken Eisflächen bewegen, mit einem Einsatz für den Rettungsdienst beendet. Bei all diesen Notfällen tritt die Unterkühlung oder Erfrierung meistens isoliert auf, im Rahmen eines Verkehrsunfalls bei winterlichen Temperaturen kann die Unterkühlung schnell zur bedrohlichen Begleitkomplikation werden.

Temperaturregulation

Der Mensch gehört zu den Lebewesen, deren Temperatur auch bei sich ändernder Umgebungstemperatur konstant bei 37 ± 0,5 °C gehalten wird. Diese Aufgabe übernimmt die Thermoregulation, deren Steuerzentrum der Hypothalamus ist. Er ist als Teil des Zwischenhirns in Zusammenarbeit mit anderen Regelorganen eine der höchsten Instanzen zur Aufrechterhaltung der vegetativen Funktionen des Körpers. Neben dieser wichtigen Aufgabe der Thermoregulation erfüllt er weitere Funktionen im Bereich der Nahrungs- und Wasseraufnahme, des Kreislaufs und der Sexualität.

Diese wichtige Funktion erfüllt der Hypothalamus über Thermorezeptoren (temperaturempfindliche Fühler), die sich in der Haut und im Rückenmark befinden und eng mit ihm verbunden sind. Die Rezeptoren werden nochmals unterschieden in Wärmerezeptoren, die für den Temperaturbereich über 36 °C zuständig sind, und in Kälterezeptoren, die unterhalb von 36 °C die ihnen zugedachte Aufgabe erfüllen.

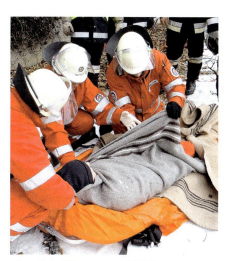

Abb. 1 ▶ Wasserwacht-Helfer versorgen einen Unterkühlten nach der Rettung aus eiskaltem Wasser

Kommt es nun zu einer Abkühlung bzw. einer Außentemperatur, auf die der jeweilige Mensch nicht eingestellt ist, verringert sich die Impulsfrequenz in den ableitenden Wärmerezeptoren bzw. erhöht sich in den Kälterezeptoren. Dies veranlasst den Hypothalamus, die Hormone Serotonin und Noradrenalin auszuschütten, was zur Wärmeproduktion führt. Hauptsächlich geschieht dies durch willkürliche Muskelbewegungen und Muskelzittern. Erhält das Wärmezentrum des Hypothalamus von den Thermorezeptoren durch Erhöhung der Impulsfrequenz der Wärmerezeptoren die Nachricht, dass die Temperatur steigt, so wird durch Freisetzung von Noradrenalin der Abkühlungsmechanismus aktiviert. Der Körper antwortet mit einer Erhöhung der Hautdurchblutung, was wiederum den Wärmetransport vom Körperkern zur Haut erhöht. Zusätzlich kommt es zu einer erhöhten Schweißsekretion und damit zur Kühlung der Hautoberfläche.

Beeinflussende Faktoren

Bei der Unterkühlung spielen prädisponierende Faktoren eine entscheidende Rolle. Sie beeinflussen den Schweregrad und das Ausmaß einer Hypothermie. Man unterscheidet hierbei drei Gruppen:

▶ *Äußere Faktoren*
Im Vordergrund stehen die niedrige Außentemperatur und eine hohe Windgeschwindigkeit. Aber auch eine hohe Luftfeuchtigkeit (»feuchte Kälte«) sowie die Dauer der Kälteeinwirkung haben einen entscheidenden Anteil am Ausmaß der Exposition.

▶ *Individuelle Faktoren*
Diese Faktoren werden zu einem großen Teil von der unterkühlten Person selbst beeinflusst. Hierzu zählen frühere Frostschäden, der Ernährungszustand, das Training und die Disziplin. So hat der trainierte Bergsteiger sicher einen besser auf niedrigere Temperaturen angepassten Körper als der durchschnittliche Mitteleuropäer. In diesem Zusammenhang sind auch die Erfahrung sowie die psychische Widerstandskraft nicht zu unterschätzen. Nicht zuletzt sind natürlich auch der geographische Ursprung – man denke an den Eskimo im Vergleich zum Afrikaner –, das Alter und möglicherweise bestehende Vorerkrankungen von Wichtigkeit.

▶ *Sonstige Faktoren*
Ebenso wie die oben genannten Faktoren, die vor allem durch den Körper selbst beeinflusst werden, spielt der bewusst oder unbewusst angewandte Schutz gegen Wind und Wetter eine Rolle. Um hier bei dem Beispiel des Bergsteigers zu bleiben, würde kein Alpinist ohne entsprechende Kleidung in den Berg steigen. Ebenso ist ihm klar, dass durch die Körperbewegung und Beschäftigung ein entscheidender Beitrag zur Wärmeproduktion geleistet wird.

Pathophysiologische Grundlagen

Eine Hypothermie liegt per Definition bei Körperkerntemperaturen < 35 °C vor. Diese Grade liegen nicht weit entfernt vom normalen Temperaturbereich des menschlichen Körpers und werden mitunter schnell erreicht. Bei absinkender Kerntemperatur beginnt der Körper damit, Gegenregulationen einzuleiten. Dazu gehören das Muskelzittern, die Vasokonstriktion und die Tachykardie. Die kompensatorische Verengung (Konstriktion) der peripheren Gefäße führt zu einer verminderten Wärmeabgabe an die Haut. Werden Kerntemperaturen < 32 °C erreicht, stellt der Körper das Muskelzittern ein. Das Herzzeitvolumen (HZV) und der myokardiale Sauerstoffverbrauch sinken, was u.a. bei der Reanimation eines hypothermen Patienten einen positiven Effekt haben kann, sofern der Kreislaufstillstand nicht zu lange besteht.

Werden Temperaturbereiche unter 30 °C erreicht, treten verstärkt Arrhythmien auf. Der Sauerstoffverbrauch sinkt um 50%. Auch dies wirkt sich mitunter positiv auf die Hypoxietoleranz des Gehirns aus. Durch diesen Effekt konnten bereits hypotherme Patienten mit einem Kreislaufstillstand von mehr als 30 Minuten erfolgreich reanimiert werden, ohne dass dabei wesentliche neurologische Defizite auftraten.

Kommt es zu einem weiteren Absinken auf Werte < 28 °C, droht ein Kammerflimmern. Nachteilig ist, dass bei einer Körperkerntemperatur in diesem Bereich weder Katecholamine noch elektrisch-mechanische Maßnahmen wie die Defibrillation zum Therapieerfolg in Form einer Behebung des Herz-Kreislauf-Stillstandes füh-

Grad- und Stadieneinteilung der Unterkühlung — Tab.1

Grad	Stadium	KKT	Symptome
I	Stadium der Erregungssteigerung	37–34 °C	bewusstseinsklar, Kältezittern, Schmerzen v.a. an Händen und Füßen, blasse und kalte Haut, Erregung und Verwirrung, Tachykardie, Blutdrucksteigerung, erhöhte Atemfrequenz (Tachypnoe)
II	Stadium der Erregungsabnahme	34–30 °C	Teilnahmslosigkeit, Somnolenz, Muskelstarre, keine Schmerzen, Bradykardie, Arrhythmie, arrhythmische Atmung, Bewusstseinsstörungen bei < 33 °C
III	Stadium der Lähmung	30–27 °C	Bewusstlosigkeit, keine Reflexe auslösbar, kaum tastbarer Puls, absolute Arrhythmie, Atemfrequenz und Atemtiefe nehmen ab, Atemstillstandphasen, weite, aber noch reagierende Pupillen, ggf. Kammerflimmern
IV	Stadium des Scheintodes/Todes	< 27 °C	keine Pupillenreflexe mehr, Atem- und Kreislaufstillstand

ren. Zudem kommt es durch Abnahme des antidiuretischen Hormons (ADH), das im Hypothalamus gebildet wird, zu vermehrter Flüssigkeitsfiltration aus dem Blut. Im Anschluss daran wird die Flüssigkeit ausgeschieden. Es kommt zur kälteinduzierten Diurese. Die Folge ist ein hoher Flüssigkeitsverlust bis hin zur Hypovolämie.

Im Bereich der Atmung verringern sich Atemfrequenz und Atemtiefe mit zunehmendem Temperaturabfall. Ab ca. 24 °C tritt ein Atemstillstand ein. Innerhalb des zentralen Nervensystem wird als Antwort auf die fallende Körperkerntemperatur dessen Aktivität gedämpft, und auch die motorischen Fähigkeiten nehmen ab. Weiterhin treten in seinem Bereich ab ca. 33 °C Bewusstseinsstörungen auf, und ab ca. 30 °C werden die Patienten bewusstlos. Damit steht auch dem Rettungsfachpersonal ein relativ sicheres Kriterium zur Einschätzung der Körperkerntemperatur zur Verfügung. Ist der Patient also bewusstlos und sind andere Ursachen als die Hypothermie sicher auszuschließen, so liegt die Körperkerntemperatur mit größter Wahrscheinlichkeit unter 30 °C. In Tab. 1 werden noch einmal sämtliche Stadien mit den dazugehörigen Auswirkungen auf den menschlichen Organismus zusammengefasst.

Unterkühlung im Wasser

Schwerwiegender als eine Unterkühlung an der Luft ist eine Unterkühlung im Wasser. Der Wärmeverlust eines Menschen ist hier ca. 25-mal größer. Eine Wassertemperatur von 30 °C würde einer Lufttemperatur von 5 °C entsprechen. Ein Überleben ohne Hilfsmittel (z.B. Trocken- oder Kälteschutzanzug) ist nur bei Wassertemperaturen von mehr als 25 °C möglich. Bei Wassertemperaturen < 20 °C nimmt die Überlebenswahrscheinlichkeit signifikant ab. Bei den in Nord- und Ostsee üblichen Wassertemperaturen von durchschnittlich 8-10 °C beträgt die Überlebenswahrscheinlichkeit ca. 1-4 Stunden, die Zahl der Überlebenden bei Schiffskatastrophen ist entsprechend gering. Beginnt der Patient hektisch zu schwimmen oder sonstige verzweifelte Anstrengungen zum Überleben einzuleiten, wird die Wärmeabgabe an das Wasser erhöht. Die dabei entstehende Verstärkung der Konvektion hat einen schnelleren Verbrauch der Energiereserven zur Folge.

Therapeutisches Vorgehen

Um die KKT des Patienten präklinisch zu erfassen, die notwendigen Erkenntnisse über den Zustand einzuschätzen und die geeignete Therapie einleiten zu können, sind ausschließlich so genannte Professional-Care-Thermometer einzusetzen und auf allen Rettungsmitteln vorzuhalten. Alle anderen sind im Rettungsdienst auch nicht zulässig.

Zunächst ist der Patient vor weiterem Wärmeverlust zu schützen. Müssen keine lebenserhaltenden Maßnahmen eingeleitet werden, ist bei kalter Witterung darauf zu achten, dass der Patient schnell und ohne viel Bewegung z.B. mit einer Schaufeltrage gerettet wird. Der Bergungstod, der bei Rettungen aus dem Wasser auch eine große Rolle spielt, wäre sonst die Folge. Beim Bergungstod wird durch Lageänderungen des Patienten vermehrt kaltes Schalenblut an den Körperkern abgegeben. Es kommt zur zentralen Hypothermie und in letzter Konsequenz zu einem Kammerflimmern.

Um ein Absinken der Innentemperatur des Rettungswagens zu verhindern, sollten die Fahrzeugtüren am Notfallort geschlossen bleiben. Der Innenraum ist selbstverständlich vorzuheizen. Die evtl. am Patienten befindliche feuchte Kleidung ist umgehend zu entfernen, um eine weitere Auskühlung zu verhindern. Dabei ist darauf zu achten, dass auch hier der Patient möglichst wenig bewegt wird, die Kleidung ist also aufzuschneiden. Zum Wärmeerhalt haben sich Rettungsdecken (Gold/Silber) bestens bewährt. Der Patient wird zur Reflektion der eigenen Körperwärme mit der Silberseite nach innen eingewickelt. Maßnahmen wie die O_2-Gabe von mindestens 8 l/min über eine Maske sowie die kontinuierliche Überwachung der Vitalparameter sollten selbstverständlich sein.

Optimalerweise werden aufgrund des verminderten Zellstoffwechsels und der damit verbundenen Hypoglykämie 5-10% vorgewärmte Glukoselösungen infundiert. Alternativ können aber auch kristalloide Lösungen verwendet werden. Bei der Anlage des Pulsoxymeters sollte der Sensorapplikationsort möglichst zentral gewählt wer-

Maßnahmen bei unterkühlten Patienten — *Tab. 2*

- RTW-Türen geschlossen halten und Innenraumheizung anstellen
- Patienten möglichst wenig bewegen (Bergungstod)
- Patienten schnellstens in den RTW bringen, dabei Verletzungen beachten (Schaufeltrage benutzen)
- Lagerung flach auf Vakuummatratze
- nasse Kleidung entfernen (Extremitäten nicht bewegen)
- rektale Temperaturmessung
- Patienten in Decken wickeln, ggf. Hibler-Packung anwenden, Achtung: Patienten nicht abreiben!
- ständige Vitalzeichenkontrolle: EKG und Pulsoxymeter anlegen, Blutdruck und Puls messen
- O_2-Gabe > 10 l/min
- venösen Zugang legen (wenn möglich durch NA, ZVK), ggf. mehrere und vorgewärmte Vollelektrolytlösung oder Glukose 5% infundieren
- ggf. Notarzt nachfordern
- ggf. Reanimation (bis in Zielklinik fortführen)
- evtl. Intubation bei Bewusstlosigkeit
- Transport unter Voranmeldung und Inanspruchnahme der Sonderrechte in eine geeignete Zielklinik

den, da ansonsten durch die kältebedingte periphere Vasokonstriktion oft keine Werte erfasst werden können. Nasen- oder Stirnsensoren können das Problem beseitigen.

Ein gefürchtetes Phänomen ist der »After Drop«. Ist die Kälteexposition beendet, gibt der Körper vermehrt Wärme an die Schale ab. Die einzige Maßnahme dagegen ist die zentrale Wiedererwärmung. Da dies erst in der Klinik möglich ist, ist dem zügigen und schonenden Transport in eine geeignete Klinik – nach Stabilisierung der Vitalfunktionen – oberste Priorität einzuräumen. Die zentrale Wiedererwärmung wird klinisch mit Methoden wie Peritoneallavage, Hämodialyse und dem Anschluss an eine Herz-Lungen-Maschine durchgeführt. Die Auswahl der Zielklinik ist daher wichtig.

Eine umstrittene Maßnahme, den Patienten noch am Notfallort aktiv zu erwärmen, ist die Hibler-Packung. Die Haut von Bauch und Brust wird mit einem Tuch abgedeckt, anschließend wird ein mit warmem Wasser durchtränktes, mehrfach gefaltetes Leinentuch aufgelegt und der Patient in mehrere warme Decken eingewickelt. Problematisch ist, dass es durch die Erwärmung der peripheren Gefäße zu einer Vasodilatation mit nachfolgender Einschwemmung des kalten Schalenblutes in den zentralen Kreislauf kommt. Schwere Kreislaufstörungen und Herzrhythmusstörungen bis hin zum Kammerflimmern können die Folge sein. Aus diesem Grund kommt die Hibler-Packung kaum noch zur Anwendung und sollte nur im Ausnahmefall und – wie jede andere aktive Erwärmung auch – nur von einem erfahrenen Notarzt in Reanimationsbereitschaft durchgeführt werden.

Intubation, Beatmung und Reanimation bei Hypothermie-Patienten

Ist der Patient bewusstlos, ateminsuffizient oder liegen schwere Begleitverletzungen vor, so ist eine Intubation mit anschließender Beatmung unumgänglich. Allerdings ist hier Vorsicht geboten. Eine prophylaktische Intubation ist nicht indiziert. Sie kann durch Stimulation des Parasympathikus schwere Herzrhythmusstörungen bis hin zum Kammerflimmern oder der Asystolie auslösen.

Die Narkoseeinleitung erfolgt mit 0,2-0,3 mg/kg KG Hypnomidate i.v. und wird mit wiederholten Dosen von 0,05-0,1 mg Fentanyl i.v. und 5-10 mg Diazepam i.v. aufrechterhalten. Die kontrollierte Beatmung erfolgt im Vergleich zu physiologischen Werten mit reduzierten Parametern:

- Atemfrequenz: 6-8/min,
- Atemzugvolumen: 6 ml/kg KG,
- I:E = 1:1,7-2,
- FiO_2 1,0.

Eine mögliche Hilfestellung zur Versorgung eines hypothermen Patienten stellt der Hypothermiealgorithmus dar (Abb. 2)

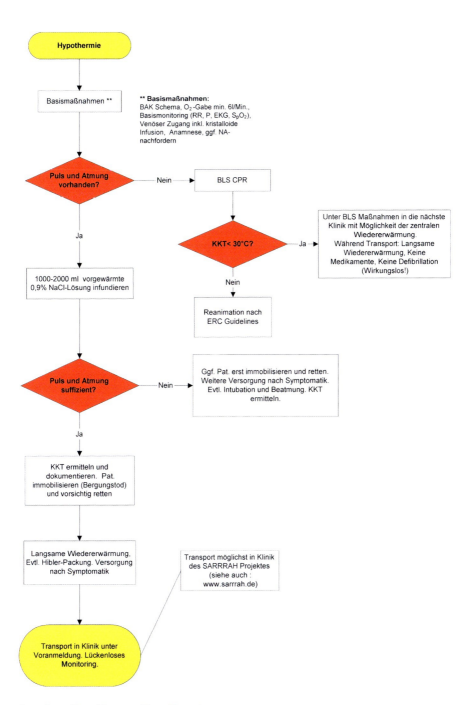

ABB. 2 ▶ Algorithmus »Hypothermie«

Hypothermie in der Reanimation (ERC-Guidelines 2005)

Kommt es im Rahmen einer Hypothermie zu einem Herz-Kreislauf-Stillstand, dürfen die Reanimationsmaßnahmen auf keinen Fall vor Erreichen der normalen Körperkerntemperatur abgebrochen werden. Die Reanimation hypothermer Patienten stellt eine der wenigen Ausnahmen dar, in denen ein Patient unter Reanimation einer geeigneten Klinik zugeführt werden muss. Der Grundsatz: »No one is dead until he is warm and dead« gilt dabei noch immer. Ausnahmen sind nur zulässig bei nicht mit dem Leben zu vereinbarenden Verletzungen oder Erfrierungen. Da die Patienten einen herabgesetzten Kreislauf haben, ist in diesem Fall vor Einleitung von Reanimationsmaßnahmen der Puls sorgfältig zu tasten. Ebenso wird empfohlen, das EKG über eine Minute zu beobachten.

Während Maßnahmen wie die Defibrillation vor einigen Monaten bei Körperkerntemperaturen unter 30 °C gar nicht empfohlen wurden, sollten nun maximal drei Defibrillationsversuche erfolgen. Weitere Defibrillationen sollten erst nach einer Steigerung der Körperkerntemperatur über 30 °C folgen. Katecholamine wie Adrenalin sind ebenfalls erst bei Temperaturen über 30 °C zu applizieren. Das Intervall zur Verabreichung ist auf die doppelte Zeit zu verlängern (6-10 Minuten).

Erfrierungen

Während man bei einem Absinken der Körperkerntemperatur von ≤ 35 °C von einer Unterkühlung spricht, ist eine Erfrierung definitionsgemäß ein lokal begrenzter Kälteschaden ohne Absinken der KKT. Hervorgerufen werden Erfrierungen im Allgemeinen durch eine einmalige intensive Kälteexposition. Vorwiegend treten sie an den Akren (»Körperenden«) wie z.B. Zehen, Fingern, Nase, Ohren, Händen und Füßen auf. Im schlimmsten Fall führen sie zum Untergang von Gewebe, also bis zur Nekrose.

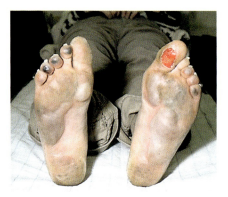 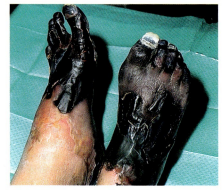

Abb. 3 und 4 ▶ Erfrierung 2. Grades: Blasen an den Füßen; Erfrierung 3. Grades: trockene, tiefe Gangrän an beiden Füßen (LPN III, 3. Aufl.)

▶ Pathophysiologie

Lokale Einwirkung von Kälte führt in Abhängigkeit von der Außentemperatur, dem einwirkenden Medium (z.B. trockene Kälte/Nässe) und der Einwirkdauer zu Erfrierungen unterschiedlicher Schwere und Ausdehnung. Eine irrige Annahme ist, dass Temperaturen oberhalb des Gefrierpunktes keine Erfrierungen verursachen können. Richtig ist, dass sie dafür eine ausreichend lange Zeit benötigen. Tiefe Temperaturen, wie sie z.B. beim Umgang mit flüssigem Stickstoff auftreten können, benötigen dagegen für eine massive Gewebsschädigung oft nur Sekunden.

Mit zunehmender Abkühlung kommt es zur Vasokonstriktion der Gefäße, wobei die Hautdurchblutung in schweren Fällen um bis zu 90% gesenkt werden kann. Eine Abnahme der Fließgeschwindigkeit des Blutes ist die Folge. Zwischen den Zellen und im Gewebe bilden sich nun leicht Eiskristalle aus, die u.a. die Natriumpumpe beeinträchtigen und damit zu einer Elektrolytfehlverteilung und zum Aufbrechen der Zellwände, also zum Platzen der Zellen, führen können. Rote Blutkörperchen (Thrombozyten) verklumpen und führen zu Mikroembolien und Thrombosen. Somit schreitet die Durchblutungsstörung weiter voran. Setzt bereits Eisbildung ein, so ist mit einem kompletten Gefrieren des Blutstromes und einer Eissprengung der Zellen zu rechnen. Am Ende dieser Strecke steht die Nekrose, der Untergang von Gewebe. Tab. 3 gibt die verschiedenen Stadien der Erfrierung wieder.

Gradeinteilung der Erfrierung — Tab. 3

Grad	Stadium	Pathophysiologie	Symptome
I	Erythema congelationis	Vasodilatation, gesteigerte Kapillarpermeabilität	Hautschwellung, Vasodilatation, Gefühllosigkeit in der Haut, gräulich-weiße Verfärbung der Haut, brennender Schmerz
II	Dermatitis congelationis	Vasokonstriktion, gesteigerte Permeabilität, Kälteagglutination	Schädigung der Kutis und Subkutis (obere und mittlere Hautschicht), Schmerzen, Rötung, Schwellung, Blasenbildung
III	Dermatitis congelationis gangraenosa	Eiskristallbildung, Gefäßthrombosen, Mikrothromben, Gefäßzerstörung	Haut blass, später blau, Hauteinblutungen, schwarze Nekrosen (arterielle Thrombose)
IV	Dermatitis congelationis gangraenosa ganzer Extremitäten	Übergang des Grad III auf eine ganze Extremität	Gangrän ganzer Extremitäten, irreversible Gewebszerstörung, Extremitäten können bei geringer Berührung abbrechen

▶ Präklinische Therapie

Eine Erwärmung der betroffenen Körperstellen außerhalb der Klinik sollte, wenn überhaupt, sehr vorsichtig durchgeführt werden, da die Gewebsschädigung nach einer lokalen Erfrierung nach nicht ausreichend langem Auftauen und erneuter Einfrierung am größten ist. Werden dagegen zu hohe Temperaturen (> 48 °C) angewendet, kann es zu Verbrühungen der Hautoberfläche kommen. Wird dennoch präklinisch oder innerklinisch eine Erwärmung der betroffenen Gliedmaßen durchgeführt, erfolgt dies im lauwarmen (34-41 °C) Wasserbad.

Eine Wundversorgung der Erfrierungen erfolgt mit sterilem Verband. Das Anlegen einer vorgewärmten Vollelektrolytlösung sowie die kontinuierliche Kreislaufüberwachung gehören auch bei nur lokal begrenzten Prozessen zum unbedingten Muss. Evtl. kann die Gabe von Vasodilatanzien, z.B. Nitro-Spray s.l., zur Beseitigung arterieller und venöser Gefäßspasmen in Erwägung gezogen werden. Dabei sind die grundsätzlichen Nebenwirkungen wie z.B. der Abfall des Blutdruckes zu beachten. Anzuraten wäre ebenfalls eine Sedierung und Analgesie durch den Notarzt. Besteht zusätzlich zum lokalen Kälteschaden eine Unterkühlung, so ist diese vorrangig zu behandeln.

Das mechanische Ein- oder Abreiben betroffener Körperteile verbietet sich. Hierbei kann es zu einer zusätzlichen Traumatisierung kommen. Der Transport sollte unter Überwachung der Kreislaufparameter in das nächste Krankenhaus mit chirurgischer Abteilung erfolgen. Tab. 4 gibt noch einmal alle möglichen Maßnahmen wieder.

Maßnahmen bei lokalen Erfrierungsschäden — *Tab. 4*

- ständige Vitalzeichenkontrolle: EKG und Pulsoxymeter anlegen, Blutdruck und Puls messen
- venösen Zugang anlegen: 500-1.000 ml vorgewärmte Vollelektrolytlösung infundieren
- langsames Erwärmen betroffener Körperteile im Wasserbad
- Wundversorgung durch sterile Verbände
- Vasodilatanzien, z.B. 2-3 Hübe Nitro Spray® s.l.
- Sedierung, z.B. 5-10 mg Diazepam Lipuro® i.v.
- Analgesie, z.B. 5-10 mg Morphin® i.v.
- Transport in Klinik mit chirurgischer Aufnahme

Zusammenfassung

Hypothermische Notfälle sind in unseren Breitengraden hauptsächlich von Oktober bis April anzutreffen. Dennoch muss auch im Sommer an eine begleitende Hypothermie z.B. bei einem Ertrinkungsunfall gedacht werden, da der Körper im Wasser ca. 25-mal schneller auskühlt als an der Umgebungsluft. Die sach- und fachgerechte Erstversorgung nimmt hierbei einen hohen Stellenwert ein. Gerade die Bedeutung einer bewegungsarmen Rettung und die Immobilisation des Patienten werden immer wieder unterschätzt, obwohl sie das Outcome des Patienten entscheidend beeinflussen. Eine besondere Aufmerksamkeit gilt traumatisierten Patienten, die in Wintermonaten verunfallen. Hier kann primär bis zum Beweis des Gegenteils von einer begleitenden Hypothermie ausgegangen werden. Nicht ganz so dramatisch stellen sich in der Regel Erfrierungen dar. Begrenzt auf kleinere Körperbereiche stellen sie uns selten vor ein lebensbedrohliches Ereignis.

Das Projekt SARRRAH

SARRRAH steht für Search and Rescue, Resuscitation and Rewarming in Accidental Hypothermia. Das Projekt SARRRAH entstand innerhalb eines Arbeitskreises der Deutschen Gesellschaft zur Rettung Schiffbrüchiger (DGzRS). 11 Kliniken und einige andere medizinische Institutionen sind Kooperationspartner des Projekts. SARRRAH wurde ins Leben gerufen, um die Rettungs- und Behandlungskonzepte vor allem von Schiffbrüchigen, aber auch von anderen hypothermen Patienten zu verbessern. Ziele sind demnach:

- Verbesserung von Primärrettung und Rettungskette,
- optimierte Wiedererwärmungsstrategien in geeigneten Zielkliniken.

Um das zu erreichen, wurden klare Therapierichtlinien erarbeitet. Diese Richtlinien werden in der Ausbildung und im Training der in der Seenotrettung tätigen Institutionen gelehrt. SARRRAH empfiehlt und entwickelt dazu notwendige Hilfsmittel. Des Weiteren stellt es eine umfassende Einsatzdokumentation bereit. Dies ist im Rahmen einer konsequenten Qualitätskontrolle und der wissenschaftlichen Begleitung besonders wichtig. Im Rahmen dieser Begleitung und Dokumentation stellt SARRRAH auch unter einer einheitlichen Rufnummer (07000-SARRRAH) eine lückenlose ärztliche Rufbereitschaft sicher. Die Projektleitung bittet darum, bei der Behandlung hypothermer Patienten die Hotline unbedingt zu kontaktieren, um die entsprechenden Daten zeitnah erheben zu können. Die Sammlung und Auswertung der Daten erfolgt am Universitätsklinikum Lübeck.

Weitere Informationen:
www.sarrrah.de

Fragen

1. Was ist das Steuerzentrum der Thermoregulation?
a. Hypothalamus
b. Rückenmark
c. Schilddrüse
d. Nebennieren

2. Welche zwei Hormone führen zur Wärmeproduktion?
a. Adrenalin und Histamin
b. Serotonin und Noradrenalin
c. ADH
d. Dobutamin

3. Ab welcher Temperatur spricht man von einer Hypothermie?
a. > 35 °C
b. > 36 °C
c. < 35 °C
d. < 36 °C

4. Zu welcher Gegenregulation kommt es zunächst bei absinkender Körperkerntemperatur?
a. Vasokonstriktion und Bradykardie
b. Vasokonstriktion und Tachykardie
c. Vasodilatation und Bradypnoe
d. Vasodilatation und Tachykardie

5. Bei welcher Temperatur ist ein Überleben über einen längeren Zeitraum (ohne Hilfsmittel) im Wasser möglich?
a. > 25 °C
b. < 25 °C
c. > 20 °C
d. < 20 °C

6. Was versteht man unter dem Begriff »Bergungstod«?
a. Nach der Kälteexposition gibt der Körperkern vermehrt Wärme an die Schale ab.
b. Durch Lageänderungen wird vermehrt kaltes Körperkernblut an die Schale abgegeben.
c. Der Patient verstirbt plötzlich beim Rettungsversuch.
d. Durch Lageänderungen wird vermehrt kaltes Schalenblut an den Körperkern abgegeben.

7. Was versteht man unter dem Begriff »After Drop«?
a. Nach der Kälteexposition gibt die Schale vermehrt Wärme an den Körperkern ab.
b. Nach der Kälteexposition verstirbt der Patient plötzlich.
c. Nach der Kälteexposition gibt der Körperkern vermehrt Wärme an die Schale ab.
d. Nach der Kälteexposition kommt es zunächst zum Atemstillstand mit nachfolgendem Kammerflimmern.

8. Wann ist die Intubation und anschließende Beatmung des hypothermen Patienten indiziert?
a. bei jeder Hypothermie (prophylaktisch)
b. bei Bewusstlosigkeit, Ateminsuffizienz und/oder schweren Begleitverletzungen
c. beim Kreislaufstillstand (ausschließlich)
d. Sie ist gar nicht indiziert.

9. Das Stadium II der Erfrierung wird auch bezeichnet als …
a. Dermatitis congelationis gangraenosa.
b. Erythema congelationis.
c. Erythema congelationis gangraenosa.
d. Dermatitis congelationis.

10. Bei der Erfrierung kommt es in schweren Fällen zu einer Abnahme der Durchblutung um bis zu …
a. 85%.
b. 95%.
c. 90%.
d. 80%.

18 Tauchunfälle: Die Physik bestimmt den Notfall

Peter Rupp

Tauchen wird immer beliebter. Trotz zunehmender Standardisierung und Professionalisierung der Tauchausbildung sowie besserer und sicherer Ausrüstung kommt es immer wieder zu Tauchunfällen. Unveröffentlichten Daten der Tauchindustrie zufolge gibt es etwa 1 Mio. Sporttaucher in Deutschland. Bei 5.000 bis 10.000 Tauchgängen kommt es durchschnittlich zu einem schweren Tauchunfall mit einer saisonalen Häufung im Sommer, leichtere Tauchunfälle sind wesentlich häufiger. Exakte Tauchunfallstatistiken fehlen leider, die Dunkelziffer ist hoch. In Deutschland, Österreich oder der Schweiz werden wir selten mit Tauchunfällen konfrontiert werden, trotzdem müssen im Rettungsdienst Tätige mit der Erkennung und Therapie von Tauchunfällen vertraut sein, um professionell helfen zu können. Grundsätzlich kann man zwei Taucharten unterscheiden:

- *Tauchen ohne Gerät:* Dies beinhaltet Schnorcheln und Apnoe-Tauchen ohne technische Hilfsmittel zum Atmen unter Wasser.
- *Tauchen mit Gerät:* Beim Gerätetauchen verwendet man technische Hilfsmittel, um unter Wasser atmen zu können. Meist wird reine komprimierte, getrocknete und gereinigte Pressluft, zum Teil mit einem erhöhten Anteil von Sauerstoff (siehe unten), verwendet. Berufstaucher arbeiten auch mit anderen Gasgemischen, um in größeren Tiefen oder länger unter Wasser bleiben zu können.

Physikalische Grundlagen des Tauchens

Um die beim Tauchen typischerweise auftretenden Erkrankungen verstehen zu können, bedarf es einiger physikalischer Grundkenntnisse.

▶ 1. Druckzunahme unter Wasser
Wasser ist wesentlich dichter und schwerer als Luft. Ein Liter Luft wiegt bei 22°C 1,187 g, Salzwasser 1.000 g pro Liter, Süßwasser 980 g. Pro 10 m Wassertiefe nimmt der Druck daher um ca. 1 bar zu.

▶ 2. Boyle-Mariotte'sches Gesetz
Das Volumen eines jeden Gases unter konstanter Temperatur verhält sich umgekehrt, die Dichte direkt proportional zum absoluten Druck. Das Produkt aus Druck mal Volumen ist konstant ($p \times V$ = konstant). Beim Abtauchen nimmt der Umgebungsdruck zu,

Druck und Volumen in Abhängigkeit von der Wassertiefe		Tab. 1
Wassertiefe (m)	Druck (bar)	Volumen (l)
0	1	1
10	2	0,5
20	3	0,33
30	4	0,25
40	5	0,2

pro 10 m Wassertiefe um 1 bar (siehe oben), das Volumen eines gasgefüllten Ballons wird sich, sofern die Gasmenge konstant bleibt, bei zunehmender Wassertiefe verringern, die Dichte des Gases zunehmen. Beim Auftauchen nehmen Druck und Dichte ab und das Volumen des Ballons wieder zu (Tab. 1).

Beim Menschen hat dies spezielle Bedeutung für gasgefüllte Hohlräume wie Lunge, Stirnhöhlen oder Mittelohr. Hält man die Luft beim Abtauchen an, so hat sich das Volumen der Lunge in 10 m Tiefe halbiert, beim Auftauchen dehnt sich die Lunge wieder auf das ursprüngliche Volumen aus. Beim Gerätetauchen atmet man in jeder Tiefe ein Gasgemisch (i.d.R. normale Luft), die genau den gleichen Druck hat wie die Umgebung. In 10 m Tiefe atmet man also Luft mit einem Druck von 2 bar. Würde man auf 10 m tief einatmen und beim Auftauchen die Luft anhalten, so würde sich das Volumen der Luft in der Lunge beim Auftauchen auf das Doppelte ausdehnen und zu einem Lungenriss führen. Folgen davon könnten eine arterielle Gasembolie, ein Pneumothorax oder ein Emphysem sein. Daher darf beim Gerätetauchen nie die Luft angehalten werden.

▶ 3. Gesetz von Dalton (Partialdruckgesetz)

Der Gesamtdruck eines Gasgemisches ist die Summe der Einzeldrücke jedes darin enthaltenen Gases. Luft besteht zu rund 78% aus Stickstoff und zu 21% aus Sauerstoff. Stickstoff übt daher auch 78% des Gesamtluftdrucks von ca. 1 bar aus, d.h. 0,78 bar Druck, Sauerstoff 0,21 bar. Wird in 10 m Wassertiefe normale Luft geatmet, so herrscht dort ein Gesamtdruck von 2 bar (s.o.). Der Stickstoffpartialdruck beträgt nun 2 bar × 0,78 = 1,56 bar, der Sauerstoffpartialdruck 2 bar × 0,21 = 0,42 bar. Dies ist u.a. für das Verständnis der Dekompressionskrankheit wichtig (Tab. 2).

▶ 4. Gesetz von Gay Lussac

Bei konstantem Druck ist das Volumen eines Gases direkt proportional zur absoluten Temperatur (gemessen in Grad Kelvin).

▶ 5. Gesetz von Amonton

Bei konstantem Volumen verhält sich der Druck direkt proportional zur absoluten Temperatur. Beim Tauchen in kaltem Wasser sinkt daher der Druck in der meist von der Sonne aufgeheizten Pressluftflasche, der verfügbare Luftvorrat wird kleiner.

Stickstoff- und Sauerstoffpartialdruck in Abhängigkeit von der Tiefe						Tab. 2
		Partialdruck für Stickstoff		Partialdruck für Sauerstoff		
Meter	bar	% N_2	bar N_2	% O_2	bar O_2	
10	2 x	0,7808	= 1,56	0,2095	= 0,42	
20	3 x	0,7808	= 2,34	0,2095	= 0,63	
40	5 x	0,7808	= 3,90	0,2095	= 1,05	
60	7 x	0,7808	= 5,47	0,2095	= 1,47	
70	8 x	0,7808	= 6,25	0,2095	= 1,68	

▶ 6. Allgemeines Gasgesetz (Gesetz von Charles)

Die Zusammenfassung der Gesetze von Boyle-Mariotte, Gay Lussac und Amonton ergibt die allgemeine Gasgleichung: P × V/T ist konstant, wobei T immer in Grad Kelvin angegeben wird.

▶ 7. Gesetz von Henry

Das Gesetz von Henry besagt, dass sich abhängig vom Löslichkeitskoeffizienten, der die individuelle Löslichkeit eines Gases in einer Flüssigkeit beschreibt, und der Temperatur unter dem 2-, 3-, 4-, n-fachen Druck in einer Flüssigkeit die 2-, 3-, 4-, n-fache Menge eines Gases physikalisch löst. Die in einer Flüssigkeit gelöste Gasmenge ist direkt proportional zum Partialdruck des Gases. Überschreitet man beim Auftauchen (und damit abnehmenden Druck) die maximale Löslichkeit des Gases in der Flüssigkeit, so bilden sich Gasblasen.

Stickstoff ist ein so genanntes Inertgas, d.h. er löst sich rein physikalisch in den verschiedenen Körpergeweben und wird weder verstoffwechselt noch anderweitig verbraucht. Während des Tauchgangs sättigen sich alle Gewebe des Körpers mit Stickstoff auf. Überschreitet man beim Auftauchen die maximale Löslichkeit von Stickstoff, so entstehen kleine Stickstoffbläschen in den Körpergeweben. Diese verursachen die Dekompressionskrankheit (siehe unten).

Wie viel und wie schnell sich ein Gas in Flüssigkeiten löst ist abhängig von:

- ▶ der Art des Gases,
- ▶ der Löslichkeit des Gases (verschiedene Gase lösen sich je nach Flüssigkeit unterschiedlich, diesen Zshg. beschreibt der »Löslichkeitskoeffizient«),
- ▶ der Temperatur der Flüssigkeit.

Bedeutung für die gelöste Gasmenge beim Tauchen haben:

- ▶ die Tauchtiefe (und damit Druck der Gase),
- ▶ die Tauchzeit (je länger man taucht, desto mehr Gas kann in Lösung gehen),

- die Temperatur (Auskühlung),
- die Anstrengung (je größer die Anstrengung, desto mehr Gas löst sich),
- die Art des Gewebes (Blut, Muskeln, Fett, Knochen ..., da sich in den verschiedenen Geweben die Gase unterschiedlich schnell lösen).

Neuere Atemgase bestehen zu einem geringeren Prozentsatz aus Stickstoff und enthalten dafür einen erhöhten Sauerstoffanteil (Nitrogen Oxygen, Oxygen Enriched Air oder kurz Nitrox).

Nitrox erlaubt zum einen verlängerte Tauchzeiten (Nullzeiten) und verkürzte Dekompressionspausen, zum anderen aber nur geringere Tiefen, da Sauerstoff ab einem Gesamtdruck von 1,6 bar toxisch wird. Bei anderen Atemgasen wird Stickstoff teilweise durch andere Inertgase wie z.B. Helium als Stickstoffersatz (Trimix/Heliox) ersetzt. Tab. 3 fasst die wichtigsten physikalischen Besonderheiten beim Tauchen zusammen.

Tauchunfälle

Unfälle beim Tauchen können vor, während und nach dem Tauchen auftreten. Dieser Artikel beschränkt sich auf die typischen, während eines Tauchgangs auftretenden Erkrankungen und deren Behandlung (modifiziert aus LPN II, 3. Aufl.).

Bei einem Tauchgang können drei Phasen mit jeweils typischen Gefahrenmomenten unterschieden werden:

▶ 1. Kompressionsphase

Beim Abtauchen unter Wasser nimmt der Umgebungsdruck kontinuierlich zu (siehe oben). Luftgefüllte Hohlräume, die mit der Umgebung in Verbindung stehen wie das Mittelohr über das Trommelfell, werden komprimiert, der Druck darin wird erhöht.

Typische Komplikationen in dieser Phase:

Vagale Reaktion
Durch Eintauchen des Gesichts in kaltes Wasser kann es in seltenen Fällen zu einer Erhöhung des Vagotonus und damit reflektorisch zu Bradykardie und einer vasovagalen Reaktion kommen.

Barotraumen (druckbedingte Schädigungen)
Da die prozentuale Druckzunahme in den ersten 10 m am größten ist (100% oder von 1 bar auf 2 bar), entstehen Barotraumen in der Regel beim Abtauchen in den ersten Metern. So genannte Umkehrbarotraumen entstehen beim Auftauchen, also in der Phase, in der der Druck kontinuierlich abnimmt. Barotraumen können grundsätzlich an folgenden Organen auftreten:

| **Die wichtigsten physikalischen Besonderheiten des Tauchens** | **Tab. 3** |

1. Atemluft besteht aus 78% Stickstoff, 21% Sauerstoff und Spuren von Edelgasen.
2. Ein Gerätetaucher atmet reine, gefilterte, getrocknete und komprimierte Luft mit dem Druck, der in der jeweiligen Tiefe herrscht, in der er sich befindet.
3. Neuere Atemgase bestehen entweder aus einem Stickstoff-Sauerstoff-Gemisch mit erhöhtem Sauerstoffanteil (Nitrox) oder aus einem Stickstoff-Helium-Sauerstoff-Gemisch mit verringertem Stickstoffanteil, seltener auch einem verminderten Sauerstoffanteil.
4. Pro 10 m Tauchtiefe steigt der Wasserdruck um 1 bar an. Das Volumen gasgefüllter Räume vermindert sich mit zunehmender Tiefe entsprechend dem jeweiligen Umgebungsdruck (Gesetz von Boyle-Mariotte).
5. Der Umgebungsdruck unter Wasser setzt sich aus dem atmosphärischen Druck (1 bar auf Meereshöhe) und dem in der jeweiligen Tiefe herrschenden Wasserdruck zusammen (pro 10 m Wassertiefe 1 bar).
6. Der Gesamtdruck eines Gasgemisches ist die Summe der Einzeldrücke jedes Gases (Gesetz von Dalton).
7. Die Partialdrücke der im Atemgas enthaltenen Gase steigen entsprechend der Tauchtiefe an.
8. Stickstoff kann bei zunehmendem Druck einen rauschähnlichen Zustand hervorrufen (Stickstoffnarkose oder Tiefenrausch).
9. Stickstoff ist als Inertgas im Körper ausschließlich physikalisch gelöst.
10. Das Lösungsvermögen eines Gases in Flüssigkeiten ist abhängig vom Löslichkeitskoeffizienten und der Temperatur direkt proportional dem Partialdruck des Gases.
11. Beim Überschreiten der maximalen Löslichkeit eines Gases in Flüssigkeiten entstehen Gasblasen.
12. Prinzipiell besteht bei der präklinischen Therapie eines Tauchunfalls kein Unterschied, gleich welches Atemgas verwendet wurde.

- Mittelohr,
- Nasennebenhöhlen,
- Innenohr,
- Gehörgang,
- Augen,
- Zähne,
- Haut,
- Lunge,
- Magen-Darm-Trakt.

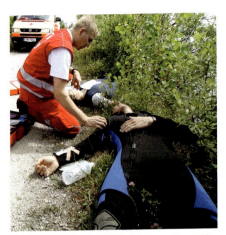

ABB. 1 ▶ Tauchunfälle können vor, während des Tauchgangs und danach auftreten

Beim Barotrauma der Ohren macht während des Abtauchens der steigende Druck einen Druckausgleich zwischen Mittelohr und dem über die Tube verbundenen Nasen-Rachen-Raum erforderlich. Gelingt dies nicht, z.B. wenn die Tube durch einen Infekt angeschwollen ist, kann der Taucher den entstandenen Druck auf das Trommelfell nicht ausgleichen und er verspürt einen akuten Schmerz. Es besteht die Gefahr, dass das Trommelfell oder das ovale Fenster am Innenohr einreißt. Der einzige Weg, dies zu verhindern, ist aufzutauchen und den Druckausgleich sanft durchzuführen. Im schlimmsten Fall kommt es durch das eingerissene Trommelfell zum Eindringen von Wasser in das Mittelohr oder am defekten ovalen Fenster zum Austreten von Innenohrlymphe aus den Bogengängen. Dies führt zum Auftreten von Schwindel und zur Desorientierung. Am geretteten Taucher zeigt sich nach einem Trommelfellriss oft eine ruckartige, horizontale Augenbewegung zur betroffenen oder auch zur abgewendeten Seite hin (Nystagmus). Fallneigung und Gangunsicherheit weisen auf diese Schädigung hin. Patienten mit einem Hinweis auf eine Verletzung des Trommelfells müssen unverzüglich von einem HNO-Arzt untersucht und behandelt werden.

Beim Maskenbarotrauma befindet sich unter der Tauchmaske ein abgeschlossener luftgefüllter Hohlraum, der beim Abtauchen einen Druckausgleich erforderlich macht. Wird dieser nicht rechtzeitig durchgeführt, steigt der Druck auf die unter der Maske liegenden Gewebe an und die Kapillargefäße reißen ein. Es bildet sich ein Hämatom, das in der Regel komplikationslos abheilt. Manchmal kommt es auch zu Nasenbluten oder Einblutungen am Auge, schlimmstenfalls sogar zur Netzhautablösung. Der Druckausgleich erfolgt einfach durch Ausatmen durch die Nase in die Maske hinein. Schwimmbrillen sind daher zum Tauchen ungeeignet.

▶ **2. Isopressionsphase**

Nach dem Abtauchen bleibt der Taucher in der Regel auf der gleichen Tiefe. In dieser Phase löst sich Stickstoff in den verschiedenen Geweben des Körpers und sättigt sich auf. Verschiedene Gewebe nehmen den Stickstoff unterschiedlich schnell auf und geben ihn beim Auftauchen unterschiedlich schnell wieder ab. Blut und Muskeln zählen zu den schnell auf- und entsättigenden Geweben, Haut, Fett und Knochen zu den langsamen. Moderne Tauchcomputer berücksichtigen heute je nach Rechenmodell bis zu 12 verschiedene Gewebearten. Typische Komplikationen in dieser Phase:

Stickstoffnarkose (Tiefenrausch)

Bis heute ist die genaue Ursache des Tiefenrausches nicht bekannt. Je nach persönlicher Tagesform und von Taucher zu Taucher verschieden können die Symptome des Tiefenrausches schon ab einer Tauchtiefe von weniger als 20 m auftreten. Die Symptome entsprechen dem eines normalen (Alkohol-)Rauschzustandes. Der Taucher verliert die Kontrolle und kann die Folgen seines Handelns nicht mehr richtig einschätzen. Alkoholkonsum am Vorabend erhöht die Anfälligkeit für Tiefenrausch beträchtlich. Die Therapie ist einfach: Taucht man ein paar Meter auf, verschwinden die Symptome sofort und folgenlos.

Präklinische Diagnostik und Monitoring Tab. 4
• Anamnese (inkl. Tauchanamnese)
• körperliche Untersuchung
• Auskultation von Herz und Lunge
• Blutdruck- und Pulsmessung
• Blutzuckerbestimmung
• Rhythmusüberwachung
• Pulsoxymetrie
• sorgfältige Dokumentation aller Befunde
• Mitnahme von Tauchcomputer, Tiefenmesser, Uhr

Sauerstoffintoxikation

Sauerstoff unter Druck ist giftig. Das Vergiftungsrisiko steigt mit zunehmender Tauchtiefe und -zeit exponentiell an. Ab einem absoluten Druck von 1,6 bar kommt es zu dieser Wirkung von Sauerstoff auf das Zentrale Nervensystem und die Lunge. Die genauen pathophysiologischen Ursachen sind noch nicht geklärt, vermutet wird eine Beeinflussung des Zellstoffwechsels. Bei normaler Pressluft liegt die Grenze in einer Tiefe (65 m), die ein normaler Sporttaucher ohnehin nicht erreicht. Die toxische Wirkung auf die Lunge setzt noch später ein. Die Vitalkapazität nimmt ab, es kommt zu einer Gasaustauschstörung. Ist der Sauerstoffanteil im Atemgas höher (Nitrox), können die Symptome schon in geringeren Tiefen auftreten.

Phasen des Tauchgangs und typische Zwischenfälle		Tab. 5
Kompressionsphase	Isopressionsphase	Dekompressionsphase
• vagale Reaktion	• Stickstoffnarkose	• DCS
• Stickstoffnarkose	• Sauerstoffvergiftung	• Umkehrbarotrauma (Ohren, Nebenhöhlen, Zähne, Darm)
• Barotraumata (Maske, Ohren, Augen)	• Atemgaszwischenfall	• Lungenüberdruckunfall (AGE, Pneumothorax, Mediastinalemphysem)
	• Hypothermie	
	• Verletzungen	
	• Muskelkrämpfe	

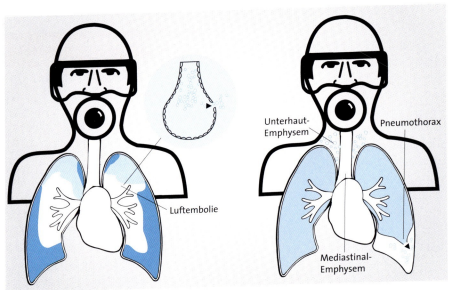
ABB. 2 ▶ Lokalisation des Lungendruckunfalls

Atemgaszwischenfall

Wird die Tauchflasche unsachgemäß gefüllt, kann die darin enthaltene Pressluft mit Abgasen kontaminiert sein. Selbst geringste Mengen Kohlenmonoxid führen beim Tauchen zu schwersten Vergiftungserscheinungen, da sich die eingeatmete Menge Kohlenmonoxid unter Druck vervielfacht. Kohlenmonoxid (CO) bindet 200- bis 300-mal stärker an Hämoglobin als Sauerstoff und verdrängt den Sauerstoff aus seiner Bindung. Abhängig von der CO-Konzentration im Blut kommt es zu den typischen Symptomen einer Kohlenmonoxidvergiftung. Kohlendioxid (CO_2) verursacht schon in geringer Konzentration einen starken Atemreiz, in höherer Konzentration wirkt es narkotisch. Eine Intoxikation führt zur Zunahme des Atemminutenvolumens, Atemnot, Kopfschmerzen, Schwindel, Brechreiz, Herzrasen, Blutdruckanstieg, Bewusstlosigkeit und Krämpfen.

Hypothermie

Wasser ist ein wesentlich besserer Wärmeleiter als Luft. Dadurch kühlen Taucher selbst in tropischen Gewässern schnell aus, es treten die typischen Symptome einer Hypothermie auf.

Verletzungen durch Gegenstände, Meerestiere etc.

Die Versorgung von Verletzungen durch Gegenstände, Pflanzen oder Fische folgt den normalen Regeln der Notfallmedizin. Auf die Gefährlichkeit von Munitionsfunden unter Wasser sei hingewiesen.

Muskelkrämpfe
Muskelkrämpfe treten nicht selten auf, vor allem bei schlechtem Trainingszustand und kaltem Wasser. In der Regel entstehen dadurch keine Notfallsituationen.

▶ 3. Die Dekompressionsphase

Beim Auftauchen nimmt der Druck kontinuierlich ab. Im Gewebe gelöster Stickstoff wird entsättigt. Abhängig von Tauchtiefe, -zeit, Auftauchgeschwindigkeit, Dekompressionspausen und Konstitution des Tauchers ist dies die gefährlichste Phase des Tauchens. Typische Komplikationen in dieser Phase:

- Umkehr-Barotrauma der Ohren: Kommt es durch eine Verlegung der eustachischen Röhre zu einer Behinderung der Druckentlastung im Mittelohr, nimmt der Druck während des Auftauchens zu. Das Trommelfell wölbt sich schmerzhaft nach außen. Reißt es ein, lässt der Schmerz sofort nach. Durch das in das Mittelohr eindringende kalte Wasser kommt es zu Schwindel, Übelkeit und zur Infektionen des Mittelohrs.
- Umkehr-Barotrauma der Nasennebenhöhlen (NNH): Ist die Verbindung der Nebenhöhlen zum Nasen-Rachen-Raum verlegt und ein Druckausgleich nicht möglich, kommt es zu starken Schmerzen und zu Nasenbluten.
- Umkehr-Barotrauma der Zähne: In der Kompressions- und Isopressionsphase dringt Luft in undichte Zahnfüllungen ein. Der Druck kann sich beim Auftauchen in der Regel nicht schnell genug abbauen, so dass der Taucher massive Zahnschmerzen bekommt. Diese bestehen noch einige Zeit nach dem Tauchgang und lassen nur sehr langsam nach. In einzelnen Fällen ist ein Heraussprengen der Füllung beschrieben worden.
- Umkehr-Barotrauma des Magen-Darm-Traktes: Sehr selten kommt es nach dem Genuss stark blähender Speisen zu einer Überdehnung des Darmes bis hin zur Zerreißung. Normalerweise verlassen die Gase via naturalis den Körper.
- Umkehr-Barotrauma der Lunge: 20-50% aller tödlich verlaufenden Tauchunfälle sind auf einen Lungenüberdruckunfall zurückzuführen. Ursache der Lungenüberdehnung ist immer der regional oder generalisiert behinderte Gasabfluss aus den Alveolen beim Auftauchen. Häufige Ursachen dieser Behinderung sind das Auftauchen mit angehaltenem Atem (vor allem, wenn der Taucher in Panik auftaucht), ungenügendes Ausatmen oder zu rasches Auftauchen. Erkrankungen der Atemwege wie Lungenemphysem, Asthma bronchiale, Atelektasen (nicht belüftete Lungenbereiche), Pleuraadhäsionen vor allem im Spitzenbereich oder bronchopulmonale Erkrankungen mit Sekretbildung (beispielsweise Bronchitis) sind weitere mögliche Ursachen.

Je nach Ort der Schädigung können drei Formen des Lungenüberdruckunfalls unterschieden werden:

- Im Bereich der Pleura kommt es zum Pneumothorax bis hin zum Spannungspneumothorax.
- Wird eine dem Mediastinum benachbarte Alveole verletzt, so entsteht ein Pneumomediastinum mit mechanischer Behinderung des Herzens, Hautemphysem, oberer Einflussstauung, Mediastinalverbreiterung und Rekurrensparese.
- Wird beim Einriss der Alveole ein Blutgefäß verletzt, kann eine Luftembolie durch direkt in das Gefäßsystem eingeschwemmte Luftbläschen entstehen (AGE: arterielle Gasembolie). Neurologische Symptome im Sinne eines Schlaganfalls (Gehirn), Verschluss eines Herzkranzgefäßes (Myokardinfarkt) oder, seltener, Verschluss von Gefäßen in Niere, Leber oder Rückenmark sind die Folge. Abb. 2 verdeutlicht dies.

Symptome Lungenüberdruckunfall

- Auftreten sofort, bis maximal 5 Minuten nach dem Auftauchen
- Atemnot
- milde neurologische Ausfälle bis zur Halbseitenlähmung
- Bluthusten
- Kopfschmerzen
- Bewusstlosigkeit
- Schock.

Dekompressionsunfall (Decompression Illness oder Decompression Sickness)

Im Vergleich zu den Barotraumen (druckbedingten Schädigungen) und der arteriellen Gasembolie (AGE), deren Symptome unmittelbar nach dem Auftauchen auftreten, manifestiert sich die DCS Minuten bis Stunden nach Ende des Tauchgangs. Dies wird durch die unterschiedlichen Sättigungs- und Entsättigungszeiten der verschiedenen Gewebearten verursacht. Es gibt zwei Arten der Dekompressionserkrankung:

Typ I äußert sich durch starke bohrend dumpfe, bewegungsunabhängige Schmerzen in Muskeln, Knochen, Bändern und meist großen Gelenken. Mediatorsubstanzen verursachen eine entzündliche Reaktion und dadurch Schmerzen. Rote, juckende, teils geschwollene Flecken und Streifen auf der Haut, die so genannten Taucherflöhe, verursacht durch Mikroembolien der Hautgefäße (Stickstoffblasen in den kleinsten Gefäßen), sind weitere Erscheinungsformen der DCS Typ I.

Die Dekompressionserkrankung Typ II betrifft das zentrale und/oder periphere Nervensystem sowie das Herz-Kreislauf-System. Je nach der Lokalisation der Stickstoffbläschen können die Symptome stark variieren. Eine Gasblasenbildung im

| **Maßnahmen beim Tauchunfall** | **Tab. 6** |

Elementarmaßnahmen

Freimachen und Sichern der Atemwege:
- Reklination des Kopfes (Vorsicht bei HWS-Begleitverletzungen)
- Racheninspektion
- Absaugen der oberen Atemwege (nur unter Sicht)
- großzügige Indikationsstellung zur Beatmung und Intubation
- keine Versuche, ggf. in die unteren Atemwege eingedrungenes Wasser zu entfernen (kein Ausschütteln)

ausreichendes Atemminutenvolumen
- Lagerung bei suffizienter Spontanatmung nach Wunsch des Patienten (evtl. Atemhilfsmuskulatur aktivieren)
- Sauerstoffgabe mittels Maske und Reservoir (15 l/min)
- ggf. assistierte Beatmung mit maximal möglichem FiO_2 (Beutel mit Reservoir 15 l/min O_2 Flow oder Oxydemand® Ventil)
- kontrollierte Beatmung mit 100% O_2

Kreislaufstabilität
- legen eines periphervenösen Zugangs
- Infusion von Ringer-Laktat nach Bedarf

Standardmaßnahmen
- Flachlagerung oder stabile Seitenlage nach Bewusstseinslage
- Sauerstoffgabe (Sauerstoffmaske mit Reservoir: 15 l/min O_2 Flow)
- periphervenöser Zugang
- psychische Betreuung
- Überwachung und Dokumentation
- ggf. Anmeldung des Patienten in einer Druckkammer zur Rekompression oder hyperbaren Oxygenierung

spezielle Maßnahmen
- Notarzt-Alarmierung
- Intubationsbereitschaft herstellen
- bei Verdacht auf Pneumothorax/Spannungspneumothorax Thoraxdrainage vorbereiten
- ggf. Spannungspneumothorax entlasten (Nadelpunktion)
- Reanimationsbereitschaft
- evtl. vorhandenen Tauchcomputer bzw. Tauchausrüstung mitnehmen

Symptome der Dekompressionserkrankung	Tab. 7
DCS Typ 1	**DCS Typ 2**
milde Symptome (muskulo-skelettal)	*schwere Symptome (neurologisch, pulmonal)*
• Schwellungen • Hautrötung, Juckreiz (Taucherflöhe) • Gelenk- und/oder Muskelschmerzen (bends)	Störungen des zentralen Nervensystems: • Bewegungsstörung • Lähmungen (Querschnittslähmung) • Innenohrschädigung • Herzrhythmusstörungen • Sehbeeinträchtigung • Atemprobleme Verschluss von Lungengefäßen: • Schmerzen in der Brust • Hustenreiz (chokes) • massive Atemnot • Bewusstlosigkeit

Rückenmark oder Gehirn führt zu einer Querschnittssymptomatik mit sensiblen und motorischen Ausfällen oder Symptomen eines Schlaganfalls. Gasblasen in den Lungengefäßen führen zur Lungenembolie bis hin zum akuten Rechtsherzversagen und zum Tod. Tab. 7 fasst die Symptome der Dekompressionserkrankung zusammen.

Gerätezwischenfall

Zu einem Gerätezwischenfall kann es in jeder Phase des Tauchgangs kommen. Moderne Geräte sind sehr sicher, müssen aber regelmäßig gewartet werden. Besonders der Lungenautomat ist ein kritisches Element der Ausrüstung. Strengt sich der Taucher beim Tauchen in sehr kaltem Wasser an und verbraucht dadurch viel Luft, kann die erste Stufe des Atemreglers vereisen, der dann entweder keine (selten) oder unkontrolliert viel Luft abgibt und »abbläst«.

Präklinische Therapie von Tauchunfällen

Die Prognose des verunfallten Tauchers hängt vor allem davon ab, ob sein Tauchpartner den Unfall bemerkt, das Opfer kontrolliert an die Oberfläche und an Land bringt, die richtigen Erstmaßnahmen einleitet und den Rettungsdienst schnell alarmiert. Präklinisch werden alle Tauchunfälle (DCS, AGE und Barotraumen) gleich therapiert.

Fragen

1. Beim Abtauchen nimmt der Umgebungsdruck um welchen Wert zu?
a. pro 10 Meter um 0,5 bar
b. pro 1 Meter um 0,5 bar
c. pro 10 Meter um 1 bar
d. pro 100 Meter um 8 bar

2. Welche der folgenden physikalischen Gesetze spielen beim Tauchen eine wesentliche Rolle?
a. das Gesetz von Boyle-Mariotte, die Heisenberg'sche Unschärferelation, das Gesetz von Haldane
b. die Gesetze von Boyle-Mariotte, Henry, Gay-Lussac, Dalton, Charles
c. die Gesetze von Henry und Bohr
d. die Gesetze von Gay-Lussac und Planck

3. Druckbedingte Schädigungen beim Tauchen können an folgenden Organen oder Stellen auftreten:
a. Mittelohr, Nasennebenhöhlen, Innenohr, Gehörgang, Augen, Zähne, Haut, Lunge, Darm
b. Mittelohr, Nasennebenhöhlen, Gehirn, Augen, Zähne, Haut, Lunge, Darm
c. Innenohr, Gehörgang, Augen, Zähne, Haut, Lunge, Darm, Knochen
d. Mittelohr, Nasennebenhöhlen, Darm, Haare

4. Welche der folgenden Aussagen ist richtig?
a. Ein Lungenriss ruft in der Regel sehr schnell Symptome hervor.
b. Eine Dekompressionskrankheit tritt spätestens innerhalb einer Stunde nach dem Ende des Tauchgangs auf.
c. Seeigel sind giftig.
d. Sauerstoff ist nach einem Tauchgang schädlich.

5. Welche der folgenden Aussagen ist richtig?
a. Ein Lungenüberdruckunfall ruft nie neurologische Symptome hervor.
b. Eine Dekompressionskrankheit ruft immer neurologische Symptome hervor.
c. Eine Dekompressionskrankheit kann bis zu 48 Stunden nach dem Ende des Tauchgangs auftreten.
d. Man kann so tief tauchen, wie man will, sofern man genug Luft dabei hat.

6. Welche der folgenden Aussagen ist richtig?
a. O$_2$ kann unter Druck toxische Wirkungen haben, die Grenze liegt bei 1,6 bar.
b. O$_2$ kann unter Druck toxische Wirkungen haben, die Grenze liegt bei 0,6 bar.
c. O$_2$ kann unter Druck toxische Wirkungen haben, die Grenze liegt bei 2,6 bar.
d. Sauerstoff kann für Erwachsene nie toxisch sein.

7. Welche der folgenden Aussagen ist richtig?
a. Beim Tauchen mit normaler Pressluft liegt die absolute Tiefengrenze bei ca. 70 m.
b. Mit Nitrox kann man länger und tiefer tauchen.
c. Tauchen kann jeder, man braucht dafür auch keine besondere Ausbildung.
d. Ein Tiefenrausch kann erst in großen Tiefen ab 90 m auftreten.

8. Bei der Versorgung eines verunfallten Tauchers sind folgende Maßnahmen angezeigt:
a. A-B-C, Sauerstoffgabe, Anlage eines periphervenösen Zugangs, Lagerung in Linksseiten- und Kopftieflage, Monitoring.
b. A-B-C, O$_2$-Gabe, Anlage eines periphervenösen Zugangs, Gabe von Aspirin.
c. A-B-C, Anlage eines periphervenösen Zugangs, Gabe von Aspirin und Heparin, Monitoring.
d. A-B-C, Sauerstoffgabe, Anlage eines periphervenösen Zugangs, Lagerung in Flachlage oder stabiler Seitenlage, Monitoring.

9. Zu den Symptomen einer Dekompressionserkrankung können gehören:
a. Schwellungen, Hautrötung, Juckreiz (Taucherflöhe), Gelenk- und/oder Muskelschmerzen (bends), Störungen des zentralen Nervensystems, Schmerzen in der Brust, Hustenreiz (chokes), massive Atemnot, Bewusstlosigkeit.
b. Schwellungen, Hautrötung, Juckreiz (Taucherflöhe), Gelenk- und/oder Muskelschmerzen (bends), Störungen des ZNS, Einblutungen am Auge.
c. Gelenk- und/oder Muskelschmerzen (bends), Störungen des zentralen Nervensystems, Durchfälle.
d. Schwellungen, Hautrötung, Störungen des zentralen Nervensystems, Zahnschmerzen.

10. Zu den Symptomen eines Lungenüberdruckunfalls können gehören:
a. milde neurologische Ausfälle bis zur Halbseitenlähmung, Bluthusten, Kopfschmerzen, Bewusstlosigkeit, Zahnschmerzen.
b. Atemnot, Bluthusten, Kopfschmerzen, Bewusstlosigkeit, Einblutungen am Auge.
c. Bewusstlosigkeit, Schock, Hörstörungen, Schwindel, Erbrechen.
d. Atemnot, milde neurologische Ausfälle bis zur Halbseitenlähmung, Bluthusten, Kopfschmerzen, Bewusstlosigkeit, Schock.

19 Gynäkologische Notfälle

Oliver Peters

Dass der Rettungsdienst nur selten mit Notfallbildern aus dem Fachgebiet Gynäkologie konfrontiert wird, liegt auch daran, dass viele Frauen aus Schamgefühl nicht den Rettungsdienst rufen, sondern eher zu ihrem Gynäkologen oder ihrer Gynäkologin gehen. Zudem führen nur wenige der Erkrankungen oder Verletzungen zu einer akuten Vitalgefährdung. Meist sind es bedrohliche Blutungen, starke Schmerzen oder Verletzungen im Genitalbereich, z.B. im Rahmen einer Vergewaltigung, die zum Einsatz des Rettungsdienstes führen und um die es im Folgenden gehen soll. Unterteilt werden gynäkologische Notfälle in:

- außerhalb der Schwangerschaft,
- in der Frühschwangerschaft,
- in der fortgeschrittenen Schwangerschaft.

Außerhalb der Schwangerschaft

Der Ausschluss der Schwangerschaft kann leicht durch das Erfragen der letzten Regelblutung erfolgen.

▶ Starke Unterbauchschmerzen
Unterbauchschmerzen können mit sehr verschiedenen Krankheitsbildern einhergehen. Ist eine Schwangerschaft ausgeschlossen, die das Vorliegen einer Eileiterschwangerschaft, Fehlgeburt oder das Einsetzen frühzeitiger Wehen vermuten lässt, sind häufig Entzündungen oder Tumoren die Auslöser.

Entzündung der Eileiter (Adnexitis)
Ursache ist das Eindringen von Krankheitserregern in den Muttermund und die Gebärmutter, von wo aus sie weiter in die Eileiter aufsteigen. Die Entzündung entsteht innerhalb einiger Tage und geht mit starken, dumpfen Unterleibsschmerzen und den typischen Entzündungssymptomen wie Fieber und Übelkeit einher. In den meisten Fällen tritt die Entzündung beidseitig auf. Bei einseitigen Schmerzen, die besonders rechtsseitig auftreten, muss differenzialdiagnostisch immer an eine Blinddarmentzündung (Appendizitis) gedacht werden. Nach der Besiedelung der Eileiter besteht die Gefahr, dass die Erreger weiter in die Bauchhöhle vordringen und dort zu einer lebensgefährlichen Bauchfellentzündung (Peritonitis) führen.

Stieldrehungen

Bei plötzlichem Auftreten heftiger Schmerzen im Unterbauch muss ebenfalls an eine mechanische Ursache gedacht werden. Schnelle Drehbewegungen, wie sie z.B. beim Tanzen vorkommen, können zu Verdrehungen des Eierstocks (Ovar), Zysten im Bereich der Eierstöcke (Ovarialzysten) oder auch von gestielten Tumoren führen. Bedingt durch die Verdrehung folgt die Einengung bzw. der komplette Verschluss der Gefäße im betreffenden Bereich. Dies kann zu einer Gewebshypoxie führen. Leitsymptom ist hier meist der plötzlich einsetzende Zerreißungsschmerz im Unterbauch kurz nach einer schnellen Drehbewegung. Präklinisch sind solche Diagnosen selten sicher zu erstellen, da viele weitere internistische Erkrankungen als Auslöser infrage kommen, die als akutes Abdomen beschrieben werden.

Maßnahmen

Die Maßnahmen erfolgen symptomorientiert und konzentrieren sich anfänglich auf die Sicherung der Vitalparameter. Gelagert wird die Patientin mit erhöhtem Oberkörper und der Unterlage einer Knierolle zur Entlastung der eventuell vorhandenen Bauchdeckenspannung. Neben einem kontinuierlichen Monitoring bestehend aus RR-Messung, Puls, EKG und S_pO_2 erfolgt die hochdosierte Sauerstoffgabe. Die erhöhte Oxygenierung hat den Zweck, den schmerzbedingt erhöhten Sauerstoffverbrauch zu decken.

Je nach Schmerzintensität kann die Anwesenheit eines Notarztes zur Einleitung einer adäquaten Analgesie erforderlich sein. In diesen Fällen erfolgt vorab die Anlage eines periphervenösen Zugangs. Vor dem Anschließen einer kristalloiden Lösung kann bereits Blut abgenommen werden, um in der Klinik gegebenenfalls Entzündungswerte ermitteln zu können. Als Analgetika kommt in diesen Fällen oft das Novalgin® 500-1.000 mg i.v. zum Einsatz. Neben seiner analgetischen Wirkung verfügt es noch über eine spasmolytische und antipyretische Wirkung, die je nach Differenzialdiagnostik von Vorteil sein kann.

▶ Vaginale Blutungen

Oft sind genitale Blutungen mit Blutungen nach innen verbunden, die sich nach außen (aus der Scheide) lediglich als Schmierblutungen darstellen. Die Stärke der Blutung nach außen ist daher nicht entscheidend für die Einschätzung der Gefährdung, sondern die erhobenen Vitalparameter.

Hypermenorrhoe

Die verstärkte Regelblutung führt selten zur Alarmierung des Rettungsdienstes. Wenn doch, liegt im Allgemeinen eine Kombination aus starker Blutung und starken Schmerzen (Dysmenorrhoe) vor. Präklinisch ist eine Abgrenzung zwischen einer solchen Hypermenorrhoe und einer anderen pathologischen Blutungsform zumeist nicht möglich.

Tumoren des Unterbauches

Tumoren stellen in der Frühphase der Entstehung keine Notfallsituation dar. Komplikationen wie Blutungen treten meist erst im fortgeschrittenen Stadium auf, in dem die Frau über ihre Tumorerkrankung bereits aufgeklärt ist. Unterschieden werden gutartige (z.B. Schleimhautpolypen oder Myome, die aus dichten Faserbündeln glatter Muskulatur bestehen und knotenförmig angeordnet oft in großer Zahl in der Gebärmutter vorkommen) und bösartige Tumoren (z.B. Gebärmutterhalskrebs oder Endometriumkarzinom). Beide Arten von Tumoren können Blutungen auslösen. Die Blutungen der gutartigen Tumoren sind selten und bedingen meist nur kleinere Blutverluste, die nicht zum Einsatz des Rettungsdienstes führen. Dagegen zerstört das Cervixkarzinom anfangs das Gewebe des Gebärmutterhalses (Cervix) und dringt anschließend in das benachbarte Gewebe ein, dem Parametrium. In diesem Gewebe liegen größere arterielle und venöse Gefäße. Durch den Zerfall des fortschreitenden Tumors werden diese Gefäße eröffnet, was z.T. zu einer sehr starken Blutung führt.

Traumen

Verletzungen im Genitalbereich können durch stumpfe oder spitze Gewalteinwirkungen entstehen. Sie sind selten, führen bei Auftreten jedoch oft zum Einsatz des Rettungsdienstes. Die meisten Verletzungen treten im Rahmen von Sturzverletzungen und Verkehrsunfällen auf, die dann auch kombiniert im Rahmen von schweren Mehrfachverletzungen (Polytrauma) vorzufinden sind. Präklinisch zu finden sind:

- Einrisse im Bereich der Schwellkörper: führen zu starken, meist schwer zu stillenden Blutungen. Diese Verletzungen treten während des Geschlechtsverkehrs bei jungen Mädchen mit nicht ausgereiftem Genitalapparat auf.
- Pfählungsverletzungen: besonders gefährliche Verletzungen, da sie neben der Verletzung des äußeren Genitals mit Einriss im Bereich der Scheide auch tiefer gelegene, innere Strukturen wie z.B. Uterus, Harnblase und Darm betreffen können.
- Vergewaltigungen: können zu traumatischen Blutungen führen. Bedrohlich sind jedoch meist nicht die Blutungen, sondern der psychische Ausnahmezustand der Frau. Besteht der Verdacht auf eine Vergewaltigung, bedarf es für die Beweissicherung durch den Gynäkologen bzw. ein rechtsmedizinisches Institut folgender Verhaltensweisen:
  - zerrissene Kleidung sowie mit Blut und Sekret behaftete Gegenstände mit in die Klinik nehmen,
  - die Frau sollte sich weder duschen, waschen, noch die Hände säubern,
  - die Frau sollte sich nicht umziehen.

Allerdings äußern viele Vergewaltigungsopfer bei der Untersuchung das starke Bedürfnis, zu duschen und sich zu reinigen. In diesen Fällen sollte – wenn möglich von einer Frau im Rettungsteam oder einer Polizeibeamtin – versucht werden, die Betroffene mit ruhigen Worten von der Bedeutung der Spurensicherung zu überzeugen. Wichtig ist aber, ihr die Entscheidung über das weitere Vorgehen zu überlassen.

Maßnahmen
Da die Blutmenge oft nicht mit dem tatsächlich zu beobachtenden Ausmaß in Zusammenhang steht, ist eine Gefährdung der Patientin nicht immer sicher einzuschätzen. Jedoch soll z.B. vermieden werden, eine junge Frau mit einer Hypermenorrhoe unter aggressiver Volumengabe und schnellstmöglich in die nächste gynäkologische Klinik zu transportieren, aber eine Patientin mit einer Extrauteringravidität zu unterschätzen. Zur Einschätzung der Gefährdung kann die folgende Unterscheidung von gynäkologischen Blutungen helfen. Keine akute Gefahr liegt im Allgemeinen vor bei:

- verneinter Schwangerschaft und Fehlen von Schocksymptomen,
- Frühschwangerschaft nach der 6. Schwangerschaftswoche mit wehenartigen Schmerzen und Fehlen von Schocksymptomen.

In diesen Fällen erfolgt ein ruhiger Transport in die gynäkologische Klinik bzw. in Absprache mit der Patientin zum betreuenden Gynäkologen. Die zu ergreifenden Maßnahmen richten sich nach dem jeweiligen Zustand der Patientin. Bei den übrigen Patientinnen muss von einer akuten Gefährdung ausgegangen werden.

> **Grundsätzlich erfolgt keine Untersuchung oder Manipulation der Scheide z.B. durch lokale Blutstillung. Durch direkte Manipulationen können beispielsweise Tumorgefäße weiter aufreißen und so die Blutung verstärken.**

Zur Beurteilung der Blutungsmenge wird die Patientin in die Fritsch-Lagerung gebracht. Dabei wird die Frau aufgefordert, in Rückenlage die ausgestreckten Beine übereinander zu schlagen. Eine oft diskutierte Blutstillung durch diese Lagerung wird von vielen Notfallmedizinern aus anatomischen Gründen angezweifelt. Liegt bereits eine Schocksymptomatik vor, so muss diese Lagerung durch die Schocklagerung (Beine anheben) erweitert werden. Neben einem kontinuierlichen Monitoring, bestehend aus RR-Messung, Puls, EKG und S_{pO_2}, erfolgt zur Vermeidung von Hypoxämien und zur Optimierung der Oxygenation die hochdosierte Sauerstoffgabe über eine Sauerstoffmaske mit Reservoirsystem. Da eine akute Gefährdung vorliegt, wird der Notarzt nachalarmiert. Um gezielt auf drohende bzw. bereits bestehende Hypotonien reagieren zu können, erfolgt die Anlage eines großlumigen venösen Zugangs (z.B. 16 G) vorzugsweise am Unterarm. Bei bereits bestehender Schocksymptomatik sollte gegebenenfalls ein zweiter venöser Zugang gelegt werden. Vor dem Anschließen einer kristalloiden Lösung sollte eine Laborblutentnahme zur Bestimmung von Hämoglobin, Hämatokrit und der Blutgruppe erfolgen. Falls das NEF vor Ort ist, kann damit das Blut direkt zur Klinik gebracht werden, um so frühzeitig Blutkonserven vorzubereiten. Da anfänglich größere Blutverluste beispielsweise durch Erhöhung des Herzzeitvolumens kompensiert werden, muss hier bereits ohne feststellbare Schocksymptome mit der Volumentherapie begonnen werden. Volumentherapie bedeutet hier jedoch nicht-aggressives präklinisches Erzwingen normotensiver Werte! Zum einen ist dies präklinisch nicht möglich, zum anderen führt es durch einen temporären Blutdruckanstieg dieser präklinisch nicht stillbaren Blutungen zur Verstärkung der Blutung, z.B. nach intraabdominal. Empfehlung ist die permissive Hypotension. Dieses Ziel kann selbstverständlich die ergänzende Verwendung von kolloidalen Lösungen, zum Beispiel HyperHaes® 250 ml und/oder Voluven®, erforderlich machen. Bei Vorliegen einer Schocksymptomatik ist ein schnellstmöglicher Transport anzustreben. Die Versorgung erfolgt ohne Hektik, die nur eine weitere Stresssituation für die Frau bedeutet, durch die der Sauerstoffverbrauch erhöht und die Katecholaminausschüttung verstärkt wird.

Frühschwangerschaft

In der Frühphase der Schwangerschaft sind es ebenfalls meist Blutungen, z.B. im Rahmen einer Eileiterschwangerschaft oder eines Abortes, die im Vordergrund des rettungsdienstlichen Notfalltransportes stehen. Eine wichtige Informationsquelle zur Diagnosefindung stellt bereits in der Frühschwangerschaft der Mutterpass dar (Tab. 1). Hier gilt: Lesen lohnt sich!

Wichtige Seiten im Mutterpass	Tab. 1
Seite 5–6 (21–22 bei 2. beschriebener Schwangerschaft)	besondere Befunde und der eigentliche Geburtstermin
Seite 7–8 (23–24)	wichtige Daten zur Kindslage, RR der Patientin, Schwangerschaftswoche usw.
Seite 9 (25)	wichtige Daten zum Kind sowie Vermerke der Ultraschalldiagnostik

▶ Unterbauchschmerzen

Unterbauchschmerzen im ersten Drittel der Schwangerschaft sind relativ häufig und – wenn sie nicht mit einem Trauma oder einer Blutung einhergehen – meist auch relativ harmlos. Hier ist es häufig der Dehnungsschmerz durch Zug an den Mutterbändern, der in die Leistenregion ausstrahlt. Die oben beschriebenen Eileiterentzündungen oder Stieldrehungen treten in der Frühschwangerschaft praktisch nicht auf.

Achtung: Schmerzen müssen immer als ein Alarmsignal angesehen werden. Differenzialdiagnostisch müssen eine Eileiterschwangerschaft und andere Krankheitsbilder wie z.B. die Blinddarmentzündung ausgeschlossen werden. Daher gilt bei allen

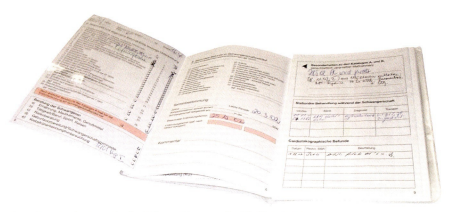

Abb. 1 ▶ Liefert wertvolle Informationen: der Mutterpass

Schmerzzuständen im Rahmen einer Schwangerschaft, dass die Frau einem Gynäkologen vorgestellt werden muss.

▶ *Vaginale Blutungen*
Jede Blutung einer Schwangeren muss von einem Gynäkologen untersucht werden. Häufigste Ursachen für eine Blutung in der Schwangerschaft sind Fehlgeburten und Eileiterschwangerschaften.

Extrauteringravidität (z.B. Eileiterschwangerschaft)
Die befruchtete Eizelle nistet sich normalerweise in der Gebärmutterhöhle ein (intrauterin). Ist der Weg vom Ovar zum Uterus behindert, z.B. durch einen abgeknickten Eileiter oder funktionelle Tubenstörungen bei eingeschränkter Mobilität und Motilität, resultiert die Einnistung der befruchteten Eizelle am Ort der Behinderung. Ein in der Tube eingenistetes Ei (häufigste Lokalisation unter der Extrauteringravidität) drückt durch die wachsende Frucht auf den Eileiter, was zu dessen Ruptur führt. Dieses geschieht um die 7. SSW, d.h. vier bis fünf Wochen nach Ausbleiben der letzten Regelblutung. Häufig entsteht eine anhaltende Sickerblutung in die Bauchhöhle, die nicht spontan sistiert, so dass Blutverluste von mehreren Litern drohen. Genital treten oft nur leichte Schmierblutungen auf. Weitere Lokalisationen für eine Extrauteringravidität stellen die Ovarien oder auch die Bauchhöhle dar.

Fehlgeburt (Abort)
Als Fehlgeburt wird die ungewollte Schwangerschaftsbeendigung bis zur 28. SSW bezeichnet. Bis zur 16. SSW wird die Fehlgeburt als Frühabort und danach als Spätabort bezeichnet. Zur Fehlgeburt kommt es meist durch Fehlbildungen der Gebärmutter oder Fehlentwicklungen des Fetus. Bei den Fehlentwicklungen können zu mehr als 50% Chromosomenanomalien angenommen werden. Vermuten lässt sich ein Abort,

wenn in der Frühphase plötzlich Blutungen mit Abgang von Blutklumpen oder leberartigem Gewebe auftreten.

Traumen in der Schwangerschaft
Ursächlich sind z.B. Verkehrsunfälle in der Schwangerschaft, bei denen es durch den über den Bauch verlaufenden Sicherheitsgurt zur Entwicklung hoher intraabdomineller und somit hoher intrauteriner Drücke und Quetschungen kommt. Daher bei schwangeren Patientinnen immer den genauen Unfallmechanismus abklären. Hier drohen akute Blutungen und der Abort.

> **Jede Blutung einer Schwangeren muss untersucht werden, sie ist jedoch nicht immer gleichbedeutend mit dem Verlust des Kindes. Daher soll der Rettungsdienst in diesen Situation auch beruhigend auf die Patientin einwirken.**

Maßnahmen
Eine präklinische Differenzierung zwischen den infrage kommenden Diagnosen ist nicht möglich und auch nicht nötig. Hier gilt das Vorgehen analog der Darstellung unter dem Punkt »Vaginale Blutung außerhalb der Schwangerschaft«.

Fortgeschrittene Schwangerschaft

Aufgrund der sich ändernden Häufigkeit und Art der Erkrankungen erfolgt eine Trennung zwischen der Früh- (1. Drittel) und der fortgeschrittenen Schwangerschaft (2-3. Drittel). Fehlgeburten sind in dieser Phase nur noch sehr selten und eine Eileiterschwangerschaft nicht mehr relevant. In diesem Abschnitt treten die Belastungen für die Mutter mit Blutdruckerhöhungen oder Kreislaufproblemen und die Gefährdung des Kindes durch vorzeitige Wehen oder auch Minderleistungen des Mutterkuchens (Plazenta) stärker in den Vordergrund.

▶ Probleme und Störungen der Plazenta
Die Plazenta entsteht im Bereich der Gebärmutter, an der sich die befruchtete Eizelle einnistet. Die Aufgabe der Plazenta liegt in der Versorgung des Fetus mit Nährstoffen über den mütterlichen Blutkreislauf.

Plazentainsuffizienz
Eine Plazentainsuffizienz ist gegeben, wenn die Leistung der Plazenta nicht ausreicht, um dem Anspruch des Fetus gerecht zu werden. Dieses führt zunächst zu einer Unterversorgung des Fetus mit Nähr- und Aufbaustoffen. Als Folge wächst das Kind nicht altersgerecht. Mit Zunahme des Missverhältnisses zwischen dem mütterlichen

und dem fetalen Bedarf an Nähr- und Sauerstoff kann es dann auch zum Absterben des Fetus im Mutterleib kommen.

Vorzeitige Plazentalösung

Eine für Mutter und Kind besonders gefährliche Situation stellt die vorzeitige Lösung der Plazenta von der Gebärmutterwand dar. Ursächlich für die vorzeitige Lösung sind u.a. ein Bluthochdruck der Mutter oder ein Bauchtrauma im Rahmen eines Verkehrsunfalls. Die regelgerechte Ablösung geschieht erst in der so genannten Nachgeburtsperiode, in der sich ein Bluterguss zwischen dem Mutterkuchen und der Gebärmutterwand (retroplazentares Hämatom) bildet, der dann den Mutterkuchen ablöst und die Ausstoßung einleitet. Die vorzeitige Lösung vermindert einerseits die Versorgungsfläche für den Fetus mit der Gefahr des Absterbens, andererseits erleidet die Mutter durch das retroplazentäre Hämatom einen zum Teil lebensbedrohlichen Blutverlust. Beim Vorliegen einer vorzeitigen Plazentalösung ist höchste Eile geboten. Die Patientinnen beschreiben in den meisten Fällen einen heftigen Schmerz im Bereich der Ablösung. Sichtbare vaginale Blutungen fallen eher gering aus oder werden gar nicht sichtbar. Die Schmerzen resultieren aus dem Einsetzen einer Dauerkontraktion des Uterus. Von außen lässt sich dieses als ein schmerzhaft angespannter Bauch tasten. Die Kindsbewegungen können im Verlauf weniger werden oder auch ganz ausbleiben. Aufgrund des erheblichen intraabdominellen Blutverlustes resultiert das Auftreten einer Schocksymptomatik.

Placenta praevia

Die Plazenta hat normalerweise ihren Sitz an der Gebärmuttervorder- bzw. hinterwand, wodurch verhindert wird, dass es unter der Geburt zu einer Funktionsstörung oder Behinderung kommt. Durch eine sehr tiefe Einnistung der befruchteten Eizelle in der Gebärmutter kann der Geburtskanal teilweise oder komplett verlegt sein. Unterschieden werden vier Grade, die sich nach der Beziehung der Plazenta zum inneren Muttermund richten:

1. P.p. totalis: Der innere Muttermund ist vollständig bedeckt (geburtsunmögliche Situation).
2. P.p. partalis: Der innere Muttermund ist teilbedeckt.
3. P.p. marginalis: Der untere Rand der Plazenta erreicht den inneren Muttermund.
4. Tiefer Sitz der Plazenta: Der Unterrand rückt nicht an den inneren Muttermund.

Im Verlauf der Eröffnungswehen kann sich der Grad des Vorliegens ändern, indem aus einer P.p. marginalis eine P.p. partalis oder aus einer P.p. totalis mit zunehmender Muttermundöffnung eine P.p. partalis wird. Bei einsetzenden Eröffnungswehen löst sich die Plazenta am unteren Eipol und es drohen schwere Blutungen. Besonders bedrohlich ist die Tatsache, dass sich die Blutung mit jeder Wehe verstärkt. Hinweise auf eine solche Placenta praevia ergeben sich aus dem Mutterpass und dem Anamnesegespräch mit der Mutter, die i.d.R. von ihrem Gynäkologen auf dieses Problem hingewiesen wurde. Zu sehen sind in den meisten Fällen plötzlich einsetzende, leichte oder sogar starke Blutungen im letzten Drittel der Schwangerschaft.

Maßnahmen
Bei den Notfallbildern »vorzeitige Plazentalösung« und »Placenta praevia« gilt wie bei den anderen vaginalen Blutungen, dass die Blutung keinen Hinweis auf das wahre Ausmaß der Blutung gibt, die zum Teil nach innen verläuft. Hier gilt das Vorgehen analog der Darstellung unter dem Punkt »Vaginale Blutung außerhalb der Schwangerschaft«. Einzige ergänzende Maßnahme stellt die Tokolyse mittels Salbutamol bei V.a. Placenta praevia mit aktiver Wehentätigkeit dar, da die weitere Wehentätigkeit die Blutung verstärkt.

> *Cave:* **Keine Tokolyse bei Vorliegen einer Dauerkontraktion (so genannter Holzuterus) durchführen, da die anhaltende Kontraktion eine Blutungsquelle verschließt! Die Tokolyse würde in diesem Fall die Dauerkontraktion aufheben und damit die Blutung verstärken.**

▶ Schwangerschaftsinduzierte Hypertonie (SIH) und Eklampsie

Die schwangerschaftsinduzierte Hypertonie (früher EPH-Gestose) gehört zu den bedrohlichsten Komplikationen einer fortgeschrittenen Schwangerschaft. Neben der vaginalen Blutung ist die SIH die häufigste Komplikation während der Schwangerschaft. Die Hypertonie geht in vielen Fällen mit Ödemen einher, die sich im Bereich der Unterschenkel leicht tasten lassen. Die Hypertonie bestimmt den Schweregrad der Erkrankung und stellt das Leitsymptom dar. Schwere Fälle gehen mit Blutdruckwerten > 160 mmHg systolisch und > 110 mmHg diastolisch einher. Die betroffenen Frauen äußern oft Kopfschmerzen und Ohrensausen. Neben der vorzeitigen Plazentalösung drohen gefährliche Krampfanfälle, auch als Eklampsie bezeichnet. Vorboten solcher eklamptischen Anfälle (Präeklampsie) sind stark erhöhte Blutdruckwerte kombiniert mit neurologischen Symptomen wie z.B. Übelkeit und Erbrechen, Kopfschmerzen, Flimmern vor den Augen, Gefühlsstörungen bis hin zu Ausfallserscheinungen. Der eklamptische Anfall stellt sich als tonisch-klonischer Krampfanfall dar.

Maßnahmen
Im Vordergrund der Maßnahmen steht die Sicherung der Vitalfunktionen. Neben einem kontinuierlichen Monitoring bestehend aus RR-Messung, Puls, EKG und S_pO_2 erfolgt eine Sauerstoffgabe. Die Nachalarmierung des Notarztes und die Anlage eines venösen Zugangs sollten selbstverständlich sein. Die Patientin sollte während der Versorgung und des Transports in einer 30°-Oberkörper-Hochlage transportiert wer-

den, um so das Zwerchfell zu entlasten und damit die Oxygenation zu verbessern. Bei Anzeichen eines Vena-cava-Kompressionssyndroms erfolgt die Linksseitenlage.

Die medikamentöse Therapie richtet sich nach den jeweilig aktuellen Befunden. Zur Blutdrucksenkung bei einer schweren Gestose ist der Einsatz z.B. von Urapidil 10-50 mg i.v. (Ebrantil®) ratsam. Hierbei ist darauf zu achten, dass der Blutdruck langsam um 10 mmHg/h und nicht unter 140 mmHg systolisch gesenkt wird, da sonst die Unterversorgung der Plazenta und damit des Kindes droht. Die Gabe von Furosemid, z.B. Lasix® 20-40 mg, sollte nur bei Anzeichen eines Lungenödems erfolgen. Bei drohender oder bestehender Eklampsie erfolgt die Gabe von 2-4 g Magnesiumascorbat langsam i.v. (z.B. Magnorbin® 2-4 Amp. à 5 ml 20%ig) oder alternativ 10-20 mg Diazepam i.v. (z.B. Diazepam-lipuro). Da Diazepam plazentagängig ist, muss die Dosierung ggf. angepasst und der Einsatz streng abgewogen werden.

▶ *Vena-cava-Kompressionssyndrom*

Die Gebärmutter der Schwangeren hat im letzten Drittel der Schwangerschaft ein hohes Gewicht. In der Rückenlage drückt der Uterus die Vena cava inferior gegen die links darunter verlaufende Wirbelsäule. Durch die Kompression der Vena cava inferior droht die z.T. drastische Abnahme des venösen Rückflusses zum Herzen. Folge ist ein Blutdruckabfall, der zum Teil mit kurzzeitigen Bewusstseinsstörungen einhergeht. Um ein solches Vena-cava-Kompressionssyndrom zu vermeiden, sollten Schwangere schon ab dem zweiten Schwangerschaftsdrittel in der Linksseitenlage (10-15°) gelagert werden. Dabei wird der Rücken durch ein Kissen oder eine Decke unterstützt.

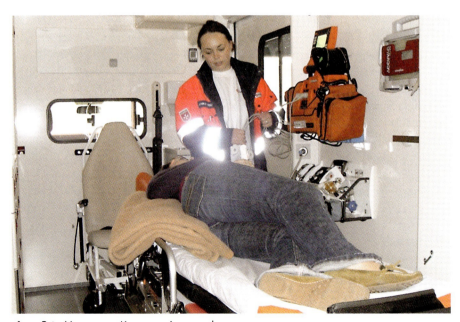

Abb. 2 ▶ Vena-cava-Kompressionssyndrom

Fragen

1. Bei welchem Grad einer Placenta praevia findet sich eine komplette Bedeckung des Muttermundes?
a. tiefsitzende Plazenta
b. Placenta praevia partialis
c. Placenta praevia marginalis
d. Placenta praevia totalis

2. Welche Form der Placenta praevia gibt es?
a. P.p. mortalis
b. P.p. particularis
c. P.p. maximalis
d. P.p. totalis

3. Was bezeichnet die Abkürzung SIH?
a. schwangerschaftsinduzierte Hypotonie
b. schwangerschaftsinduzierte Hypertonie
c. eine Einheit zur Einteilung der Plazentagröße
d. in SIH werden die Schwangerschaftswochen unterteilt

4. Ein Cervixkarzinom ist ...
a. ein Tumor in den Eierstöcken.
b. ein Karzinom, das bei Frauen nach dem 60. Lebensjahr nicht mehr vorkommt.
c. etwas, das bei Frauen zu einer gefährlichen Blutung führen kann.
d. in der Regel etwas Gutartiges, ähnlich den Schleimhautpolypen.

5. Wo nistet sich das befruchtete Ei bei einer Extrauteringravidität am häufigsten ein?
a. Bauchhöhle
b. Ovar
c. Tube
d. Uterus

6. Was bezeichnet man in der Gynäkologie als Stieldrehung?
a. eine Patientin, die während der Versorgung plötzlich nicht mehr kooperativ ist
b. eine Drehung des ungeborenen Kindes im Mutterleib um die stehende Nabelschnur
c. eine manuelle Manipulation, mit der verklebte Eileiter freigelegt werden können,
d. eine Situation, in der es zu einer Verdrehung z.B. des Eierstocks aufgrund einer schnellen Drehbewegung kommt

7. Welche Aussage ist richtig?
a. Der Mutterpass stellt bei Schwangerschaften eine wichtige Informationsquelle dar.
b. Die Extrauteringravidität ist in den seltensten Fällen für die Frau bedrohlich.
c. Eine Placenta praevia ist mit 45% eine sehr häufig vorkommende Komplikation während der Schwangerschaft.
d. Auf die Sauerstoffgabe bei gynäkologischen Notfällen kann allgemein verzichtet werden, da dies keinen Nutzen für das ungeborene Kind bringt.

8. Was wird als Abort bezeichnet?
a. Ein spezielles Brett zum Transport von Schwangeren mit einem Vena-cava-Kompressionssyndrom.
b. Hierbei handelt es sich nicht um einen Begriff aus der Gynäkologie.
c. die ungewollte Schwangerschaftsbeendigung vor der 28. SSW
d. die eingeleitete Frühgeburt vor der 36. SSW

9. Die Aufgabe der Plazenta ist:
a. Versorgung des Fetus mit Nährstoffen über den mütterlichen Blutkreislauf.
b. Sie hat keine spezielle Aufgabe.
c. Sie leitet durch spezielle Hormonausschüttung die für die Geburt wichtige SIH ein.
d. Sie dient der Bestimmung des Geschlechts des Neugeborenen.

10. Was ist ein Vena-cava-Kompressionssyndrom?
a. In der Rückenlage drückt der Uterus auf die Vena cava inferior gegen die links darunter verlaufende Wirbelsäule.
b. eine neue Lagerungsform, um die Durchblutung des Fetus zu unterstützen
c. ein lateinischer Begriff, der eine spezielle Repositionstechnik bei Bandscheibenproblemen der Schwangeren beschreibt
d. ein für den Rettungsdienst unwichtiges Syndrom, da es keine Auswirkung auf die Versorgung und den Transport hat

20 Der anaphylaktische Schock

OLIVER PETERS

Drei Millionen Menschen in Deutschland leiden unter einer Insektengiftallergie, was immer wieder dazu führen wird, dass trotz zunehmenden Wissens und erweiterter Behandlungsmöglichkeiten ca. 20-30 Menschen an den Folgen der Allergie sterben werden. Die Allergie stellt eine überschießende Reaktion des Immunsystems gegenüber bestimmten körperfremden Substanzen der Umwelt dar. Überschießend, weil das körpereigene Immunsystem auf Fremdstoffe (Antigene) anspricht, die anders als Krankheitskeime eigentlich keine Gefahr für den Organismus darstellen. Eine zunehmende Zahl von Antigenen wirkt im Körper mittlerweile als Allergen. Bei den meisten Allergenen handelt es sich um Eiweißsubstanzen tierischer oder pflanzlicher Herkunft, z.B. von Blütenpollen, Milben, Schimmelpilzen und Insektengiften. Die stärkste Reaktion des Körpers im Rahmen einer Allergie stellt der anaphylaktische Schock dar, bei dem der gesamte Organismus so heftig reagiert, dass lebenswichtige Funktionen wie Atmung und Kreislauf beeinträchtigt werden. Der anaphylaktische Schock gehört zu den bedrohlichsten unter den Schockarten, da er am schnellsten fortschreitet und somit innerhalb von Minuten zum Tod führen kann.

Immer mehr Menschen reagieren auf solche körperfremden (ansonsten meist harmlosen) Stoffe mit einer spezifischen Überreaktion, bei der das Antigen zum Allergen wird. Die Begriffe Anaphylaxie und Allergie beschreiben dabei die Reaktion des Organismus, die genau anders verläuft als die physiologisch erwartete Immunantwort, die durch eine kontrollierte Reaktion zur Immunität führt. Das Wort Anaphylaxie stammt aus dem Griechischen: aphylaxis, was Schutzlosigkeit bedeutet.

Erste Reaktionen auf einen Allergenkontakt sind nach ca. 30 Minuten zu erwarten, manchmal jedoch schon unmittelbar nach dem Kontakt. Je kürzer dabei die Zeit zwischen der Allergenexposition und dem Auftreten der ersten Symptome ist, desto stärker ist die zu erwartende Reaktion. Schwerste Verläufe können ohne Auftreten weiterer Symptome direkt zum Kreislaufstillstand führen.

Streng genommen muss aus immunologischer Sicht die anaphylaktische Reaktion von der anaphylaktoiden Reaktion unterschieden werden. Diese als pseudoallergisch bezeichnete anaphylaktoide Reaktion ist im Gegensatz zu den anaphylaktischen Reaktionen nicht immunbedingt. Da präklinisch eine Unterscheidung nicht gelingt, wird im Folgenden nur von der anaphylaktischen Reaktion gesprochen.

Ursachen

Ursache für die Auslösung einer solchen Unverträglichkeitsreaktion ist meist eine Antigen-Antikörperreaktion des Typ-I-Sofortreaktion, die auf einer gesteigerten Produktion von IgE-Antikörpern als Antwort auf einen Kontakt mit einem Antigen beruht (siehe unten). Auslöser für eine solche Reaktion kann prinzipiell jeder Stoff in unserer Umwelt sein. Nach Schätzungen ist für 20.000 Substanzen eine allergieauslösende Wirkung bekannt. Im Rahmen eines anaphylaktischen Schocks finden sich oft Allergien auf:

- Medikamente wie jodhaltige Kontrastmittel, Lokalanästhetika (zum Beispiel Lidocain),
- Antibiotika (z.B. Penicilline),
- Fremdeiweiße wie Insektengifte oder Allergene zur Desensibilisierung
- oder diverse andere auslösende Stoffe, z.B. Latex (der Milchsaft des Kautschukbaumes), das als Grundlage zur Herstellung verschiedener Gummiprodukte dient. Gerade dieser Stoff wird verstärkt auch im Rettungsdienst zum Auslöser einer allergischen Situation. So sind derzeit ca. 5-7% der Bevölkerung von einer Latexallergie betroffen, was uns gerade im Rettungsdienst vor eine besondere Herausforderung stellt, da immer mehr der verwendeten Materialien im Rettungsdienst aus dem Naturkautschuk hergestellt werden.

Pathophysiologie

Eine allergische Reaktion kann nur nach einer vorangegangenen Sensibilisierung auftreten. Dies bedeutet, dass das Immunsystem nach erstmaligem Kontakt mit dem Antigen (s. o.) einen Reiz erfahren muss, der das Antigen als Allergen bekannt macht. Dies ist die Phase der Sensibilisierung. Hierfür sind so genannte Gedächtniszellen (B- und T-Lymphozyten) verantwortlich. Immunologisch passiert Folgendes: Das Antigen wird an speziellen IgM-Molekülen, die sich auf den B-Lymphozyten befinden, gebunden und von speziellen (monozytären) Zellen phagozytiert, also abgebaut. Die übrig bleibenden Fragmente werden von T-Lymphozyten erkannt. Die so aktivierten T-Lymphozyten bewirken direkt und über Mediatoren die Umwandlung der B-Lymphozyten zu antigenspezifischen Immunglobulinen (IgE) – produzierende Plasmazellen. Die Form der IgE-Antikörper gleicht dabei einem Y, an dessen offenen Enden sich zwei Antigen-Bindungsstellen befinden.

Diese variablen Allergenbindungsstellen der IgE-Moleküle entstehen als Gegenstück der Fragmentendungen des Allergens, so dass nur das auslösende Allergen hier gebunden werden kann (Schlüssel-Schloss-Prinzip). Da diese von der Zelle weg weisen, können sich bivalente, spezifische Antigene an zwei zellständige IgE-Antikörper binden und diese überbrücken (Crosslinking). Mit dem geschlossenen Ende des Y (FC-Stück) bindet sich der spezifische Antikörper am Oberflächenrezeptor (FC-Rezeptor) der Abwehrzelle, z.B. der Mastzelle, die in fast allen Geweben zu finden ist. Ein erneuter Allergenkontakt führt zur Überbrückung (Crosslinking) zweier IgE-Antikörper, was dann eine Degranulation (Auflösung der Zellhülle) der Mastzellen mit Freisetzung von Mediatoren wie Histamin und Bradykinin bewirkt.

Dieser so genannten Typ-I-Reaktion (humorale Allergie vom anaphylaktischen Typ) liegt meist eine genetische Veranlagung (Atopie) zugrunde. Anaphylaktische Reaktionen manifestieren sich im Wesentlichen an der Haut, im Respirationstrakt sowie im kardiovaskulären System und im Gastrointestinaltrakt. Die freigesetzten Mediatoren wie z.B. Histamin und Bradikinin sind an zahlreichen der anaphylaktischen Reaktionen beteiligt.

> **Anaphylaktische Reaktionen manifestieren sich im Wesentlichen an der Haut, im Respirationstrakt sowie im kardiovaskulären System und im Gastrointestinaltrakt.**

Histamin bewirkt in der Frühphase über Reizung der peripheren Nervenendigungen den bekannten Juckreiz. Ferner bewirkt es über H_1- und H_2-Rezeptoren eine Dilatation von Arteriolen und Venolen. Die entstehende periphere Gefäßdilatation kann trotz histaminvermittelter Stimulation der Herzkraft (H_2), der Herzfrequenz (H_2), der Katecholaminausschüttung (H_1) und der Kontraktion größerer Gefäße (H_1) zu einem massiven Blutdruckabfall führen. In den Kapillaren steigert Histamin die Gefäßpermeabilität für Proteine, wodurch die Ausbildung von Ödemen erfolgt. Die Ödemflüssigkeit reduziert dann das Plasmavolumen, wodurch sich der Blutdruckabfall verstärkt. Ödeme im Bereich der Atemwege, z.B. Glottisödeme, können zur Verlegung der Atemwege führen. Histamin fördert weiterhin die Kontraktion der glatten Muskulatur im Darm und in den Bronchien. Folgen sind der Bronchospasmus sowie Darmkrämpfe.

Die Wirkungen des Bradikinin ähneln denen des Histamins. Anders als Histamin löst es an den Nervenendigungen Schmerzen aus und wirkt in der Niere diuretisch, was die Hypovolämie und somit die Hypotonie verstärkt.

Die durch die Mediatoren ausgelöste Schleimhautschwellung in den Atemwegen, z.B. ein Larynxödem oder ein Bronchospasmus mit Schwellung der Bronchialschleimhaut, kann zu Luftnot mit einer Asthmasymptomatik bis hin zur Totalverlegung der Atemwege führen. Hier droht der Tod durch Ersticken. Die freigesetzten (primären) Mediatoren lösen neben den dargestellten pathophysiologischen Veränderungen die Freisetzung so genannter sekundärer Mediatoren, z.B. Leukotriene, aus. Diese sekundären Mediatoren verstärken z.T. die schon vorhandenen Störungen wie z.B. die Permeabilitätsstörungen und sorgen für eine lang anhaltende Wirkung des Histamins.

Anaphylaktoide Reaktionen (also ohne Beteiligung des Immunsystems) werden durch einen bestimmten Trigger ausgelöst und verlaufen ebenfalls über Mediatorenfreisetzung aus Mastzellen und Basophilen. Bei diesen Reaktionen ist jedoch keine vorhergehende Sensibilisierung erforderlich bzw. gegeben.

Eine Anaphylaxie kann nach dem Verschwinden der klinischen Symptome in einem Zeitraum von 4-8 Stunden erneut auftreten. Daher müssen solche Patienten anfänglich engmaschig überwacht werden.

Symptome

Die typischen Symptome lassen sich anhand des Pathomechanismus leicht zuordnen. Neben dem Juckreiz, der – wie oben beschrieben – aus der Reizung der peripheren Nervenendigungen resultiert, zeigt sich in der Frühphase neben den typischen Quaddeln, die u.a. aus der Gefäßpermeabilität resultieren, ein Flush. Dieser ist Folge der Gefäßweitstellung in der Peripherie. Die Angst- und Unruhegefühle sind Resultat der massiven histaminbedingten Katecholaminausschüttung. Der entstehende Bronchospasmus lässt sich leicht auskultatorisch durch ein exspiratorisches Giemen beim Ausatmen feststellen. Die Weitstellung der Gefäße und die anhaltende Steigerung der Gefäßpermeabilität bewirken den Blutdruckabfall. Die Tachykardie, als Konsequenz aus der Gegenregulation des Herz-Kreislauf-Systems auf die Hypotonie und der direkten Histaminwirkung, vervollständigt das Bild des Schocks.

Veränderungen der ST-Strecke und der T-Welle im EKG sind auf den zunehmenden Sauerstoffmangel zurückzuführen. Weiterhin kann es zur Ausbildung von Arrhythmien kommen. In letzter Konsequenz droht dann der Atem- und Kreislaufstillstand aufgrund der zunehmenden Verschlechterung der Vitalfunktionen. Aus praktischen Gründen werden die Symptome je nach Schweregrad in verschiedene Stadien eingeteilt (Tab. 1).

Stadieneinteilung der anaphylaktischen Reaktion — *Tab. 1*

Stadium	Allgemeinreaktion	Symptome
0	keine (nur lokal begrenzte) Reaktion	Haut- und Schleimhautreaktion, lokal begrenzt
1	leicht	Hauterscheinungen, Flush, Unruhe, Ödeme, Juckreiz usw.
2	ausgeprägt	Störungen des Herz-Kreislauf-Systems, RR-Abfall, Tachykardie, Herzrhythmusstörungen
3	bedrohlich	ausgeprägte Schocksymptomatik, Bronchospasmus, Larynxödem, Bewusstseinseintrübung bis Bewusstlosigkeit
4	vitales Organversagen	Herz-Kreislauf-Stillstand, Atemstillstand

Maßnahmen

▶ Maßnahmen des RTW-Teams

An erster Stelle der Therapie muss die Unterbrechung der Zufuhr des mutmaßlichen Allergens stehen, z.B. muss die auslösende Infusion abgestellt und der Insektenstachel entfernt werden, um so die weitere Aktivierung der Immunabwehr zu unterbrechen. Bei Schwellungen, z.B. im Halsbereich, erfolgt frühzeitig die Kühlung durch Auflegen kalter Tücher oder das Lutschen von Eis. Die Kühlung wirkt lokal der Histaminwirkung – Wärmebildung und Vasodilatation mit erhöhter Permeabilität – durch kälteinduzierte Vasokonstriktion entgegen. Die Lagerungsart der Wahl bei ansprechbaren Patienten ist die Schocklagerung. Gerade bei Schockformen mit einem relativen Volumenmangel kann diese Lagerungsform eine Erhöhung des zirkulierenden Blutvolumens und somit eine Blutdrucksteigerung bewirken. Bewusstlose Patienten werden in die stabile Seitenlagerung gebracht. Im Rettungswagen lassen sich die beiden Lagerungsarten auch kombinieren.

Neben dem üblichen Monitoring, bestehend aus RR, Puls, EKG und S_pO_2, um frühzeitig Veränderungen der Vitalparameter zu erkennen, und der Notarztalarmierung, die bei einer Schocksymptomatik als obligat angesehen werden muss, erfolgt die hochdosierte Sauerstoffgabe (> 10 l/min) über eine Maske mit Reservoirsystem. Die erhöhte Oxygenierung soll der Gefahr der Ateminsuffizienz vor allem bei beginnender Atemwegsobstruktion entgegenwirken. Auch beim anaphylaktischen Schock muss, wie auch bei den anderen Formen des Schocks, die Wärmeerhaltung erfolgen. Die Abnahme der Hautdurchblutung (Wärmeregulation) im Rahmen der Zentralisation löst als Gegenregulation des Körpers das Kältezittern aus, das sich durch einen beschleunigten Stoffwechsel und einen erhöhten Sauerstoffverbrauch schockverstärkend auswirkt.

Die Anlage von zwei (möglichst großlumigen – 16G) Zugängen sollte bereits in der Frühphase erfolgen, auch wenn noch keine ernsten Symptome aufgetreten sind. Die Dynamik des Schocks kann sehr kurzfristig eine große Flüssigkeitsgabe erforderlich machen.

Cave: Keinen falschen Ehrgeiz entwickeln. Bei schlechten Punktionsverhältnissen ist ein sicherer, wenn auch kleinlumiger Zugang sinnvoller als mehrere frustrane Punktionsversuche, die nachfolgenden Kollegen sämtliche Punktionsmöglichkeiten nehmen. Daher ggf. mit weiteren Zugängen auf den Notarzt warten.

Zur Infusion werden in erster Linie kristalloide Lösungen wie z.B. Tutofusin® 500 ml zum Einsatz kommen. Hierbei handelt es sich um Elektrolytlösungen, die die Kapillarmembranen frei passieren können und daher nur zu einem Drittel im Gefäßsystem bleiben. Die Volumenwirkung dieser Lösungen ist auf 20-30 Minuten begrenzt. Im schweren Schockzustand werden Dosen von 20-40 ml/kg kristalloider Lösungen erforderlich.

Achtung: Oftmals wird der erforderliche Volumenbedarf unterschätzt. Tritt nach 1.000 ml kristalloider Lösung in den Stadien II und III keine Besserung ein, erfolgt die Gabe von Adrenalin 0,1 mg i.v. titriert in drei Einzeldosen von 20, 30 und 50 µg im Abstand von je 1 Minute.

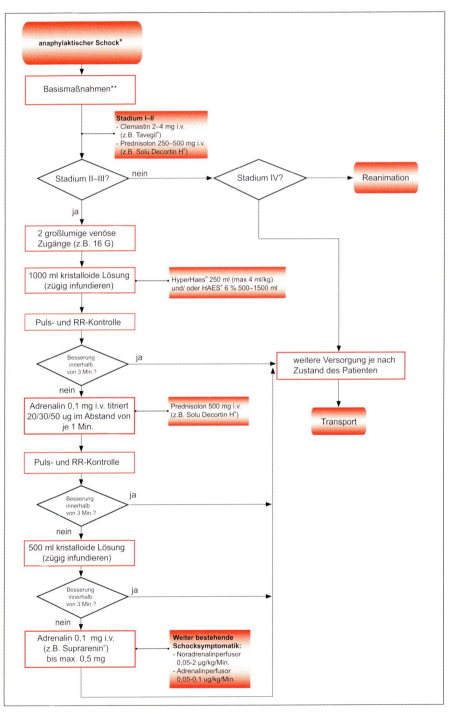

Abb. 1 ▶ Behandlungsalgorithmus »Anaphylaktischer Schock«

> **Ergänzung zur Abb. 1**
>
> ***Symptome**
> Ursache/Anamnese: Antibiotika, Lokalanästhetika, Kontrastmittel, kolloidale Infusionslösungen, Insektenstiche o.Ä.
> Stadium I: Schwindel, Kopfschmerz, Tremor, Hautreaktion (Erythem, Flush, Juckreiz, Ödem)
> Stadium II: zusäzlich Übelkeit, Erbrechen, RR-Abfall, Tachykardie, Dyspnoe
> Stadium III: zusätzlich Bronchospasmus, Schock
> Stadium IV: Herz-Kreislauf-Stillstand
>
> **** Basismaßnahmen**
> weitere Allergenzufuhr stoppen! z.B. Stachel ziehen, auslösende Infusion schließen
> Lagerung: ansprechbare Patienten in Schocklagerung
> hochdosierte Sauerstoffgabe, Notarzt-Ruf, Wärmehaltung, Monitoring, i.v. Zugang, Laborblut, evtl. Kühlung von Schwellungen, z.B. im Halsbereich

Adrenalin wirkt über die α_1-Rezeptoren-vermittelte Vasokonstriktion der durch die Mediatoren ausgelösten Vasodilatation entgegen. Die Stimulation der β-Rezeptoren lässt über die β_2-Rezeptoren die Bronchien dilatieren und hemmt über die β_1-Rezeptoren die Histaminfreisetzung. Die Titration soll eine zu starke Reaktion des Körpers auf die Adrenalindosis verhindern. Tritt keine Besserung ein, werden abwechselnd 500 ml kristalloide Lösung und 0,1 mg Adrenalin i.v. (nun als Bolus) gegeben.

Praxistipp: 0,5 mg Adrenalin (1:1.000) in eine Stechampulle mit 50 ml Aqua dest. geben, dann entsprechen 10 ml dieser Lösung 0,1 mg Adrenalin, was problemlos titriert werden kann.

Bei Anzeichen einer Bronchokonstriktion kann schon vor der Adrenalingabe die Gabe von Salbutamol per inhalationem, 5 mg (z.B. Sultanol forte® Fertiginhalat 2 Amp. = 5 mg) als Vernebelung erfolgen. Salbutamol gehört zur Gruppe der Sympathomimetika. Aus der Lokalisation der β_2-Rezeptoren, u.a. an der glatten Muskulatur der Bronchien und der Mastzellen, ist die Wirkung der Substanz zu erkennen:

- Erschlaffung der Muskulatur von Bronchien (Bronchodilatation),
- Hemmung der Mediatorenfreisetzung aus den Mastzellen,
- Förderung der Zilienfunktion des Flimmerepithels.

Alternativ kann Salbutamol per inhalationem in zwei Sprühstößen = 0,2 mg (z.B. Salbutamol®-ratiopharm N Dosieraerosol) appliziert werden, wenn keine Inhalationsmöglichkeit vorgehalten wird. Insgesamt lässt sich durch die kontinuierliche Inhalation eine effektivere Wirkung auf die Bronchialschleimhaut erzielen als durch ein Aerosol. Eventuell kann auch die Vernebelung von Adrenalin (3 mg auf 7 ml NaCl 0,9%) erfolgen, um der Bronchokonstriktion entgegenzuwirken.

▶ Maßnahmen des NEF-Teams

Die medikamentöse Therapie und deren Dosierung richten sich nach der bestehenden Phase des Schocks.

In den Stadien I und II sollten Histaminantagonisten und Glukokortikoide eingesetzt werden. Bei den Antihistaminika erfolgt zum einen der Einsatz von Clemastin 2-4 mg i.v. (z.B. Tavegil®). Clemastin gehört zur Gruppe der H_1-Antihistaminika. Seine antagonistische Wirkung verhindert ein weiteres Anheften von Histamin an den H_1-Rezeptoren. Daneben verfügt es über gefäßabdichtende, sedierende und bronchodilatierende Eigenschaften, die sich positiv auf das Geschehen auswirken.

Im Rettungsdienst noch nicht sehr verbreitet ist die Kombination mit H_2-Rezeptorenblockern. Diese werden jedoch in den aktuellen Empfehlungen der Fachgesellschaften zur Vervollständigung der Therapie gefordert.

Ranitidin 50 mg i.v. als H_2-Rezeptorenblocker in Kombination mit dem Clemastin vermindert so die histaminvermittelte Vasodilatation und Bronchokonstriktion. Aus hämodynamischen Gründen soll zuerst der H_1- und erst danach der H_2-Blocker verabreicht werden, um negative kardiale Effekte einer isolierten H_2-Blockade zu vermeiden, die sich in Versuchen dargestellt haben. Die Gabe von Antihistaminika in den schon fortgeschrittenen Stadien bringt selten Erfolg, da sie nicht das Histamin aus der Rezeptorbindung drängen können. Daher ist die Gabe in diesen Situationen nicht mehr sinnvoll.

Im Stadium III kann ergänzend zur Volumengabe mit kristalloiden Lösungen die Gabe von kolloidalen Lösungen, z.B. HyperHAES® 250 ml (max. 4 ml/kg) und/oder HAES® 6%, im Verhältnis 1 Teil kolloidal zu 2 Teilen kristalloid, erfolgen, wenn kolloidale Lösungen nicht der Auslöser für die anaphylaktische Reaktion darstellen. Vorteil dieser Lösungen sind die stärkeren Volumeneffekte und die längere intravenöse Verweildauer. Aufgrund der massiven Hypotonie und der drohenden Dekompensation liegt auch hier der Schwerpunkt im Einsatz von Adrenalin 0,1 mg i.v. Bei anhaltender Schocksymptomatik kann die Adrenalingabe auch über einen Perfusor in einer Dosierung von 0,05-0,1 µg/kg/min erfolgen.

Lässt sich durch Adrenalin der Kreislauf nicht oder nur unvollständig stabilisieren, stellt das Norepinephrin 0,05-0,2 µg/kg/min i.v. (z.B. Arterenol®) eine weitere gute Option dar. In verschiedenen Fallbeschreibungen ließ sich nur durch die zusätzliche Gabe dieses α-Adrenorezeptor-Agonisten der Kreislauf stabilisieren.

Das Stadium IV stellt den Herz-Kreislauf-Stillstand dar. In diesen Fällen ist unverzüglich mit der Reanimation nach dem ERC-Algorithmus zu beginnen.

Bei anhaltender Dyspnoe oder Anzeichen einer Einengung der Luftwege, z.B. erkennbar an einem inspiratorischen Stridor, sollte möglichst rasch intubiert werden. Zur Einleitung eignet sich Etomidate (0,15-0,3 mg/kg i.v.), da es am wenigsten kreislaufdepressiv wirkt. Falls eine Relaxierung des Patienten erforderlich wird, kann 1 mg/kg Suxamethonium (z.B. Lysthenon®) gegeben werden. Nachteilig wirkt sich beim Lysthenon® allerdings die zusätzliche Histaminfreisetzung aus.

Fragen

1. Der anaphylaktische Schock ist ...
a. die stärkste Reaktion des Körpers auf eine Allergie.
b. ein so seltenes Notfallbild, dass es im Rettungsdienst vernachlässigt werden kann.
c. in seltenen Fällen lebensbedrohlich.
d. ein Notfallbild, bei dem i.d.R. die Anwesenheit eines Notarztes verzichtbar ist.

2. Welches Symptom findet man im Stadium III einer anaphylaktischen Reaktion nicht?
a. Herz-Kreislauf-Stillstand
b. Bronchospasmus
c. Larynxödem
d. Bewusstseinstrübung

3. Welche Aussage ist in Bezug auf den Auslöser einer anaphylaktischen Reaktion richtig?
a. Es kommen nur Substanzen, die künstlich hergestellt wurden, als Auslöser infrage.
b. Prinzipiell kann jeder Stoff in unserer Umwelt ein Auslöser sein.
c. Der Auslöser ist immer im Bereich von tierischen Eiweißen zu suchen.
d. Nur dann, wenn mehrere Auslöser zusammentreffen, kann es zu einer Schockreaktion kommen.

4. Welche Aussage ist richtig?
a. Ein anaphylaktischer Schock kann schon beim ersten Kontakt mit einem neuen Stoff erfolgen.
b. Je länger der Zeitraum vom Allergenkontakt bis zum Auftreten der ersten Symptome ist, desto ausgeprägter ist die zu erwartende Reaktion.
c. Schocksymptome beschränken sich beim anaphylaktischen Schock auf eine gesteigerte Herzfrequenz, da der Blutdruck sich nicht verändert.
d. Das Wort Anaphylaxie bedeutet im weitesten Sinne »Schutzlosigkeit«.

5. Für welchen der genannten Vorgänge ist Histamin nicht verantwortlich?
a. Juckreiz
b. Dilatation der Venolen
c. Schmerzen
d. Bronchokonstriktion

6. Wie sollte der Patient mit einem anaphylaktischen Schock gelagert werden?
a. 30°-Oberkörperhochlagerung, um der Luftnot entgegenzuwirken
b. in Schocklage, wenn er ansprechbar ist
c. grundsätzlich in der stabilen Seitenlagerung, da jederzeit mit einer plötzlichen Bewusstlosigkeit gerechnet werden muss
d. 60-90° Oberkörperhochlagerung

7. Die empfohlene Adrenalin-Dosierung beim Erwachsenen im anaphylaktischen Schock beträgt ...
a. 0,1 mg i.v.
b. 1 mg Adrenalin auf 9 ml Aqua dest. i.v.
c. 3 mg Adrenalin auf 7 ml Aqua dest. e.b.
d. 0,01 mg/kg KG i.v.

8. Adrenalin im Rahmen des anaphylaktischen Schocks sollte vom Rettungsassistenten eingesetzt werden ...
a. erst ab dem Stadium 4.
b. ab dem Stadium 2, wenn sich nach 1.000 ml kristalloider Lösung noch keine Besserung eingestellt hat.
c. nur wenn sich auch Hautquaddeln zeigen.
d. erst wenn ein Notarzt vor Ort ist.

9. Welche Aussage zu Antihistaminika ist richtig?
a. Antihistaminika sind Präparate, die der Rettungsassistent einsetzen soll.
b. Antihistaminika sind bei anaphylaktischen Reaktionen erst ab dem Stadium 3 einzusetzen, da sie in den anderen Stadien noch keinen echten Nutzen haben.
c. Solu Decortin H® ist eines der bekanntesten Antihistaminika.
d. Es wird die Kombination eines H_1- und H_2-Blockers empfohlen.

10. Welche Aussage zur anaphylaktischen Reaktion ist richtig?
a. Inhalative Sympathomimetika sind auch bei Anzeichen einer Bronchokonstriktion nicht angezeigt.
b. Adrenalin sollte so früh wie möglich eingesetzt werden, ggf. auch schon im Stadium 1.
c. Die Kortisongabe ist beim anaphylaktischen Schock eher experimentell zu sehen.
d. Die anaphylaktische Reaktion sollte nicht unterschätzt werden, da sie innerhalb von Minuten zum Tode führen kann.

21 Behandlung von Extremitätenfrakturen – Schienungssysteme im Überblick

FRANK FLAKE

Die Wahl der richtigen Schiene zur Behandlung einer Extremitätenfraktur ist mitunter entscheidend für den Behandlungserfolg und wichtig zur Vermeidung sekundarer Spätschäden. Ziel ist es in diesem Zusammenhang, eine ausreichende Lagerung und Fixation der betroffenen Extremität herzustellen, um den Patienten anschließend schonend in eine geeignete Klinik zu transportieren. Dazu wird in Deutschland mittlerweile eine Vielzahl verschiedener Systeme angeboten und angewandt. Will man dabei innovativ handeln und versorgen, reicht es mitunter nicht aus, nur ein System vorzuhalten. Dabei ist die Benutzung in einigen Situationen abzuwägen und kritisch zu betrachten. Dieser Artikel gibt einen Überblick über die wichtigsten am Markt befindlichen Systeme und erläutert Vor- und Nachteile. Auf die Grundsätze zur Frakturversorgung soll hier nicht näher eingegangen werden.

Traditionell stehen sicher immer noch die pneumatischen (Luftkammer-)Schienen und Vakuumschienen im Vordergrund. Dabei bieten alternative Systeme wie die In-Line-Traction-Schienen, z.B. KTD (Kendrick Traction Device®), oder das Donway Splint® einige Vorteile. Mittlerweile ebenso verbreitet scheinen die Sam®-Splint-Schienen. Prosplint-Schienen oder das Sager-System sind fast gänzlich vom Markt verschwunden. Daneben gibt es sicher noch einige Systeme mehr, die aber ebenfalls eine eher untergeordnete Rolle spielen.

Um es gleich vorwegzunehmen: Die eierlegende Wollmilchsau gibt es auch hier nicht. Vielmehr muss der Anwender für sich selbst bzw. seinen Rettungsdienstbereich entscheiden, welches oder welche Systeme am besten geeignet ist bzw. sind. Dabei ist

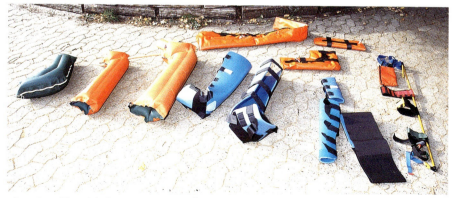

ABB. 1 ▶ Verschiedene Systeme im Überblick

ein Kriterium auch der Trainingsaufwand bei Einführung eines neuen Systems. Er sollte keinesfalls unterschätzt werden, da nur durch Routine des Personals letztendlich auch eine Akzeptanz entsteht.

Sam® Splint

Die Sam®-Splint-Schiene besteht aus einer mit Verbundschaumstoff ummantelten Aluminiumplatte. Bei einem Gewicht von ca. 130 g und einer Größe von 11 cm × 87 cm hat die Schiene ein ideales Packmaß. Sie findet aufgerollt oder flach zusammengelegt in jedem Notfallrucksack Platz. Als weitere Handelsform ist sie als Fingerschiene (11 × 5 cm) und als Infusionsarmschiene bzw. Juniorschiene (11 × 44 cm) erhältlich.

▶ *Indikation*
Die Anwendungsgebiete erstrecken sich nicht nur auf die Notfalltherapie, auch in der konservativen Therapie oder zur postoperativen Schienung stellt Sam® Splint eine gute Alternative zu den sonst gebräuchlichen Schienen dar. Ansonsten dient sie zur Schienung von Frakturen jeder Art. Besonders da, wo herkömmliche Schienen versagen, zeigen sich die Vorteile des Sam® Splint, z.B. bei Frakturen des Oberarms (Humerus) und der Finger oder bei nicht reponierbaren Frakturen im Bereich der Gelenke zur Fixation und Ruhigstellung. Eine Fixation offener Frakturen ist durch die freie Zugänglichkeit der Wunde ebenfalls möglich.

▶ *Kontraindikation*
▶ HWS-Immobilisation (relative Kontraindikation, siehe Anmerkung unten)
▶ Frakturen, bei denen eine Extension aufrechterhalten werden muss.

▶ *Durchführung*
▶ Extension und evtl. Reposition der betroffenen Extremität
▶ Vorformen der Schiene, evtl. zurechtschneiden
▶ evtl. in der Mitte der Schiene eine Falte legen, um die Stabilität zu erhöhen
▶ Anlegen an die Frakturstelle; davor und dahinter liegende Gelenke müssen mitgeschient werden!
▶ Fixieren der Schiene mit Pflasterstreifen oder einer Mullbinde.

▶ *Anmerkungen*
Die Immobilisation von HWS-Traumen mit Sam® Splint stellt nur bedingt eine Alternative dar und sollte in der Notfalltherapie nicht angewandt werden. Das Anlegen im zervikalen Bereich erfordert ein Höchstmaß an Übung und Erfahrung des Rettungsassistenten. Die Verwendung von herkömmlichen Immobilisationskragen ist hier sicherlich besser angezeigt. Sam® Splint ist ein äußerst praktisches und Platz sparendes Schienungssystem, das eigentlich auf jedem Rettungsmittel vorgehalten wer-

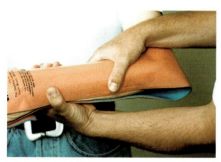 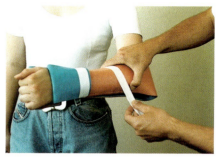

Abb. 2 ▶ Anlegen einer Sam®-Splint-Schiene am Unterarm und Fixierung

den sollte. Es ist in vielen Bereichen einfacher und sicherer anzuwenden, als es mit herkömmlichem Schienenmaterial möglich wäre. Die hervorragende Anpassungsfähigkeit an die unterschiedlichen Frakturen und die einfache Reinigung sind weitere »Highlights«, die dieses sehr preiswerte System nicht nur für SEG-Taschen interessant macht. Mittlerweile bieten auch andere Firmen Schienen nach einem ähnlichen Prinzip an.

Prosplint

Prosplints sind aus einem blauen Polyurethan-Schaum gefertigt. Das Material ist außerordentlich dicht, so dass Blut oder Wundflüssigkeit absorbiert werden kann. Sie sind mit warmem Wasser oder den handelsüblichen Reinigungsmitteln gut zu reinigen. Die Schienen sind vollständig röntgendurchlässig und behalten ihre volle Funktionsfähigkeit in einem Temperaturbereich von − 37 °C bis + 93 °C. Insgesamt sind sie in 10 verschiedenen Versionen oder als Set erhältlich.

▶ *Indikation*
- Unterschenkel- sowie distale Oberschenkelfrakturen: Schiene Beine kurz (71 cm) und lang (82 cm)
- Unterarm- sowie mediale und distale Oberarmfrakturen: Arm kurz (61 cm) und lang (68,5 cm)
- Handgelenk/Unterarm-Schiene mit Einschnitten zum Durchstecken des Daumens
- Gelenkfixierung: Winkelschiene
- Rippenfrakturen: Fixierplatte.

▶ *Kontraindikation*
- offene Frakturen III. Grades
- proximale Oberarm- und Oberschenkelfrakturen
- Frakturen, bei denen eine vollständige Reposition nicht möglich ist

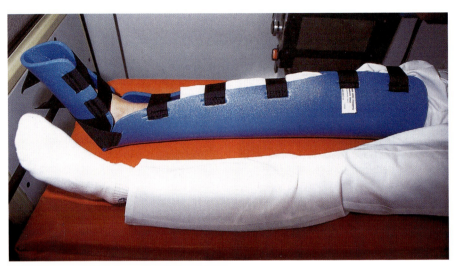

Abb. 3 ▶ Angelegte Prosplint-Beinschiene

▶ *Durchführung*
- Extension und evtl. Reposition der betroffenen Extremitäten
- Platzierung der Schiene durch Unterschieben oder Hineinlegen der fakturierten Extremität, dabei Aufrechterhaltung der Extension
- Fixierung der Schiene mit daran befestigten Klettbändern.

▶ *Anmerkungen*

Prosplint-Schienen, die in Deutschland leider sehr selten anzutreffen sind, bieten den üblichen Vakuum- oder pneumatischen Systemen Paroli. Aufgrund des sehr widerstandsfähigen Materials übersteigt die zu erwartende Lebensdauer diejenige aufblasbarer Schienen um ein Mehrfaches. Je nach Lage der Wunde können mit ihr auch offene Frakturen geschient werden, wobei offene Frakturen III. Grades ausgeschlossen werden sollten. Durch das Umknicken der Schiene am Oberrand kann auch sie an verschiedene Beinlängen angepasst werden. Durch die Bauweise können sie ineinandergestapelt oder zusammengerollt sowie Platz sparend in der mitgelieferten Tasche gelagert werden. Nachteilig ist, dass das System ähnlich wie die

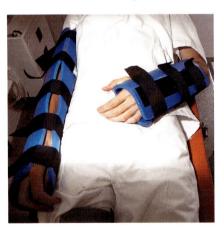

Abb. 4 ▶ Angelegte Prosplint-Arm- und Unterarmschiene

Sam®-Splint-Schienen oft vom behandelnden Krankenhaus als Einmalmaterial angesehen wird und entsprechend häufig im Müll landet. Eine deutliche Kennzeichnung ist hier angebracht.

Vakuumschienen

Vakuumschienen der verschiedenen Typen haben in Deutschland traditionell eine große Verbreitung. Angeboten werden sie als Armschiene, Unterarmschiene sowie als Beinschiene mit und ohne Fußstütze. Des Weiteren gibt es sie als Ein- oder Drei-Kammer-Systeme. Dies ist wichtig, wenn man an die Polystyren-Granulatverteilung im Inneren der Schiene denkt. Die Oberfläche besteht in der Regel aus einem desinfektionsmittelresistenten und mit Vinyl beschichteten Nylonmaterial. Zudem ist wegen der Röntgendurchlässigkeit darauf zu achten, dass die Ventile aus Kunststoff gefertigt sind. Durch Absaugen der Luft kommt es zu einer Anformung bei gleichzeitiger Stabilisierung der Extremität. Durch die vorhandenen Klettbänder kann die Schiene besser angeformt werden, und auch das spätere Nachstellen ist jederzeit möglich.

▶ *Indikation*
- Unterschenkelfrakturen
- Fixation von Gelenkfrakturen
- Unterarmfrakturen
- Fixation von Sprunggelenksfrakturen.

▶ *Kontraindikationen*
- Oberschenkelfrakturen
- Oberarmfrakturen.

▶ *Durchführung*
- Extension und evtl. Reposition der frakturierten Extremität
- evtl. Entkleiden sowie Entfernen von Kleidungsstücken (Schuhe etc.)
- Anlegen der Schiene und Fixation der Klettbänder
- Evakuierung der Luft mittels Absaugpumpe
- evtl. Nachstellen der Klettbänder.

▶ *Anmerkungen*

Vakuumschienen bieten eine akzeptable Möglichkeit zur Fixation. Doch ist auch mit dieser Schiene keine Extension aufrechtzuerhalten. Das Anlegen der Schiene erfordert Übung und ist im Team ständig zu trainieren. Ist die Gurtung zu fest, können sich die Frakturenden verschieben. Damit verbunden sind starke Schmerzen und evtl. Weichteil-, Gefäß- oder Nervenschäden. Beim Ein-Kammer-System kann es zu einem Verrutschen des Granulats kommen und damit zu einer unterschiedlichen Wand-

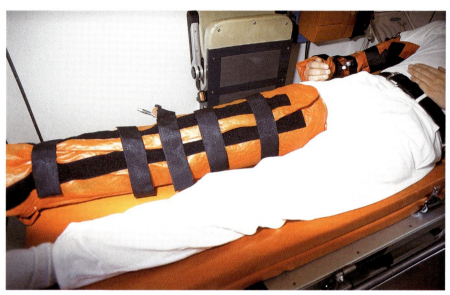

Abb. 5 ▶ Korrekt sitzende Vakuumbein- und -armschienen

dicke an der Schiene. Dies hat Auswirkungen auf die Stabilität. Der größte Nachteil ist, dass es beim Evakuieren der Luft auch zu einem Zusammenziehen der Schiene von der Innenseite her kommt. Ein somit zwischen Schiene und frakturierter Extremität entstehender Luftspalt kann keine ausreichende Stabilität mehr garantieren.

Pneumatische Schienen (Luftkammerschienen)

Neben Vakuumschienen gehören die pneumatischen Schienen zu den in Deutschland am meisten verwendeten Systemen. Gefertigt werden sie aus einem durchsichtigen Kunststoff oder aus einem gummierten Gewebe. In der Regel werden unterschiedliche Größen für zwei Anwendungsbereiche angeboten: die Behandlung von Arm- und Beinfrakturen. Ebenfalls erhältlich sind Luftkammerschienen auch für pädiatrische Patienten. Seit die Ventile und Reißverschlüsse aus Kunststoff hergestellt werden, sind sie vollständig röntgendurchlässig.

▶ *Indikation*
- Unterschenkelfrakturen (Tibia- und Fibulafrakturen)
- Unterarmfrakturen (Radius- und Ulnarisfrakturen).

▶ *Kontraindikationen*
- sämtliche Frakturen im Bereich der Gelenke (z.B. Kniegelenk, Ellenbogengelenk, Sprunggelenk)

- Oberarmfrakturen (Humerus)
- Oberschenkelfrakturen (Femur)
- offene Frakturen III. Grades.

▶ **Durchführung**
- Überprüfen der arteriellen und nervalen Versorgung der betroffenen Extremität
- Extension und evtl. Reposition der Fraktur
- evtl. Entkleiden sowie Entfernen von Kleidungsstücken
- Anlegen/Überstreifen der Schiene unter Aufrechterhaltung der Extension
- Schließen des Reißverschlusses und Aufblasen der Schiene durch den zweiten Helfer
- nochmalige Kontrolle der arteriellen sowie nervalen Versorgung.

▶ **Anmerkungen**

Luftkammerschienen sind im Gegensatz zu den USA in Deutschland das meistverwendete System. Ein großer Vorteil liegt im Anwendungsbereich bei offenen Frakturen, wo sie durch den in ihnen vorherrschenden Luftdruck eine Kompression auf Wunden und Blutungen ausüben und dadurch zur Blutstillung führen können. Ein zu hoher Füllungsdruck ist aber problematisch, da sekundäre Schädigungen am Nerven- und Gefäßsystem auftreten können. Zudem können sie das gefürchtete Kompartmentsyndrom negativ beeinflussen. Immer erforderlich sind bei der Anwendung von Luftkammerschienen eine suffiziente Extension und Reposition. Nachteilig wirkt

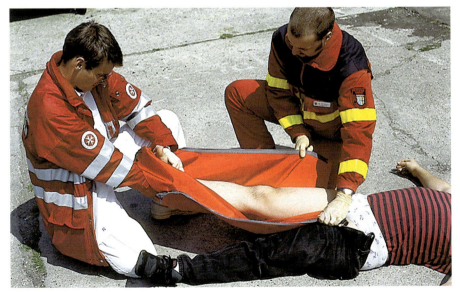

ABB. 6 ▶ Anlegen einer Luftkammerschiene am Unterschenkel

sich der hygienische Aspekt aus. Durch das Aufblasen mit dem Mund bildet sich in der Schiene ein Feuchtigkeitsfilm, der einen hervorragenden Nährboden für Mikroorganismen darstellt. Eine Reinigung der Innenschicht ist nicht möglich. Diesem Manko kann man aus dem Wege gehen, indem man die Schiene mit Hilfe eines Beatmungsbeutels füllt. Hierzu benötigt man nur einen 7,5-mm-Normkonnektor für Endotrachealtuben, den man auf den Gummischlauch adaptiert, der den Schienen beiliegt.

Kendrick Traction Device®

Das KTD-System dient zur Schienung und Extension von Frakturen der unteren Extremität. Es gehört in die Gruppe der In-Line-Traction-Schienen. In den USA gehören sie seit langem zur Standardausrüstung eines jeden Rettungsmittels, und auch im deutschen Rettungswesen erfreuen sie sich immer größerer Beliebtheit. Großer Vorteil: Durch die aufrechterhaltene Extension können Sekundärschäden wie die Kompression der Weichteile verhindert werden. Das System besteht aus einer in Segmenten unterteilten eloxierten Aluminiumstange, die mittels eines Gummibandes zusammengehalten wird. Ebenfalls zum Lieferumfang gehören ein Beckengurt sowie drei Gummimanschetten zur Fixation der Stange an der betroffenen Extremität. Dies alles wird in einer kleinen Nylontasche ausgeliefert, die aufgrund ihres geringen Packmaßes in jeder Ecke eines Rettungsmittels Platz findet.

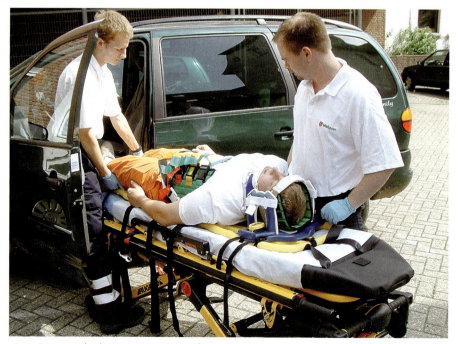

Abb. 7 ▶ Kendrick Extrication Device®

▶ Indikation
- geschlossene/offene Frakturen des Femurs (Oberschenkel)
- evtl. Frakturen des proxim. Unterarms (vom Hersteller nicht vorgesehen)
- geschlossene/offene proximale Frakturen der Tibia und Fibula (vom Hersteller nicht zugelassen).

▶ Kontraindikationen
- Beckenfrakturen, Hüftgelenksluxationen
- Kniegelenksverletzungen
- Frakturen und Luxationen des distalen Unterschenkels
- Sprunggelenksfrakturen
- offene Frakturen III. Grades.

▶ Durchführung
- dislozierte Frakturen reponieren, offene Wunden steril abdecken
- Beckengurt am Oberschenkel anlegen (Stangenaufnahme in Höhe des Beckenkamms)
- Alu-Stange zusammenstecken und auf die Beinlänge des Patienten einstellen (Beinlänge sollte um ein Stangensegment überschritten werden)
- die Fußangel wird am Sprunggelenk fixiert
- Schlaufe der Fußangel an der Alu-Stange einhaken
- unter stetig ansteigendem Zug Aufbauen der Extension
- mit den Gummimanschetten Alu-Stange an der Extremität fixieren.

▶ Anmerkungen
Das KTD-System bietet dem Rettungsdienstpersonal und nicht zuletzt dem Patienten eine wesentliche Erleichterung bei der Reposition und Extension von offenen und geschlossenen Frakturen der unteren Extremität. Eine sonst schmerzhafte Reposition wird von den meisten Patienten auch oft ohne Analgetikagabe gut toleriert, da der Extensionszug sehr langsam aufgebaut werden kann. Die Gefahr einer Reluxation, verbunden mit sehr starken Schmerzen, wird hier beispielhaft verhindert. Der freie Zugang zu Wunden bei offenen Frakturen, um eine Kompression zu ermöglichen, macht dieses System zusätzlich sehr attraktiv. Die seitliche Anbringung ermöglicht eine unkomplizierte Röntgenaufnahme in der Klinik. Nachteilig ist die immer erforderliche Reposition, die die Gefahr von Fehlversuchen in sich birgt und somit nur vom Geübten durchgeführt werden sollte. Bei Pulslosigkeit und/oder Sensibilitätsstörungen ist diese Maßnahme aber immer erforderlich. Die KTD-Schiene ist neben dem Donway Traction Splint® das einzige System, um eine permanente Extension aufrechtzuerhalten. Nur mit diesen In-Line-Traction-Schienen ist die Extension einer Femurfraktur möglich. Das System ist vom Hersteller nicht für die Anwendung von Unterschenkelfrakturen zugelassen. Es eignet sich dafür aber hervorragend, solange die Fraktur nicht zu nah am Gelenk lokalisiert ist.

Donway Traction Splint®

Das Donway-System ist eine Extensionsschiene für Beinverletzungen. Über ein Pumpsystem wird dabei die Extension aufgebaut. Ein angeschlossenes Manometer überwacht die Extension und stellt die Vermeidung von Schäden durch die Extension sicher. Ihre Fixationspunkte befinden sich in Höhe der Leiste und des Fußknöchels. Das System ist vorgesehen für Patienten ab einem Alter von acht Jahren bis zu Erwachsenen mit einer Gesamtkörperlänge von 2,08 m. Bei der Fixierung ist kein Anheben, aber evtl. eine manuelle Extension der Extremität nötig, was den Patientenkomfort erhöht. Ebenfalls erhältlich ist eine pädiatrische Version für die Altersgruppe von vier bis acht Jahren.

▶ *Indikation*
- geschlossene/offene proximale Frakturen der Tibia und Fibula
- geschlossene/offene Frakturen des Femur.

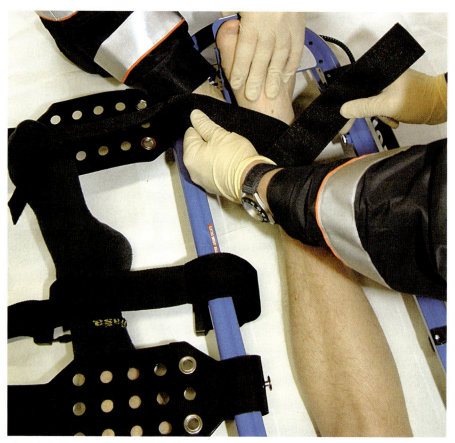

Abb. 8 ▶ Donway Traction Splint®

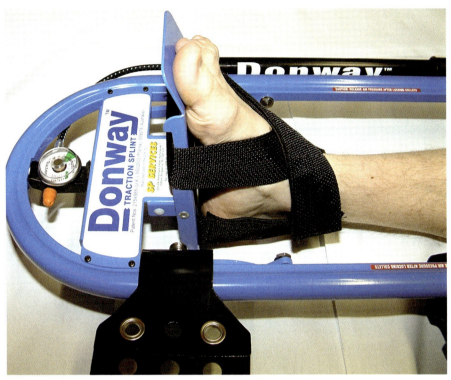

ABB. 9 ▶ Befestigung des Fußes im Donway Traction Splint®

▶ **Kontraindikationen**
- Beckenfrakturen, Hüftgelenksluxationen
- Kniegelenksverletzungen
- Frakturen und Luxationen des distalen Unterschenkels
- Sprunggelenksfrakturen
- offene Frakturen III. Grades.

▶ **Durchführung**
- dislozierte Frakturen reponieren, offene Wunden steril abdecken
- evtl. extensiert und stabilisiert ein Teammitglied die Extremität während der gesamten Maßnahme
- System vorbereiten: Fixierungen lösen und lateral des Splints platzieren
- Oberschenkelgurt unter dem Knie durchschieben und am Boden bis zum Becken führen, in der Schrittfalte in Höhe Os ischii (Ischium, Sitzbein) fixieren und festziehen
- System nochmals mit Druckablassventil auf Drucklosigkeit prüfen
- Seitenarme bis zum Oberschenkelgurt ausfahren und die Dorne mit den dafür vorgesehenen Buchsen konnektieren

- Fuß großflächig auf die Fußplatte setzen und das Gurtband für das Fußgelenk in der Größe anpassen
- Gelenkfixierung nun kreuzweise über den Fußrücken führen und hinter der Fußplatte fixieren
- mit der Pumpe die Extension aufbauen, sie sollte zwischen 10 und 17 kg liegen (Farbmarkierung beachten)
- die übrigen drei Fixiergurte entsprechend der Länge der Extremität gleichmäßig verteilen, unter ihr durchschieben und fixieren.

▶ *Anmerkungen*

Insgesamt handelt es sich bei dem Donway Traction Splint® um ein System, das seinen eigentlichen Sinn, die In-Line-Traktion, sehr gut erfüllt. Voraussetzung dafür ist ein gut geschultes Team und ständiges Training. Ein Nachteil ist die Länge des Systems bei Lagerung auf einer Trage, da es oft auf dem hinteren Trageholm liegt. Abhilfe schafft ggf. eine Vakuummatratze oder eine Kopfteilverlängerung. Der Preis ist recht hoch, bedenkt man aber die anzunehmende lange Lebensdauer, ist dieser Punkt sicher zu vernachlässigen. Die Extension proximaler Femurfrakturen könnte durch den Sitz des oberen Gurtbandes zu Problemen führen. Dagegen gelingt die Extension auch bei ausgeprägtem M. quadriceps femoris sehr gut.

Fazit

Bei der Vielzahl an erhältlichen Schienensystemen fällt die Auswahl durchaus schwer. Gewachsene Strukturen sind hierbei sicher ebenso zu berücksichtigen wie das Budget. Hier sollte man sich ggf. mit dem aufnehmenden Krankenhaus absprechen, um die gleichen Systeme zu verwenden. In der Zielklinik angekommen, kann dann eine Schiene aus dem Krankenhaus-Bestand übernommen werden, während die eigene in den gemeinsamen Pool übergeht.

Sinnvoll scheint es, zwei bis drei unterschiedliche Schienungssysteme auf dem Rettungsmittel vorzuhalten, um alle Frakturarten effizient versorgen zu können. Zumindest eine Extensionsschiene sollte auf dem Rettungsmittel mitgeführt werden. Viele mit starken Schmerzen verbundene Transporttraumen könnten durch eine sachgerechte Extension verhindert werden. Der Gebrauch hochpotenter Analgetika, die ihrerseits Komplikationen wie Atemdepression verursachen können, wird durch die fehlende »Knochenreibfläche« auf ein Minimum reduziert. Bei allen anderen Hilfsmitteln wird nur eine mehr oder weniger ausreichende Fixation, also Ruhigstellung der Fraktur erreicht.

Fast alle Schienen zeichnen sich durch ihre Röntgentransparenz aus. Sam®-Splint- und Prosplint-Schienen erreichen dies durch eine sehr dünne Materialstärke. Trotz der Stanniol-Einlage kann erst bei mehreren Lagen Sam®-Splint-Schienen eine Abnahme der Röntgendurchlässigkeit festgestellt werden. Beim KTD-System ist aufgrund der seitlichen Anbringung nur eine Aufnahme in einem Strahlengang möglich.

Vergleich der verschiedenen Schienentypen					Tab. 1
	Sam® Splint	Prosplint	Vakuum-schienen	pneumatische Schienen	In-Line Traction
Anwendungsbereiche					
HWS	(+)[1]	Ø	Ø	Ø	Ø
Oberarm	+	(+)	(+)	Ø	(+)[2]
Unterarm	+	++	+	++	(+)[2]
Handgelenk	+	+	+	(+)	Ø
Finger	++	Ø	Ø	Ø	Ø
Oberschenkel	Ø	(+)	Ø	Ø	++
Unterschenkel	(+)	++	+	++	++[2]
konservative Therapie	(+)	Ø	Ø	Ø	Ø
postoperative Anwendung	+	+	Ø	Ø	Ø
Fußgelenk	+	(+)	+	(+)	Ø
Vorteile					
Anwendungs-bereiche	+	+	(+)	+	(+)
Röntgentrans-parenz	++	++	(+)	(+)	Ø[3]
Wiederverwen-dung	(+)	++	++	++	++
Gewicht/Masse	++	+	Ø	(+)	+
Lagerung/Platz	++	(+)	Ø	(+)	++
Haltbarkeit	+	+	+	+	+
Handhabung	++	+	+	+	(+)[4]
Durchschnitts-preis (zzgl. MwSt.)	3,50 Euro	450 Euro (Setpreis)	835 Euro (Setpreis)	ab 110 Euro (Setpreis)	ab 325 Euro

1 In diesem Bereich leisten dafür vorgesehene Immobilisationskragen Besseres, 2 Anwendungsbereich ist laut Hersteller nicht vorgesehen, 3 Da die Schiene seitlich am Bein angebracht wird, spielt es keine Rolle, ob sie röntgenfähig ist (evtl. 2. Ebene), 4 Handhabung erfordert viel Übung

++ sehr gute Verwendbarkeit/großer Vorteil, + gute Verwendbarkeit/Vorteil, (+) Verwendbarkeit abzuwägen/Vorteil beschränkt, Ø Verwendbarkeit nicht zu empfehlen/Vorteil nicht gegeben, keine Verwendung vorgesehen

Fragen

1. Welches Schienungssystem wird auch als In-Line-Traction-Schiene bezeichnet?
a. Sam® Splint
b. KED-System
c. KTD-System
d. Prosplint

2. Welche der folgenden Verletzungen ist nicht mit einem der beschriebenen Systeme optimal zu schienen?
a. Oberschenkelhalsfrakturen
b. HWS-Verletzungen
c. Beckenfrakturen
d. Oberschenkenhalsfrakuren, HWS-Verletzungen und Beckenfrakturen

3. Mit welchem Schienungssystem ist eine dauerhafte Extension der betroffenen Extremität möglich?
a. Prosplint
b. Vakuumschienen
c. KTD-System
d. Pneumatische Schiene

4. Woraus besteht die Oberfläche einer Vakuumschiene?
a. Polyurethan-Schaum
b. vinylbeschichtetes Nylon
c. Verbundschaumstoff mit Aluminiumkern
d. Complan

5. Welche Frakturart lässt sich besonders gut mit einer In-Line-Traction-Schiene behandeln?
a. mediale Femurfrakturen
b. Hüftgelenksluxationen
c. Kniegelenksfrakturen
d. Sprunggelenksfrakturen

6. Welche Zugkraft zur Extension sollte beim Donway-Traction-System angewendet werden?
a. 12-15 kg
b. 10-17 kg
c. 10-20 kg
d. 5-15 kg

7. Welche der genannten Maßnahmen ist vor jeder Frakturversorgung an der betroffenen Extremität durchzuführen?
a. Überprüfung der Durchblutung
b. Überprüfung der nervalen Versorgung
c. Überprüfung der motorischen Funktion
d. Überprüfung der Durchblutung, der nervalen Versorgung und der motorischen Funktion

8. Welche Frakturen sollten *nicht* mit einem Prosplint-System geschient werden?
a. offene Frakturen III. Grades
b. Unterarmfrakturen
c. offene Frakturen I. Grades
d. Unterschenkelfrakturen

9. Welches der genannten Schienungssysteme wird in Deutschland am meisten angewendet?
a. Vakuumschienen
b. Donway-Traction-System
c. Pneumatische Schiene
d. Prosplint-Schienen

10. Worin besteht der Nachteil der Vakuumschienen?
a. Begünstigung eines Kompartment-Syndroms
b. ständige Aufrechterhaltung einer Extension
c. Zusammenziehen der Schiene mit nachfolgendem Luftspalt
d. körperliches Missempfinden auf Seiten des Patienten

22 Verletzungen im Bereich von Mund, Kiefer und Gesicht

Marcus Stoetzer

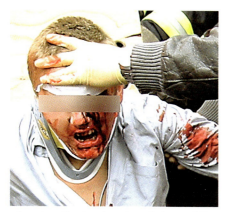

Abb. 1 ▶ Zustand nach Verkehrsunfall: Unsichere Frakturzeichen können durch den palpatorischen Nachweis ausgeschlossen werden

Verletzungsmuster, die in den Bereich der Mund-, Kiefer- und Gesichtschirurgie fallen, sind nicht selten. Sei es das Kind, das von der Schaukel gefallen ist, der Inline-Skater, der durch einen Sturz ein Verletzungsmuster im Gesichtsbereich aufweist, oder das Polytrauma mit multiplen Gesichtsverletzungen nach einem Verkehrsunfall. Für den Rettungsdienst sind diese Verletzungen oft nicht einfach zu beherrschen, da sie das eine oder andere Problem mit sich bringen, das primär nicht ersichtlich ist. Dieser Artikel gibt einen kleinen Überblick über die Verletzungen aus dem Mund-, Kiefer- und Gesichtsbereich sowie über die notwendige präklinische Therapie.

Frakturen

Als Fraktur wird eine gewaltsame Unterbrechung der Knochenkontinuität durch direkte oder indirekte Gewalteinwirkung bezeichnet. Man unterscheidet zwischen:

- ▶ traumatischen Frakturen,
- ▶ Fissuren (Haarrisse),
- ▶ Infraktion (Kontinuität ist teilweise erhalten),
- ▶ Grünholzfraktur (Periost bleibt erhalten) und
- ▶ komplizierter Fraktur (offen).

Es gibt sichere und unsichere Frakturzeichen. Zu den sicheren zählen die Dislokation, eine abnorme Beweglichkeit und die Krepitation. Zu den unsicheren Frakturzeichen zählt man die Schwellung, den Schmerz, die Funktionsstörung und die Sensibilitätsstörung. Das Nichtvorhandensein der sicheren Frakturzeichen ist keine Garantie für ein generelles Nichtvorliegen einer Fraktur.

Zum Ausschluss von sicheren und unsicheren Frakturzeichen im Bereich des Gesichtsschädels eignet sich der palpatorische Nachweis als Untersuchungsgang (Abb. 2 bis 16).

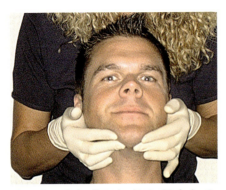

Abb. 2 ▶ Palpation der Unterkieferbasis

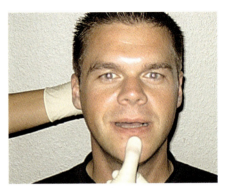

Abb. 3 ▶ Druck auf die Kinnspitze zur Auslösung eines Stauchungsschmerzes im Bereich des Unterkieferkörpers, des Kieferwinkels, des aufsteigenden Astes oder der Gelenke

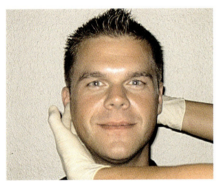

Abb. 4 ▶ Einhändige Palpation des Kiefergelenks vor dem Tragus

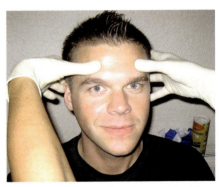

Abb. 5 ▶ Bimanuelle Palpation der Kiefergelenke im äußeren Gehörgang

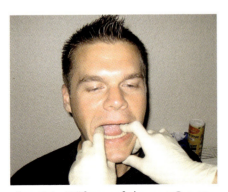

Abb. 6 ▶ Prüfung auf abnorme Beweglichkeit im Bereich der Unterkiefermitte

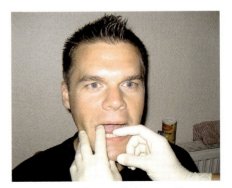

Abb. 7 ▶ Prüfung auf abnorme Beweglichkeit im Bereich des Unterkieferkörpers

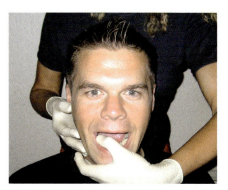

Abb. 8 ▶ Prüfung auf abnorme Beweglichkeit im Bereich des Kieferwinkels

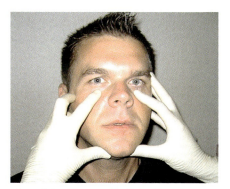

Abb. 9 ▶ Bimanuelle Palpation des Infraorbitalrandes

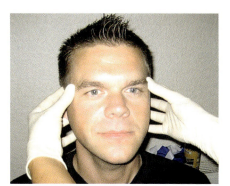

Abb. 10 ▶ Bimanuelle Palpation der lateralen Orbitaränder

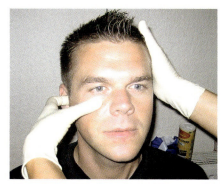

Abb. 11 ▶ Palpation des Jochbeins und des Jochbogens

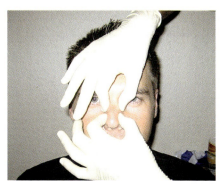

Abb. 12 ▶ Prüfung auf abnorme Beweglichkeit des Nasenskeletts

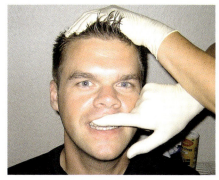

Abb. 13 ▶ Palpation der Crista zygomaticoalveolaris

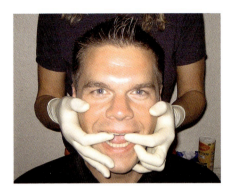

ABB. 14 ▶ Bimanuelle Prüfung auf abnorme Beweglichkeit des Oberkiefers

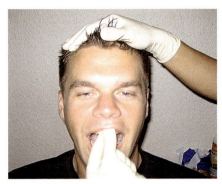

ABB. 15 ▶ Einhändige Prüfung auf abnorme Beweglichkeit des Oberkiefers

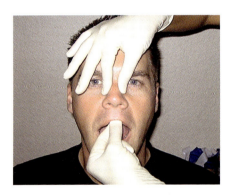

ABB. 16 ▶ Bimanuelle Prüfung auf abnorme Beweglichkeit des Oberkiefers und der Nasenwurzel

> **Das Nichtvorhandensein der sicheren Frakturzeichen ist keine Garantie für ein generelles Nichtvorliegen einer Fraktur.**

Behandlungsstrategien bei Mund-, Kiefer- und Gesichtsverletzungen

Da ein direkter Zusammenhang zwischen den Organen des Mund-Kiefer-Gesichtsbereichs zu den oberen Atemwegen besteht, ist es verständlich, dass spezielle Verletzungen im Mund-Kiefer-Gesichtsbereich zu respiratorischen Notsituationen führen können, die durch einfache Maßnahmen zur Atemwegssicherung und zum Aufrechterhalten der Oxygenation nicht zu beherrschen sind. Dazu gehören neben der Schwellung im Mund-Rachen-Bereich insbesondere die Instabilität des Unterkiefers infolge der Zertrümmerung oder Aussprengung des Unterkiefer-Mittelstücks. Hierdurch verlieren die Mundbodenmuskeln ihren Ansatz und fallen nach hinten gegen die Rachenwand, wobei sich bei Rückenlage des Patienten dieser Effekt durch das Eigengewicht der Zunge verstärkt. Durch diesen Mechanismus ist ein Überstrecken des Kopfes kontraindiziert, da hierdurch die Atemwege weiter verlegt werden. Als Lagerung sollte man daher die Bauch- oder Seitenlage wählen. Jedoch darf der instabile Unterkiefer den Kopf auf keinen Fall zum Boden hin abstützen. Nur bei frei schwebendem Unterkiefer kann das Zungen-Mundboden-Gewebe durch sein Eigengewicht die Distanz zur hinteren Rachenwand ausreichend vergrößern. Sind jedoch Frakturfragmente ineinander verkeilt und findet die schwerkraftbedingte Ventralbewegung nicht statt, bleibt nur die manuelle Vorverlagerung der Fragmente.

Massenblutungen

Hier unterteilt man in tiefe zentrale Blutungen und periphere Blutungen. Als zentrale Blutung kommt vor allem eine Verletzung der A. maxillaris infrage. Dieses Gefäß ruptiert oft bei Mittelgesichtsfrakturen. Die Blutung wird häufig verstärkt durch Mitverletzung eines Venenplexus, der die Arterie umgibt. Das Blut ergießt sich meist durch den Frakturspalt an der Kieferhöhlenhinterwand in die Kieferhöhle und von dort über die Nase in Mund und Rachen. Der Blutfluss kann derart massiv sein, dass innerhalb kürzester Zeit ein Kreislaufschock eintreten kann. Diese Blutung kann am Unfallort nur durch eine Kompression des Oberkiefers gegen die Schädelbasis mit gleichzeitiger Tamponade der Nase unter Kontrolle gebracht werden.

Die Kompression erfolgt am besten, indem man einen kräftigen Spatel quer durch die Mundhöhle auf die obere Zahnreihe legt und durch einem Kopfverband nach kranial zieht. Der Versuch, eine Maxillarisblutung lediglich durch eine Tamponade zu stillen, ist meist aussichtslos, da durch den Tamponadendruck der Oberkiefer weiter nach kaudal verlagert wird.

Luxation des Kiefergelenks

Am Unterkiefer ist die Luxation nach ventral, einseitig oder beidseitig, die häufigste Luxationsform. Bei der beidseitigen Luxation nach ventral stehen die beiden Kieferköpfchen vor dem Tuberculum articulare bei gleichzeitiger Kieferklemme. Die Reposition des luxierten Gelenkkopfs sollte zur Vermeidung von Spätschäden möglichst sofort erfolgen. Eine manuelle Selbstreposition gelingt nur selten. In allen anderen Fällen ist eine sofortige Kiefergelenksreposition erforderlich. Sie wird bei Erstluxationen durch die starke Muskelverspannung erschwert, gelingt aber in der Regel ohne die Anwendung einer Narkose.

Der Patient sitzt mit möglichst aufrechtem Oberkörper. Der Kopf wird von der Assistenz gehalten. Der Arzt legt beide Daumen auf die unteren Zahnreihen. Die Daumenkuppen berühren die Vorderkante des aufsteigenden Unterkieferastes. Die Zeigefinger umklammern beidseitig die Hinterkante des aufsteigenden Astes über dem

Kieferwinkel. Die übrigen drei Finger fassen den horizontalen Unterkieferast. In der ersten Phase zieht man unter kräftigem Druck der Daumen mit den Zeigefingern den Unterkiefer etwas nach unten vorn. Sobald man merkt, dass der Unterkiefer diesem Griff nachgibt, übt man mit dem Daumen einen kräftigen Druck nach dorso-kaudal aus, während Mittel-, Ring- und kleiner Finger den horizontalen Unterkieferast nach oben drücken. Bei richtiger Anwendung dieses Griffes »kippt« der Unterkiefer über die Daumenkuppen nach hinten und unten. Dabei spürt man deutlich – nicht immer ist ein Knacken der Gelenke zu vernehmen –, wie erst der eine und unmittelbar danach der zweite Gelenkkopf über das Tuberculum zurückrutschen. Man sollte nicht versuchen, beide Gelenkköpfe gleichzeitig zurückzubringen, sondern während der erste nach hinten unten gedrückt wird, sollte auf der Gegenseite noch ein leichter Zug nach vorn ausgeübt werden. Niemals dürfen der Unterkiefer in der Horizontalebene nach hinten gedrückt und die Gelenkköpfe nur noch stärker gegen die vorderen Abhänge der Tubercula gepresst werden, was u.U. zu Frakturen führen kann.

Mittelgesichtsfrakturen

Das Mittelgesicht umfasst das Viszerokranium ohne Unterkiefer. Als Frakturen kommen hier diverse Möglichkeiten in Betracht. Da aber die präklinische Versorgung sehr identisch ist, werden im Folgenden nicht alle Frakturen beschrieben.

Die LeFort-Klassifikation

▶ **LeFort I**
Bei der LeFort-I-Fraktur ist der Oberkiefer von der Schädelbasis abgelöst. Er ist dann frei beweglich, die Okklusion stimmt nicht mehr und an den Oberkieferzähnen zeigt sich ein gedämpfter Klopfschall.

▶ **LeFort II**
Bei der LeFort-II-Fraktur ist die gesamte Maxilla losgelöst. Die Bruchlinie läuft dabei durch die Nasenwurzel über das Tränenbein zum mittleren Vorderteil des Orbitabodens und zum mittleren Anteil des Infraorbitalrandes, von dort zur vorderen Kieferhöhlenwand und weiter zur Hinterwand der Kieferhöhle, durchtrennt den Flügelfortsatz und erhält wieder Anschluss an die Bruchlinie am Orbitaboden.

▶ **LeFort III**
Durch die LeFort-III-Fraktur wird der gesamte Gesichtsschädel vom Hirnschädel abgetrennt. Die Bruchlinien verlaufen durch die Nase, über das Tränenbein und die mediale Orbitawand, von dort zum lateralen Orbitarand. Komplettiert wird der Abriss durch eine Fraktur des Jochbogens und des knöchernen Nasenseptums.

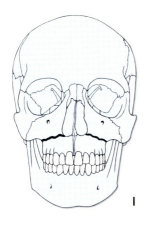
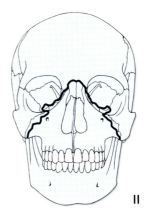
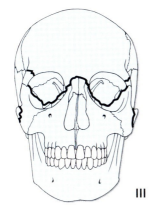

ABB. 17 ▶ LeFort-Frakturtypen I, II und III

I: Frakturlinienverlauf bei der Oberkieferfraktur nach Le Fort I (zentrale Mittelgesichtsfraktur)

II: Frakturlinienverlauf bei Oberkieferfraktur nach LeFort II (zentrale Mittelgesichtsfraktur)

III: Frakturlinienverlauf bei Oberkieferfraktur nach LeFort II (zentrolaterale Mittelgesichtsfraktur)

Jochbein- / Jochbogen-Frakturen

Da etwa 25% aller Mittelgesichtsfrakturen den Jochbein/Jochbogen-Komplex betreffen, sollten auch sie dem Rettungsdienst bekannt sein. Man kann diesen Frakturkomplex auch unter den Begriff »laterale Mittelgesichtsfrakturen« zusammenfassen.

Die Bruchlinien sind in der Regel die Crista zygomaticoalveolaris sowie Infraorbitalrand, lateraler Orbitarand und Jochbogen. Auch hier gelten wieder die sicheren Frakturzeichen wie Krepitation, abnorme Beweglichkeit und Dislokation. Die unsicheren Frakturzeichen sind:

▶ Schwellung des Ober- und Unterlids, der Wangen und der Oberlippe durch ein posttraumatisches Ödem und Hämatom, wobei das Maximum nach zwei bis drei Stunden erreicht wird, bei hohen Frakturen kommt es auch zu einer Schwellung an der Nasenwurzel.

- Monokelhämatom bzw. Brillenhämatom durch ein Lidhämatom (präseptale Blutung) oder durch ein Orbitahämatom (postseptale Blutung) hervorgerufen. Die Hämatomverfärbung umfasst die Haut über dem M. orbicularis oculi und reicht beim präseptalen Hämatom bis an den Lidrand.
- Hyposphagma (Einblutung in die Sklera).
- Hämatom des weichen Gaumens und der Wangenschleimhaut.
- Nasenbluten als Blutungen aus verletzten Knochengefäßen und aus der Kieferhöhlenschleimhaut sammelt sich in der Kieferhöhle und fließt dann durch das natürliche Ostium über die Nase ab. Lebensbedrohlich sind Blutungen aus der A. maxillaris.
- Sensibilitätsstörungen im Versorgungsgebiet des N. infraorbitalis sind keine Seltenheit und erklären sich durch den Verlauf der Frakturlinien.
- Kieferklemme durch den Druck des Bruchfragments aus den Jochbogen auf den M. temporalis.
- Bulbusverlagerung mit Enophthalmus (Orbitafett ist in die Kieferhöhle abgesunken oder eine absolute Vergrößerung der Orbita), Exophthalmus (Einengung der Orbita durch ein retrobulbäres Hämatom) und Bulbustiefstand (kaudale Verlagerung des Jochbeins mit Anteilen des Orbitabodens).
- Motilitätsstörung des Bulbus durch eine Einklemmung der äußeren Augenmuskeln in den Frakturspalt.

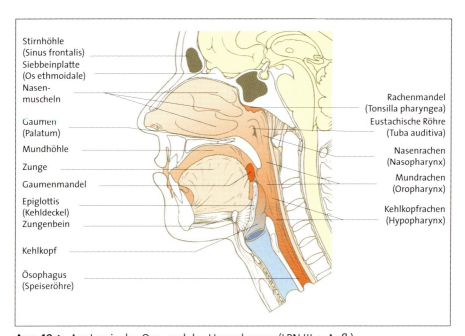

Abb. 18 ▶ Anatomie des Oro- und des Hypopharynx (LPN III, 3. Aufl.)

Die Behandlung dieser Fraktursymptome besteht aus einer konservativen und einer operativen Komponente.

Die konservative Komponente dieser Methode besteht in der Schienung der Oberkiefer- und Unterkiefer-Zahnreihe und der Okklusionssicherung durch maxilläre, mandibuläre Fixation. Bei der operativen Komponente erfolgt die Aufhängung des Oberkiefers durch eine interne Drahtaufhängung, dislozierte Gesichtspfeiler werden unter Sicht reponiert und durch Osteosynthesen fixiert.

> **Da etwa 25% aller Mittelgesichtsfrakturen den Jochbein/Jochbogen-Komplex betreffen, sollten auch sie dem Rettungsdienst bekannt sein.**

Entzündungen

Die Entzündungen gehören zwar nicht zu den klassischen Bereichen, die uns im Rettungsdienst begegnen, dennoch gibt es die eine oder andere Entzündung, die auch den Mitarbeitern des Rettungsdienstes bekannt sein sollte, da sie schnell und massiv fortschreiten und durchaus letal verlaufen können.

Oberkieferabszesse und Orbitalphlegmone bergen keine Vitalgefährdung für den Patienten durch Embolien, die eine sonst so gefürchtete Komplikation von Entzündungen sind. Orbitalverletzungen sind aber durch die mögliche Augenbeteiligung ein durchaus ernst zu nehmendes Problem. Bei einem Submandibularabszess besteht die Gefahr einer Absenkung mit daraus resultierender Atemwegsverlegung. Die Mundboden- und Zungenabszesse haben zahlenmäßig in den letzten Jahren dramatisch zugenommen. Schuld daran sind vor allem die große Zahl an Zungen-Piercings und die nicht immer unbedenkliche Reinheit der durchführenden Studios.

Besonderer Erwähnung bedürfen die Mundbodenphlegmone. Sie weisen mit 80-90% Letalität ein großes Gefährdungspotenzial auf. Die anatomischen Strukturen verschwinden weitgehend, was auch therapeutische Konsequenzen hat, da eine Sicherung der Atemwege auf herkömmliche Weise zumeist unmöglich ist. Ein Phlegmon ist eine schrankenlose Entzündungsausbreitung im Gewebe mit flächenhafter Ausbreitung in mehrere Logen und fehlendem Randwall.

Phlegmone des Kopfes und Halses sind bedrohliche Entzündungen. Sie beginnen meist schlagartig und verlaufen schnell. Phlegmone können serös, eitrig oder nekrotisierend sein. Es kommt zur Zerstörung von Muskulatur, Faszien, Drüsen, Fettgewebe und auch von Gefäßen. Palpatorisch ist die befallene Region derb bis bretthart und die Haut im erkrankten Areal häufig, aber nicht immer hochrot. Der Allgemeinzustand ist schlecht. Der Patient weist eine erhöhte Körpertemperatur auf und ist tachykard. Eine verminderte Abwehrlage (z.B. Diabetes mellitus, Alkoholabusus, AIDS) begünstigt die Entstehung von Phlegmonen.

Symptome

Mundbodenphlegmone sind durch eine Hebung des Mundbodens und damit verbundene Schluckbeschwerden gekennzeichnet. Auch die Sprache ist beeinträchtigt. Die Patienten zeigen in unterschiedlichem Ausmaß Atemnot und wirken schwer krank.

Von einer langwierigen präklinischen Versorgung sollte Abstand genommen werden. Im Vordergrund steht ein möglichst rascher Transport in ein adäquates Zentrum. Eine Sauerstoffinsufflation sollte durchgeführt werden. Im Gegensatz zu den anderen entzündlichen Prozessen, bei denen an eine Atemwegssicherung gedacht werden kann, muss diese im Fall der Mundbodenphlegmone auf jeden Fall unterlassen werden. Sowohl eine Intubation als auch eine Koniotomie ist durch die fehlenden anatomischen Strukturen aussichtslos und sollte daher nicht einmal versucht werden. Erschwerend kommt hinzu, dass die Narkoseeinleitung den Muskeltonus schwächt, die Atemwegsverlegung dadurch zunimmt und der Patient in der Folge letztendlich verstirbt.

Koniotomie

Die Koniotomie ist ein letzter Ausweg, um die Atemwege zugänglich zu machen. Schwere Gesichtsverletzungen mit Verlagerung von Knochenteilen, entzündliche bzw. allergische Schwellungen, ein nicht extrahierbarer Bolus und insbesondere die Kiefersperre machen eine Intubation unmöglich. Hier muss die Koniotomie versucht werden.

> **Ein Luftröhrenschnitt ist nur nach Ausschöpfung aller alternativen Möglichkeiten erlaubt!**

Die Notfallkoniotomie im klassischen Sinn ist der Luftröhrenschnitt mit dem Skalpell und Einführen eines Tubus zur Atemwegssicherung. Dazu wird der Patient mit extrem rekliniertem Kopf gelagert, das Ligamentum conicum zwischen Schild- und Ringknorpel aufgesucht bzw. ertastet, die Haut gespannt und eine Längs- (Haut) und anschließende Querinzision (Ligamentum conicum) durchgeführt (*Cave:* starke Blutung!). Luftblasen zeigen den Zugang in die Trachea/Lunge an. Das Einschieben des Tubus sollte sofort erfolgen, zügig blocken und beatmen.

Als letzter Ausweg, insbesondere bei Kindern, kann das Einstechen von mehreren großlumigen Venflons durch das Ligamentum conicum (für Kinder meist ausreichend) bis in die Luftröhre lebensrettend sein.

Fragen

1. Einen Patienten mit Unterkiefertrümmerfraktur muss man wie folgt lagern:
a. bei Bewusstlosigkeit in stabiler Seitenlage
b. auf dem Bauch, der Kopf liegt mit der Stirn auf
c. auf dem Bauch, der Kopf darf dabei nicht aufliegen
d. in Rückenlage

2. Eine Massenblutung aus der Nase in Kombination mit einer LeFort-I-Fraktur …
a. kann vernachlässigt werden.
b. kann mit einer Nasentamponade versorgt werden.
c. deutet auf eine Verletzung der A. facialis hin.
d. muss mit einer Nasentamponade und gleichzeitiger Kompression des Oberkiefers gegen die Schädelbasis gestillt werden.

3. Ein sicheres Frakturzeichen ist:
a. Schmerz.
b. Krepitation.
c. Schwellung.
d. Taubheit.

4. Bei einer Unterkieferluxation erfolgt die Reposition nach folgendem Schema:
a. zuerst nach oben und dann nach hinten drücken.
b. nur nach hinten drücken.
c. nur nach unten drücken.
d. nach unten und dann nach hinten drücken.

5. Bei einem Patienten mit Unterkiefertrümmerfraktur darf man nicht …
a. den Kopf überstrecken.
b. mittels Guedeltubus intubieren.
c. mittels Endotrachealtubus intubieren.
d. den Esmarchgriff anwenden.

6. Wenn der Oberkiefer *nicht* mehr fest mit der Schädelbasis verbunden ist, handelt es sich um eine ...
a. Fraktur der Klasse LeFort III.
b. Fraktur der Klasse LeFort II.
c. Fraktur der Klasse LeFort I.
d. komplexe Mittelgesichtsfraktur.

7. Die Kieferklemme bei einer Jochbeinfraktur kommt zustande durch ...
a. Einklemmung des M. temporalis.
b. Einklemmung eines Bruchfragments in das Kiefergelenk.
c. gleichzeitige Fraktur des Kieferköpfchens.
d. Überdehnung der Gelenkbänder am Kiefergelenk.

8. Unter einem Hyposphagma versteht man ...
a. ein Brillenhämatom.
b. ein Monokelhämatom.
c. eine Einblutung in die Sklera.
d. geschwollene Lider.

9. Bei der LeFort-II-Fraktur ist ...
a. der Unterkiefer zertrümmert.
b. die Maxilla abgelöst.
c. der Jochbogen zertrümmert.
d. die Orbita isoliert zertrümmert.

10. Bei einer Phlegmone besteht folgende Gefahr:
a. Embolie.
b. Sepsis.
c. Verlegung der Atemwege.
d. Kreislaufschock.

23 Verletzungsmechanismen bei Pkw-Unfällen

Christoph Redelsteiner
Heinz Kuderna
Wolfgang Schaden

Trotz der gesetzlichen Maßnahmen wie Helm- und Gurtpflicht sowie der verbesserten Ausrüstung (ABS, Airbag etc.) führen Verkehrsunfälle immer noch zu schweren, oft tödlichen Verletzungen. Witterung, Tageszeit und Fahrbahnbeschaffenheit sind wesentliche Faktoren, die einen Verkehrsunfall mitbedingen.

Verkehrsunfälle hinterlassen bei den Betroffenen oft ein typisches Verletzungsmuster. Die Abschätzung der dabei freigesetzten äußeren Kräfte, die auf den Patienten eingewirkt haben, kann helfen, mögliche Verletzungen zu erkennen, bevor sie noch anhand klinischer Symptome sichtbar sind. Das Rettungsteam kann durch eine systematische Vorgehensweise bei der Patientenversorgung, die eine genaue Betrachtung des Verletzungsmechanismus beinhaltet, helfen, die Schäden eines Traumas begrenzt zu halten. Die wichtigsten Fragen sind immer: Was ist passiert? Wie ist der Patient verletzt worden? Eine Versorgung ohne Berücksichtigung des Mechanismus, der die Verletzungen verursacht hat, birgt die Gefahr, verborgene oder sich erst entwickelnde Verletzungen zu vernachlässigen bzw. zu übersehen.

Wer die Grundprinzipien der Verletzungsmechanismen versteht und mit einem hohen Grad an Aufmerksamkeit einen Patienten und die Kräfte analysiert, die auf ihn eingewirkt haben, ist meist in der Lage, verborgene Verletzungen zu vermuten und wichtige Zeit bei der Traumaversorgung zu sparen. Besonders bei raschen Eintreffzeiten des Rettungsdienstes ist das klinische Bild einer Verletzung evtl. nicht oder noch nicht vollständig ausgeprägt (z.B. noch keine Prellmarken sichtbar), schwere Einschätzungsfehler des Gefährdungsausmaßes für den Patienten können die Folge sein.

> **Merke:** Denken Sie unter Beachtung des Verletzungsmechanismus immer an verborgene Verletzungen, bis diese durch erweiterte Diagnostik im Krankenhaus ausgeschlossen sind.

Fallbeispiel

Auf einer engen Landstraße kommt ein Pkw mit zwei Insassen (Zwillinge, männlich, 19 Jahre) aufgrund überhöhter Geschwindigkeit (ca. 120 km/h) von der Fahrbahn ab, fliegt ca. 50 m durch die Luft und prallt in der Folge gegen einen Baum. Ein nachkommendes Fahrzeug bleibt stehen, der Fahrer verständigt den Rettungsdienst. Der NAW

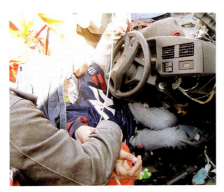

Abb. 1 ▶ Die Rettung des Pkw-Fahrers erfolgte unter Monitoring, O$_2$, Ketanest und mit Schaufeltrage auf Vakuummatratze

der Bezirksstelle und ein lokaler KTW werden entsandt, die lokale Feuerwehr wird ebenfalls alarmiert. 12 Minuten nach dem Notruf ist der KTW vor Ort. Das Team findet den Fahrer des Pkw eingeklemmt vor, die Feuerwehr ist bereits mit der Rettung des Patienten beschäftigt. Der Beifahrer konnte sich über das zerborstene Heckfenster selbst aus dem Fahrzeug befreien und steht neben dem Fahrzeug. Nach weiteren acht Minuten trifft der NAW ein, die Besatzung findet einen somnolenten, eingeklemmten Patienten vor, der aufgrund der Fahrzeugdeformation schwer zugänglich ist. Das KTW-Team stellt dem Notarzt auch den offensichtlich leicht oder unverletzten Bruder des Patienten vor, der zunehmend agitiert ist und sich um seinen schwer verletzten Bruder große Sorgen macht.

Nachdem der Verletzte 10 Minuten nach Eintreffen des Notarztes aus dem Fahrzeug befreit ist, wird er unmittelbar in den NAW übernommen. Nach Schaffung zweier venöser Zugänge und Volumensubstitution wird der Patient narkotisiert, intubiert, beatmet und zügig auf die nächstgelegene unfallchirurgische Abteilung des Bezirkskrankenhauses verbracht. Er wird mit den Parametern »männlich, ca. 20 Jahre, VU, Polytrauma, SHT, V.a. Thoraxtrauma, Oberschenkel- und Unterschenkelfrakturen, intubiert und beatmet, RR 90« angemeldet und nach einer 20-minütigen Transportzeit dem Schockraum-Team der Klinik übergeben. Auf Anweisung des Notarztes wird der zweite Insasse des Fahrzeuges per RTW in dieselbe unfallchirurgische Abteilung verbracht und dort dem Ambulanzteam übergeben. Eine nähere Untersuchung des zweiten Patienten wurde vom Notarzt aus Zeit- und Situationsgründen nicht durchgeführt, das KTW-Team konzentrierte sich primär auf die psychische Betreuung des Betroffenen.

Das unfallchirurgische Team des Schockraumes versorgte in der Folge den polytraumatisierten Fahrer über mehrere Stunden operativ, anschließend wurde er auf die Intensivstation verlegt. Der Bruder wird vom Arzt in Ausbildung primär aus psychischen Gründen, aber auch wegen diverser Prellmarken am Thorax auf die unfallchirurgische Normalstation aufgenommen. Nach dem Abschluss der Versorgung des schwer Verletzten erfährt der diensthabende Unfallchirurg von einem zweiten Insassen und begibt sich auf die Bettenstation. Er findet im Zimmer einen mittlerweile schwer schockierten somnolenten Patienten mit kaum tastbarem Puls vor. Der Betroffene wird rasch in den OP verbracht und notthorakotomiert, erleidet dabei einen Herz-Kreislauf-Stillstand und wird nach 40 Minuten erfolgloser Reanimation für tot erklärt. Die Obduktion ergibt eine Rippenserienfraktur sowie ein traumatisches

Aneurysma einer Lungenarterie. Der polytraumatisierte Fahrer wird nach dreimonatigem Klinikaufenthalt in ein Rehabilitationszentrum verlegt und übt ein Jahr nach dem Unfall seinen Beruf wieder aus.

Von 0 auf 100 – von 100 auf 0!

Das Grundkonzept der Analyse möglicher Verletzungen ist jeweils gleich. Die kinetische Energie der Bewegung muss absorbiert werden, und die Absorption dieser Energie bildet den Ursprung der Verletzungen. Der Verkehrsunfall ist die häufigste Unfallart mit schneller frontaler Geschwindigkeitsabnahme. Dabei kommt das erste Bewegungsgesetz von Isaac Newton zum Tragen: »Ein in Bewegung befindlicher Körper bleibt so lange in geradliniger Bewegung, bis eine äußere Kraft auf ihn einwirkt.« Die kinetische Energie des Fahrzeugs wird durch einen plötzlichen Halt absorbiert, und die Geschwindigkeit jedes im Fahrzeug befindlichen Teiles wird auf Null verringert.

Salopp formuliert: Gefährlich ist weniger die Geschwindigkeit des Fahrzeugs vor dem Unfall als solche, sondern vielmehr der Zeitraum, in dem diese Geschwindigkeit auf Null reduziert wird. Je kürzer dieser Zeitraum ist, umso höheren Belastungen sind das Fahrzeug und damit seine Insassen ausgesetzt. So kann z.B. ein gut ausgerüsteter Motorradfahrer, der bei 200 km/h auf einer Rennstrecke sein Gefährt unfreiwillig verlässt, unverletzt bleiben, wenn er genügend Freiraum hat, um »in Ruhe«, ohne auf ein gefährliches Hindernis zu prallen, seine Geschwindigkeit auf Null reduzieren kann. Ein Fahrradfahrer, der mit 15 km/h seitlich ohne Geschwindigkeitsreduktion in einen geparkten Pkw fährt und über die Kühlerhaube katapultiert wird, wird wegen der raschen Geschwindigkeitsreduktion entsprechende Verletzungen erleiden.

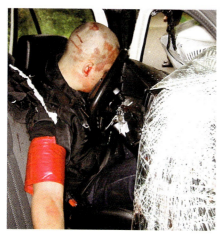

Abb. 2 ▶ Der Aufprall auf das Lenkrad führte beim Fahrer dieses Pkw zu einem instabilen Thorax

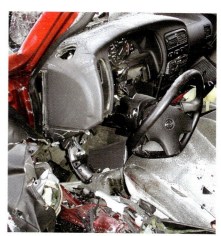

Abb. 3 ▶ Der Fahrer fuhr gegen einen Baum, wurde eingeklemmt und nach einer halben Stunde Rettungszeit unter Narkose mit dem RTH transportiert

Ein Unfall – mehrere Kollisionen

Bei jedem Unfallgeschehen muss die Geschwindigkeit aller beteiligten Systeme auf Null reduziert werden. Zum einen der Pkw selbst, dann die Insassen des Pkw sowie die Organsysteme der Betroffenen. Somit finden zumindest mehrere Kollisionen statt, die zu Verletzungen führen:

1. Fahrzeugkollision: Das Fahrzeug kollidiert mit einem Objekt.
2. Körperkollision: Der Fahrzeuginsasse kollidiert mit dem Fahrzeuginneren.
3. Organkollision: Die inneren Organe des Fahrzeuginsassen kollidieren mit der Innenseite einer Körperhöhle und/oder lösen sich vom umliegenden Gewebe.
4. Frei bewegliche Gegenstände oder nicht angegurtete Personen (auch Tiere) im Fahrzeug können die Insassen treffen.

▶ *Beispiel*
Ein Pkw fährt mit 60 km/h frontal gegen eine Betonmauer. Zuerst kollidiert das Fahrzeug mit der Mauer, Bruchteile von Sekunden später schlägt der Körper zuerst nach vorn gegen das Lenkrad, innerhalb des Körpers werden die Organe nach vorn gegen die jeweiligen Begrenzungen gedrückt. Anschließend schlägt der Körper wieder zurück in den Sitz. Zu vermutende Verletzungen bei diesem Unfallmechanismus wären: Schädel-Hirn-Trauma, HWS-Verletzung, Myokardkontusion, Herzbeuteltamponade und verschiedene Verletzungen des Thorax, des Abdomens und des Muskelskelettsystems. Ungesicherte Gegenstände und nicht angegurtete Beifahrer können zusätzliche Traumen verursachen.

Erheben der Unfallanamnese

Wie es auch bei internistischen Patienten üblich ist, wird bei Verkehrsunfällen durch Beobachtung und Befragung versucht, eine genauere Anamnese bezüglich des Unfallhergangs zu erheben, die als Grundlage für weitere strategische Entscheidungen dient, z.B. zur Dringlichkeitseinstufung des Patienten oder der Klinikauswahl. Drei Faktoren müssen bei der Einschätzung des Verletzungsbildes beachtet werden:

1. Deformierungsgrad des Fahrzeugs (Indiz für die involvierten Kräfte): Rundgang um das Fahrzeug, visuelle Begutachtung, Befragung der Beteiligten nach geschätzten Geschwindigkeiten.
2. Deformierung von Teilen der Fahrzeugkabine (Hinweis für den Aufschlagpunkt des Körpers im Fahrzeug): Blick in das Fahrzeuginnere.
3. Deformierung (Verletzungsmuster) des Patienten (Anzeichen dafür, welche Körperteile direkt aufgeprallt sind): Patientenuntersuchung.

Prinzipiell sollte man davon ausgehen, dass massiv deformierte Fahrzeuge (herausgerissener Motorblock, nach mehrfachen Überschlägen eingedrückte Karosserie etc.) auch schwer verletzte Insassen bedingen. Wenn einem als erstes Wort beim Eintreffen am Einsatzstelle bei Betrachtung des Unfalls »Entsetzlich!« oder »Oh, Sch ...« durch den Kopf geht, dann sind auch vermeintlich unverletzte Unfallbeteiligte so lange als gefährdet anzusehen, bis das Gegenteil bewiesen ist, was meist erst in der Klinik möglich ist. Häufig liegen bei solch massiven Gewalteinwirkungen Zerreißungen von inneren Organen (Leber, Milz) vor, wobei sich oft kaum äußere Verletzungszeichen (Prellmarken, Blutergüsse) am Patienten finden lassen. Entsprechend wichtig ist es daher, bei der Übergabe des Patienten in der Klinik das Ausmaß des Unfallereignisses zu berichten, um dort eine Unterschätzung des Patientenzustandes zu vermeiden.

Analyse der Sicherheitseinrichtungen

Im Rahmen der Erhebung der Unfallanamnese sollte auch eine Analyse der Sicherheitseinrichtungen erfolgen: Sind Kopfstützen, Gurte, Airbags vorhanden oder eventuell beschädigt? Eine Beurteilung, ob die Sicherheitseinrichtungen eines Fahrzeugs auch richtig verwendet wurden, ist ebenfalls Bestandteil jeder Verletzungsanalyse.

▶ *Kopfstützen*
Sind Kopfstützen vorhanden? Kopfstützen müssen so eingestellt sein, dass der obere Rand der Kopfstütze mit der Kopfoberkante in einer Höhe ist (nicht Ohrhöhe!).

▶ *Gurte*
Fahrzeuginsassen, die angegurtet sind, werden mit einer viel geringeren Wahrscheinlichkeit bei einem Zusammenprall getötet als nicht angegurtete Insassen. Trotzdem kann es zu bestimmten Verletzungen kommen. Der Beckengurt (erfreulicherweise nur noch selten in Verwendung) verhindert das Hinausschleudern des Insassen bei einem Unfall, biegt aber den Körper bei einem Frontalaufprall wie ein Klappmesser zusammen. Die Kompressionskräfte, die beim raschen Zusammenklappen auftreten, können Bauchverletzungen (vor allem, wenn der Gurt inkorrekt über dem Bauch platziert war) und Verletzungen im Bereich der Lendenwirbelsäule hervorrufen. Zudem können Gesichts-, HWS- und Schädelverletzungen die Folge sein.

Die mittlerweile überwiegend verwendeten Dreipunktgurte bieten wesentlich mehr Sicherheit. Bauch und Becken werden fixiert und die Gefahr von lebensbedrohlichen Verletzungen in diesen Bereichen sehr verringert. Der Brustkorb ist bis zu einer Geschwindigkeit von ca. 55 km/h gut geschützt, bei Zusammenstößen mit höherer Geschwindigkeit sind Rippen- und Schlüsselbeinfrakturen möglich. Ungeschützt bleiben hingegen Kopf und Nacken, daher können Schädel-Hirn-Traumata und vor allem Verletzungen der HWS auftreten. Außerdem sind innere Verletzungen durch Organkollisionen möglich.

▶ Airbags

Airbags schützen bei Geschwindigkeiten bis zu 60 km/h vor Kopf- und Thoraxverletzungen, sofern sie bei korrekt angelegtem Dreipunktgurt ausgelöst werden. Bei Kollisionen mit höherem Tempo ist die Verletzungswahrscheinlichkeit immer noch um 80% verringert. Der Nacken wird zwar beim Aufprall nach vorn geschützt, trotzdem kann es zu einer Überdehnung kommen. Eine Immobilisation mittels HWS-Krause wird deshalb trotzdem bis zur Abklärung im Krankenhaus notwendig sein.

Die meisten Airbag-Modelle entfalten sich 50/1.000 Sekunden nach einer Frontalkollision, nach 12/100 Sekunden sind sie bereits wieder entleert. Bei Mehrfachkollisionen, also im Rahmen von Unfällen, bei denen ein Zusammenstoß mit mehr als einem Objekt erfolgt, schützen Airbags deshalb nur beim ersten Aufprall. Werden Personen aus mit Airbag ausgestatteten Fahrzeugen geborgen und wurde beim Zusammenprall der Airbag nicht ausgelöst (z.B. wegen Defekt oder Seitenaufprall), besteht die Gefahr, dass der Airbag unvermittelt auslöst. Dabei kann der Helfer gegen den Patienten gedrückt werden, Schleudertraumen und Hörschäden können weitere Folgen sein. Wird der Airbag bei nicht korrekt angelegtem Dreipunktgurt ausgelöst, kann es auch schon bei Kollisionen mit geringerer Geschwindigkeit zu Verletzungen – insbesondere des Thorax – durch den Airbag selbst kommen.

Unfallkategorien

Als wesentliche Typen von Pkw-Unfällen können unterschieden werden:

- Frontalzusammenstoß,
- T-förmiger oder seitlicher Zusammenstoß,
- Auffahrunfall,
- Fahrzeugüberschlag,
- Rotationsunfall.

▶ Frontalzusammenstoß

Die Summe der Geschwindigkeiten der »von Angesicht zu Angesicht« kollidierenden Objekte ergibt die Gesamtgeschwindigkeit, die beim Zusammenprall freigesetzt wird. Im Wesentlichen verursachen drei Fahrzeugteile – hauptsächlich bei nicht angegurteten Fahrzeuginsassen – Verletzungen: die Windschutzscheibe, das Lenkrad und das Armaturenbrett. Eine Analyse der drei Kollisionen könnte Folgendes ergeben:

1. Fahrzeugkollision: deformierte Fahrzeugfront.
2. Körperkollision: Spinnennetzmuster der Windschutzscheibe, Scheibe nach außen gewölbt.
3. Organkollision: SHT, HWS- und Gesichtsschädelverletzungen, Verletzungen innerer Organe.

Vor allem bei nicht angegurteten Fahrern kommt es zu Verletzungen durch das Lenkrad, das Armaturenbrett und die Windschutzscheibe. Die Lenkvorrichtung besteht aus dem harten Lenkrad und der Lenksäule. Sobald ein Blick auf das Lenkrad eine Verformung zeigt, muss neben sichtbaren Verletzungen vor allem an Brust- und Bauchverletzungen gedacht werden, die sich klinisch häufig erst verspätet bemerkbar machen. Oft entwickelt sich ein Pneumothorax oder ein akuter Blutdruckabfall durch eine innere Blutung erst auf dem Transport oder in der Klinik. Umso mehr ist bei solchen Verletzungsmustern eine strenge Beobachtung des Patienten angezeigt.

Eine spezielle Verletzung, die zum Pneumothorax führt, ist der »Papiersack-Effekt«: Ein Unfallopfer sieht, dass ein Zusammenstoß nicht mehr vermeidbar ist. Instinktiv atmet es tief ein und hält die Luft an. Dadurch schließt sich der Kehldeckel, der Druck in der Lunge steigt – beim Aufprall platzen die Lungen ähnlich einem aufgeblasenen Papiersack.

Herumliegende, nicht fixierte Gegenstände wie Bücher, Schirme, aber auch nicht angegurtete Mitfahrer oder Haustiere können bei einem Frontalzusammenstoß zu gefährlichen Geschossen werden.

▶ T-förmiger oder seitlicher Zusammenstoß

Bei einem seitlichen Zusammenprall gibt es zwei grundsätzliche Abläufe: Entweder bleibt das Fahrzeug an seinem Standort und wird eingedrückt oder es bewegt sich vom Ort des Aufpralls weg. Dementsprechend gibt es auch unterschiedliche Verletzungsmuster.

Bleibt das Fahrzeug nach dem seitlichen Aufprall stehen, wird die Aufprallenergie zu einer Verformung am Fahrzeug führen. Je nach Ausmaß der einwirkenden Kräfte wird die Fahrzeugkarosserie in die Fahrzeugkabine gedrückt werden. Typischerweise führt dies zu Kompressionsverletzungen seitlich am Körperstamm und an den Extremitäten: zu Kopfverletzungen durch seitlichen Aufprall am Türholm oder Seitenfenster, zu Serienrippenbrüchen, zur Lungenkontusion, zur Leberruptur (Aufprallpunkt Beifahrerseite), zur Milzruptur (Aufprall Fahrerseite), zum Schlüsselbeinbruch, zum Oberarmbruch, zum Becken- und Oberschenkelbruch.

Wird das Fahrzeug durch den Zusammenprall vom Ort des Aufpralls weggeschleudert, wirkt das auf die Insassen, als ob man das Fahrzeug plötzlich unter ihnen wegziehen würde. Der Körperstamm wird zuerst von der Seite des Aufpralls weggedrückt, der Kopf kurz danach vom Nacken mitgezogen. Dabei wird die Halswirbelsäule einer seitlichen Flexion und Rotation ausgesetzt. Die Kombination beider Kräfte kann schwere HWS-Schädigungen wie Zerrungen und Risse von Bändern bis hin zu Brüchen der Wirbelkörper mit den entsprechenden neurologischen Ausfällen bewirken. Es muss auch beachtet werden, dass es zu einem seitlichen Zusammenprall nebeneinander sitzender Passagiere, hauptsächlich mit Köpfen und Schultern, und zu Verletzungen dieser Körperteile kommen kann.

▶ Auffahrunfall (Heckaufprall)

Ein Auffahrunfall ist der Aufprall eines in Bewegung befindlichen Fahrzeugs (A) auf ein vor ihm stehendes oder sich langsam bewegendes Fahrzeug (B). Je größer die Differenz in der Vorwärtsgeschwindigkeit der beiden Fahrzeuge ist, desto stärker ist die Kraft, die auf Fahrzeug und Insassen zerstörend wirkt. Fährt Fahrzeug A mit 70 km/h auf das 30 km/h schnelle Fahrzeug B, beträgt die Differenz in der Vorwärtsgeschwindigkeit 40 km/h, es werden also weniger Kräfte freigesetzt, als wenn Fahrzeug A mit 70 km/h auf das stehende Fahrzeug B prallen würde.

Für die Insassen des Fahrzeugs A kommen die Wirkungen eines Frontalaufpralls zur Geltung. Die Passagiere des Fahrzeugs B werden einem plötzlichen Geschwindigkeitsanstieg ausgesetzt, der die Insassen nach hinten in die Sitze drückt (primäre Krafteinwirkung). Typische Folgen derartiger Zusammenstöße sind eine Hyperextension der HWS, vor allem dann, wenn keine Kopfstützen vorhanden oder diese nicht richtig auf die Körpergröße des Insassen eingestellt sind.

Die Insassen werden anschließend nach vorn geschleudert, diese Kraft wird noch verstärkt, wenn das Fahrzeug gegen ein Objekt prallt oder der Fahrer bremst (sekundäre Krafteinwirkung). Dies führt zu einer Hyperflexion im Bereich der HWS sowie zu Verletzungsmustern aus dem Bereich des Frontalaufpralls. Front- und Heckseite, Fahrerkabine und die Stellung der Kopfstützen sollten beachtet werden, um Hinweise auf das Ausmaß der Gewalteinwirkung auf den Patienten einschätzen zu können.

▶ Fahrzeugüberschlag

Während eines Fahrzeugüberschlags ist der Insasse Krafteinwirkungen aus allen möglichen Richtungen ausgesetzt. Daher kann es zu unterschiedlichen Verletzungen kommen. Ein typisches Verletzungsmuster wie bei anderen Unfallarten ist nicht feststellbar, generell kann aber gesagt werden, dass die zu erwartenden Verletzungen mit den verformten Stellen am Fahrzeug in Zusammenhang stehen.

Die Verletzungsrate steigt mit der Anzahl der Überschläge des Fahrzeugs. Besonders gefährlich sind dabei Verletzungen, die sich aus der Kompression des Kopfes und der HWS mit dem »darunter« liegenden Gesamtgewicht des Körpers ergeben.

Häufige Folge eines Überschlags sind das teilweise oder vollständige Herausschleudern des Patienten aus dem Fahrzeug sowie Einklemmungen von Körperteilen. Personen, die aus dem Fahrzeug geschleudert wurden, haben statistisch gesehen eine 25-fach erhöhte Letalität.

▶ Rotationsunfall

Ein Rotationsunfall geschieht, wenn eine Ecke des Fahrzeugs entweder mit einem unbeweglichen Objekt, einem langsameren Objekt oder einem entgegenkommenden Objekt kollidiert und dabei um den Punkt des Aufpralls rotiert.

Gemäß Newtons erstem Bewegungsgesetz wird der Teil des Fahrzeugs, an dem der Erstaufprall stattfand, zum Stillstand gebracht, während sich der Rest so lange nach vorn bewegt, bis die Energie vollständig verbraucht ist. Die dabei entstehenden Verletzungen sind eine Kombination aus den für frontale und seitliche Zusammenstöße typischen Verletzungsbildern.

Dokumentation

Die weitere klinische Einschätzung und Behandlung ist wesentlich von den Informationen, die der Rettungsdienst an der Unfallstelle erheben kann, abhängig. Hier nimmt die schriftliche Dokumentation der Unfallanamnese für das nachfolgende Behandlungsteam einen wesentlichen Stellenwert ein. Im Protokoll festzuhalten sind:

- Art der Kollision,
- Fahrzeugtyp,
- geschätzte Geschwindigkeiten,
- Ausmaß der Fahrzeugdeformation außen und innen,
- verwendete Sicherheitseinrichtungen,
- Funktion/Position des Patienten.

▶ *Beispiel*

Frontal VU Pkw vs. 7-t-Lkw; ca. 100 km/h vs. 80 km/h; Pt. = Fahrer Pkw; Fahrzeugfront völlig zerstört, Motorblock ca. 1 m in Fahrgastzelle geschoben, Lenkrad und Armaturenbrettdeformation, Patient angegurtet, Airbag vorhanden und ausgelöst.

Zusammenfassung

Die Kenntnis einfacher physikalischer Grundlagen ist – verbunden mit sorgfältigen Erhebungen am Unfallort – die Voraussetzung, um die potenziellen Auswirkungen des Unfallmechanismus richtig einzuschätzen. Dabei darf sich das Rettungsteam nie auf das situative Zustandsbild des Patienten verlassen, sondern muss mittels seiner Kenntnisse über Unfallarten damit verbundene Verletzungen zeitgerecht vermuten und entsprechende therapeutische und einsatztaktische Maßnahmen einleiten und durchführen. (Anmerkung: Sollte es noch immer Rettungsfachkräfte geben, die sich auf dem Weg zur Einsatzstelle nicht angurten: Neben einer schlechten Darstellung des Sicherheitsbewusstseins der eigenen Institution/Gesundheitseinrichtung in der Öffentlichkeit gibt der »Retter« damit auch seine Unkenntnis über Verletzungsmechanismen preis.)

Dieser Artikel basiert auf Redelsteiner et al. (Hrsg.) (2005/2007) *Das Handbuch für Notfall- und Rettungssanitäter*. Braumüller, Wien, www.braumueller.at

FRAGEN

1. Das entscheidende Kriterium für die Gefährlichkeit eines Unfalles ist …
a. welche Sicherheitseinrichtungen vergessen wurden.
b. die Zeit, in der die Geschwindigkeit auf Null verzögert wurde.
c. die Geschwindigkeit zum Unfallzeitpunkt.
d. ob sich das Fahrzeug überschlagen hat.

2. Unter Organkollision versteht man …
a. den Aufprall des Fahrzeugs gegen ein Objekt.
b. die Kollision der inneren Organe gegen ihre Begrenzungen im Körper.
c. einen Streit der unterschiedlichen Fachdienste am Einsatzort.
d. die Verletzung des Fahrzeuginsassen durch herumfliegende Teile.

3. Folgende Aussage über Airbags ist korrekt:
a. Airbags schützen in Kombination mit einem Sicherheitsgurt vor Verletzungen.
b. Bei Kollisionen mit höherem Tempo ist das Verletzungsrisiko ebenso hoch wie bei Fahrzeugen ohne Airbag.
c. Bei Mehrfachkollisionen schützt der Airbag bei allen weiteren Kollisionen.
d. Nicht ausgelöste Airbags stellen keine Gefahr für das Rettungsfachpersonal dar.

4. Kopfstützen sind richtig eingestellt, wenn …
a. sie den Nacken während der Fahrt entlasten.
b. das Oberteil der Kopfstütze in Ohrhöhe ist.
c. der obere Rand der Kopfstütze mit der Kopfoberkante in einer Höhe ist.
d. auch die Kopfstützen im Fahrzeugfond auf der gleichen Höhe sind.

5. Ein Pkw hat sich mit ca. 100 km/h überschlagen. Der Fahrer steht bei Eintreffen Ihres Rettungsteams am Straßenrand und gibt an, nicht verletzt zu sein. Die Leitstelle ersucht Sie dringend um Lagemeldung, da Ihr RTW zu einem weiteren Notfall disponiert werden soll. Wie verhalten Sie sich?
a. Ich melde mich einsatzbereit und übernehme den neuen Auftrag.
b. Ich untersuche den Patienten rasch, lasse eine Transportverweigerungserklärung unterschreiben und melde mich abkömmlich.
c. Die Geschwindigkeit und der Fahrzeugüberschlag erfordern eine genaue Untersuchung des Patienten und eine weitere Abklärung im Krankenhaus – unabhängig vom aktuellen Bild des Patienten.
d. Kommt darauf an: Wenn der weitere Notfall auch ein Verkehrsunfall ist, dann melde ich mich einsatzbereit.

6. Welche Deformierungen müssen Sie beachten, um ein Verletzungsausmaß richtig abzuschätzen?
a. Deformierungsgrad des Fahrzeugs, Schäden in der Fahrzeugkabine, Verletzungsmuster des Patienten
b. Deformierung der Fahrzeuge, Länge der Bremsspur, Schäden am Gurt
c. Verletzung des Patienten, Prellmarken, Blutspuren im Fahrzeug
d. Deformierungen geben keine Auskunft über das Verletzungsmaß der Patienten

7. Bis zu welcher Geschwindigkeit können Airbags bei korrekt angelegtem Dreipunktgurt vor Kopf- und Thoraxverletzungen schützen?
a. 80 km/h
b. 120 km/h
c. 60 km/h
d. 140 km/h

8. Bei einem Frontalaufprall sind folgende Verletzungen typisch:
a. Kompressionsverletzungen seitlich am Körperstamm
b. Schädel-Hirn-Trauma, HWS-Verletzungen, Verletzungen im Thorax bzw. Abdomen
c. Schädelbasisbruch
d. ausschließlich Frakturen der oberen Extremität

9. Die Information »Verkehrsunfall« im Protokoll ist ...
a. ausreichend, weil das Krankenhausteam auf der Wache und bei der Polizei nähere Informationen einholen kann.
b. nicht ausreichend, weil keine Informationen über die Geschwindigkeit und den Autotyp enthalten sind.
c. ausreichend, weil das Protokoll ohnehin niemand liest.
d. nicht ausreichend, weil Informationen über Art der Kollision, Fahrzeugtyp, geschätzte Geschwindigkeiten, Ausmaß der Fahrzeugdeformation außen und innen, verwendete Sicherheitseinrichtungen, Funktion und Position des Patienten usw. fehlen.

10. Personen, die aus einem Fahrzeug herausgeschleudert werden, ...
a. haben bessere Überlebenschancen, da sie nicht eingeklemmt werden.
b. haben eine statistisch gesehen 25-fach erhöhte Letalität.
c. sind Krafteinwirkungen aus allen möglichen Richtungen ausgesetzt.
d. weisen Verletzungen durch den Sicherheitsgurt auf.

24 Toxikologie der Ätzmittel: Behandlungsstrategien

Matthias Bastigkeit

Pro Jahr passiert es etwa 150.000- bis 200.000-mal: Ein Mensch vergiftet sich. Das Thema Gift hat etwas Mystisches. Krimiautoren statten ihre Helden damit aus und Restaurants veranstalten Krimidinner, bei denen die Gäste raten müssen, wer der Giftmörder ist. Eine wichtige Rolle unter den Giften spielen auch Ätzmittel. Statistisch verätzt sich jeden Tag ein Mitarbeiter in der Industrie, so der Jahresbericht der BG-Chemie. Dieser Beitrag vermittelt eine Übersicht über die Gefahren und die Erstversorgung von Verätzungen der Haut und des Gastrointestinaltraktes.

Verursacher sind meist Laugen

Neben Betriebsunfällen treten Verätzungen bei Vergiftungen im Haushalt, bei Mord, Selbstmord, Misshandlungen oder psychischen Störungen im Rahmen einer Selbstverstümmelung zur Erregung von Aufmerksamkeit auf. Im Haushalt sind orale Verätzungen überwiegend bei Kindern anzutreffen. In 60-75% der Fälle sind alkalische Reinigungsmittel die Ursache.

Betriebshelfer meist als erste vor Ort

Meist ist es der Laienhelfer, der bei einer Verätzung tätig wird. In vielen herstellenden Betrieben werden Ätzmittel eingesetzt, auch dort, wo man es auf den ersten Blick gar nicht vermutet:

- Der Friseur verwendet Wasserstoffperoxid zum Bleichen der Haare.
- Der Jäger benutzt es fürs Gehörn.
- Der Glaser setzt u.a. hochgiftige Flusssäure zum Ätzen von Glas ein.
- Der Kfz-Mechaniker hantiert mit Schwefelsäure in Batterien.
- Der Maurer verwendet alkalische Stoffe wie Kalk.
- In der Elektroindustrie werden Säuren zur Ätzung von Halbleiterplatinen angewendet.
- In der Lederindustrie wird mit Laugen und Säuren hantiert.

In Betrieben muss bei bis zu 20 anwesenden Versicherten ein Ersthelfer zur Verfügung stehen, bei mehr als 20 sind dies jeweils 10%. Bei dieser Person handelt es sich nicht um einen »Ersten Helfer«, sondern um einen Mitarbeiter, der einen 8-doppelstün-

Symptome bei Verätzungen	Tab. 1
Säuren	Laugen
lokale Rötung, scharf abgegrenzt	lokale Rötung
Schmerzcharakter brennend, stechend	unscharf begrenzte Gewebequellung
Blutungen	gelatineartige Oberfläche
Hypotonie	initial Taubheitsgefühl, »seifiger« Griff
Besonderheiten: bei Salpetersäure Gelbfärbung der Haut (Xanthinreaktion)	Schmerzcharakter dumpf, bohrend
bei Salzsäure Weißfärbung	
bei Schwefelsäure Schwarzfärbung (Wasserentzug)	
bei Phenolen, Kresolen: Hyperventilation, zerebrale Krämpfe	

digen Erste-Hilfe-Kurs besucht hat. Diese Kurse werden von den Hilfsorganisationen angeboten, Kostenträger ist bei einer beruflichen Fortbildung die Berufsgenossenschaft. Der Betriebshelfer muss in regelmäßigen Abständen an einer 4-doppelstündigen Fortbildung teilnehmen, um die Gültigkeit der Bescheinigung zu verlängern.

Neben Reinigungsmitteln können auch Baustoffe als Ätzmittel wirken. Kalk, Mörtel, Zement und Beton sind schon lange nicht mehr nur in Profihand. Auch Heimwerker arbeiten damit. Dabei gehen sie ein recht großes gesundheitliches Risiko ein. Das zeigt die Auswertung von 592 Berichten über Unfälle mit Baustoffen, die in den letzten drei Jahren im Bundesinstitut für Risikobewertung (BfR) eingegangen sind und überwiegend von den Berufsgenossenschaften kamen. In über 80% der Fälle handelte es sich um leichte, in über 10% um mittlere und schwere Gesundheitsschäden. Im Vordergrund stehen Verätzungen an Haut und Augen. Häufig war Kalk der Auslöser. Die Unfälle mit Baustoffen lassen sich auf wenige Ursachen zurückführen:

- Überkopfarbeiten und Baupulverstaubverwehungen waren die Hauptursache für Augenverletzungen.
- In 85 Fällen kam es beim Flüssigkalken von Wänden und Ställen zu Verätzungen.
- 60 weitere Augenverletzungen ereigneten sich beim Mischen und Anrühren von Beton und Mörtel sowie beim Abladen und Umfüllen pulverförmiger Baustoffe.
- Auch bei Abriss- und Stemmarbeiten sind die Augen durch Fremdkörperflug besonders gefährdet.
- Arbeiten mit Beton, Estrich oder Mörtel bei gleichzeitiger Durchfeuchtung von Kleidung und Schuhen (z.B. Knien in feuchtem Baustoff) waren dagegen die Hauptursache für zum Teil schwere Hautverätzungen.

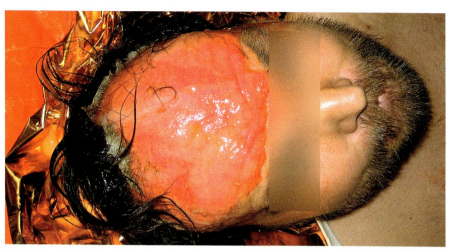

Abb. 1 ▶ Akzidentelle Verätzung des Stirnbereichs

- Zu Verätzungen kam es auch bei Manipulationen an Pumpenschläuchen durch das Herausspritzen von unter Druck stehenden Baustoffen.

Lauge ätzt tiefer als Säure

Das Ausmaß der Schädigung ist abhängig von:

- der Art des Ätzmittels,
- der Konzentration,
- der Temperatur,
- der Kontaktdauer zum Gewebe,
- der Art des Gewebes (Haut, Schleimhaut, Haare).

Ätzungen und Reizungen können hervorgerufen werden durch:

- Säuren,
- Laugen,
- Lösungsmittel,
- Oxidationsmittel (Wasserstoffperoxid),
- Reduktionsmittel (Rostentferner),
- Komplexbildner,
- durchblutungsfördernde Stoffe (Capsaicin im Pfefferspray).

Je stärker die Konzentration ist, desto größer ist die Ätzwirkung. Fettlösliche Stoffe wie beispielsweise Pfefferspray haben zudem die Eigenschaft, dass sie sich mit Was-

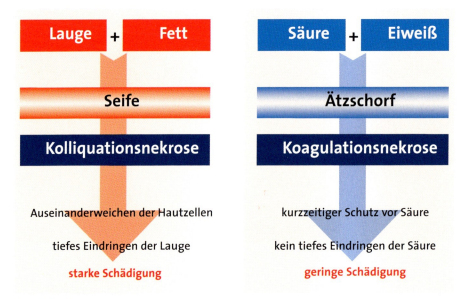

ABB. 2 ▶ Verätzungen

ser oder Salzlösungen nur unzureichend aus dem Auge entfernen lassen. Lediglich polyvalente Lösungen sind hierzu in der Lage. Je höher die Temperatur und je länger die Kontaktdauer auf der Haut, desto heftiger ist die Gewebeschädigung.

Seife auf unserer Haut

Verätzungen mit Laugen sind schwerwiegender als mit Säuren. Eine Lauge reagiert mit dem Fett der Haut zu einer Seife. Diese sog. Kolliquationsnekrose (Abb. 2) führt dazu, dass die Hautzellen quellen, auseinanderweichen und das Ätzmittel sehr tief eindringen kann. Säuren dagegen fällen das Eiweiß der Haut. Diese Denaturierung führt dazu, dass sich eine Art Schutzschicht bildet, die als Koagulationsnekrose bezeichnet wird. Sie bewirkt, dass die meisten Säuren langsamer und nicht so tief in das Gewebe eindringen können. Eine Ausnahme bilden hier die Schwefel- und die Flusssäure. Konzentrierte Schwefelsäure entzieht der Haut große Mengen an Feuchtigkeit und reagiert exotherm, d.h. unter Bildung von Hitze. Flusssäure, die zum Ätzen von Glas verwendet wird, bildet wie Laugen eine Kolliquationsnekrose und dringt daher sehr tief in Gewebeschichten.

Die ätzenden Eigenschaften der Basen werden durch die Hydroxidionen (OH$^-$-Ionen) hervorgerufen, während die Wasserstoffionen (H$^+$-Ionen) die ätzenden Eigenschaften der Säuren bedingen. Zu den starken Säuren zählen die Mineralsäuren Schwefel-, Salz-, Salpeter- und Phosphorsäure, zu den starken organischen Säuren die Ameisensäure. Starke Laugen sind Natron- und Kalilauge.

Wasserstoffperoxid

Das Oxidationsmittel wird zum Bleichen von Haaren, Zähnen und Geweihen verwendet. Streng genommen verursacht es keine echten Verätzungen, sondern lagert »nur« Sauerstoff in die Haut ein. Gelangt es in periphere Gefäße, löst es mit Blutbestandteilen die so genannte Katalasereaktion aus. In Verbindung mit Eisen setzt es dabei große Mengen Sauerstoffgas frei. Die Folge können Thrombosen und Embolien sein.

Therapie bei dermalen Verätzungen

Auch wenn die Art der Substanzen der Ätzmittel sehr unterschiedlich ist, ist die Therapie bei Hautverätzungen nahezu immer gleich. Lediglich bei Flusssäure empfiehlt sich ein erweitertes Vorgehen:

Sicherheitsratschläge beim Umgang mit Gefahrstoffen in Betrieben Tab. 2

- im Labor sind Essen, Trinken und Rauchen verboten
- Schutzbrille tragen
- geschlossenen Schutzkittel tragen
- geschlossenes, trittsicheres Schuhwerk tragen
- lange Beinkleider tragen
- das Material der Schutzhandschuhe ist nach den Stoffeigenschaften auszuwählen (Beständigkeitsliste, Permeabilität)
- unter dem Abzug bei geschlossenem Frontschieber durch die Eingriffsöffnungen arbeiten
- bei Arbeiten mit Glasgeräten auf Schnittkanten und Bruchstellen achten
- beim Zusammenfügen von Glas mit anderen Werkstoffen die Bruchgefahr berücksichtigen (PVC)
- bei allen Arbeiten die Gefährdung der eigenen Person und die der anderen Personen beurteilen und entsprechende Schutzmaßnahmen ergreifen
- jeder Handgriff sollte im Vorfeld überlegt sein (Versuchsplanung!)
- Ätzmittel müssen unter Augenhöhe gelagert werden
- vor dem geplanten Umgang mit Gefahrstoffen die entsprechende Betriebsanweisung durchlesen
- R- und S-Sätze beachten (z.B. krebserzeugend!)
- ordnungsgemäße Beschriftung und Kennzeichnung
- Transport von flüssigen Gefahrstoffen nur in bruchsicheren Gefäßen (Eimer)
- kein Transport von Gefahrstoffen im Aufzug
- nach dem Verschütten ordnungsgemäß aufnehmen und entsorgen

- Vitalfunktionen sichern,
- Brush & Flush: trockene Chemikalienreste werden von der Haut gebürstet (Eigenschutz!), die Kleidung wird entfernt und die Haut 20 bis 30 Minuten unter fließendem Wasser gespült,
- besonders Natronlauge oder Kalk liegt als ätzende Festsubstanz vor,
- keine Neutralisationsversuche!
- keine Blindpufferung!
- auf ausreichende Raumlüftung achten,
- Analgesie und Sedierung bei Bedarf,
- sterile Wundabdeckung,
- vor Unterkühlung schützen,
- BZ-Test und ggf. Korrektur.

Flusssäure: Ein Sonderfall in jeder Hinsicht

Beim Kontakt von Flusssäure mit Haut und Schleimhäuten kann es bereits bei niedrigen Konzentrationen (unter 5%) zu deutlichen Rötungen und Brennschmerz kommen. Besonders tückisch ist, dass sich diese Symptome oft erst Stunden nach der Einwirkung bemerkbar machen können. Die oberflächlichen Schmerzrezeptoren der Haut werden desensibilisiert und eine Verätzung kann vorerst unentdeckt bleiben. Im Gegensatz zu anderen Säuren führt Flusssäure nicht zur Bildung einer Ko-

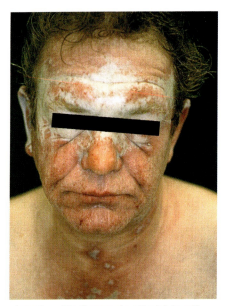

ABB. 3 ▶ Verätzung des Gesichts mit 96%iger Schwefelsäure (LPN III, 3. Aufl.)

Einteilung der Hautschädigung in Schweregrade — Tab. 3

1. Grad	Rötung, Schwellung, Schmerz
	vollständige Regeneration möglich
2. Grad	zusätzliche Haut-Schleimhaut-Ulzerationen
	Flüssigkeitsaustritt
	Schorfbildung
	Resorption mit systemischen Störungen möglich
	narbige Abheilung möglich
3. Grad	Haut-Schleimhaut-Nekrosen
	Schädigung der Subkutis
	Resorption sicher
	Defektheilung, Hauttransplantation erforderlich

agulationsnekrose, die einen kurzzeitigen Schutz vor tieferem Eindringen bewirkt. Es bildet sich wie bei Laugen eine Kolliquationsnekrose, die eine tiefe Resorption ins Gewebe herbeiführt.

Bei Einwirkung höher konzentrierter Flusssäurelösungen kommt es zu typischen Verätzungen mit starker Gewebszerstörung. Bei großflächigen Einwirkungen wird die Flusssäure resorbiert und löst systemische Vergiftungen aus. Flusssäure reagiert im Körper mit löslichen Kalzium- und Magnesiumsalzen zu unlöslichen Fluoriden. Die Folge ist u.a. ein extremes Absinken des Serumkalziumspiegels. Die Folge dieser Hypokalzämie kann wiederum eine Kalziummangeltetanie sein. Die typischen Symptome sind:

- Hyperventilation,
- Muskelkrämpfe,
- Verkrampfung der Hände (sog. Pfötchen- oder Geburtshelferstellung),
- Herzrhythmusstörungen,
- Bewusstlosigkeit.

Die Giftwirkung kann auch einsetzen, wenn kleinere Verätzungen nicht sofort und fachgerecht behandelt werden. Bei dermalem Kontakt mit höher konzentrierten Flusssäurelösungen (in jedem Fall > 50%) ist unbedingt mit einer gleichzeitigen inhalativen Exposition zu rechnen.

Tödliche Fälle beschrieben:
- **Kontakt von 70%iger HF mit 25% der Hautoberfläche führte bei einer männlichen Person zum Tod. Symptome waren starke Verätzungen, schwere Hypokalzämie und schließlich Herzstillstand. Auch der Kontakt von 100%iger HF mit nur 2,5% der Körperoberfläche führte zum Tod.**
- **Beim Erhitzen von Flusssäure in der Mikrowelle kam es zum Siedeverzug. Der Arbeiter öffnete die Tür der Mikrowelle und 60° heiße Flusssäure spritzte heraus. Der Mitarbeiter erlitt eine etwa handflächengroße Verätzung am linken Oberarm. Er bekam Kammerflimmern, der Tod trat 5,5 Stunden nach dem Unfall ein.**

Therapie: Kalzium rettet Gewebe

Nach gründlichem Abwaschen mit Wasser wird auf die betroffene Haut Kalziumglukonatgel aufgetragen und bis zum Schwinden des Schmerzes in die Haut einmassiert. Der Kalziumglukonatbrei auf der Haut sollte zwischenzeitlich mit Wasser abgespült werden und durch neues Gel ersetzt werden. Nach Schmerzfreiheit erfolgt die Fortsetzung der Massage mit dem Gel für weitere 15 Minuten. Ist kein Gel vorhanden, kann die Haut mit 20%iger Kalziumglukonatlösung gewaschen werden. Dazu werden 50 ml Lösung auf eine 15 × 15 cm große Kompresse gegossen.

Das Antidot Kalziumglukonat zählt sicherlich zur Standardausstattung der Rettungsmittel. Es ist auch in jedem Labor verfügbar, in dem mit Flusssäure gearbeitet wird. Das Rettungsteam sollte bei einem entsprechenden Notfall direkt danach fragen. Es gibt auch eine spezielle Anti-Flusssäurelösung, ein Vorteil gegenüber der bisherigen Therapie ist aber nicht zweifelsfrei belegt. Die Fachgesellschaften und Berufsgenossenschaften sprechen derzeit für das spezielle Antidot keine Empfehlung aus.

Bei Verätzungen der oberen Extremitäten wird eine heparinhaltige (200 IE/kg KG) Lösung aus 10 ml Kalziumglukonat, 20%ig, in 80 ml physiol. Kochsalzlösung bzw. in 40 ml Glukoselösung, 5%ig, intraarteriell über 4 Stunden infundiert. Bei Verschlucken von Flusssäure sollte sofort Wasser zur Verdünnung getrunken werden. Sinnvoll wäre eine 1%ige Kalziumglukonatlösung.

Orale Verätzungen

Einige Therapiemaßnahmen werden auch dann noch lange durchgeführt, wenn bereits aktuelle Studienergebnisse Unsinnigkeit oder Schädlichkeit attestieren. Früher war dies Mehl und/oder Öl auf Brandwunden, heute ist es Erbrechen bei oralen Vergiftungen. In mehrjährigen Verfahren beschäftigten sich hochrangig besetzte gemeinsame Arbeitsgruppen der Fachgesellschaften für Klinische Toxikologie, der American Academy of Clinical Toxicology (AACT) und der European Association of Poison Centres and Clinical Toxicologists (EAPCCT) mit einer umfassenden Sichtung und Bewertung der wissenschaftlichen Literatur zu diesen Themen. Bereits 1997 wurden die fünf »position statements« zur primären Giftentfernung im Journal of

Maßnahmen bei oralen Verätzungen (Leitlinien der Deutschen Gesellschaft für Kinderchirurgie) *Tab. 4*

- bei kooperativem Patienten reichlich Wasser oder Flüssigkeit zur Verdünnung und Spülung trinken lassen
- kein Erbrechen auslösen
- evtl. sehr vorsichtig Magensonde legen und absaugen, cave: Perforation!
- Schmerzbekämpfung, Schocktherapie
- sofortige Gabe von Kortison (beispielsweise Prednisolon 3 mg/kg KG) verringert Ödeme, wirkt antiphlogistisch und vermindert die Fibroblastenaktivität
- Nahrungskarenz
- Infusionstherapie bis zur Endoskopie

Toxicology – Clinical Toxicology (Band 35, Heft 7) veröffentlicht. Die überarbeiteten Versionen erschienen 2004 (J Toxicol Clin Toxicol 2004; 42(2): 133-143).

Die Positionspapiere besagen: Für kein Verfahren der primären Giftentfernung bestehen hinreichende, durch klinische Studien gesicherte wissenschaftliche Erkenntnisse (»evidence«), dass durch ihren Einsatz die Prognose von vergifteten Patienten verbessert wird. Daher darf keine primäre Giftentfernungsmaßnahme in der Akuttherapie von Vergifteten als unreflektiert angewandte Routinemaßnahme gelten. Jede Maßnahme bedarf der sorgfältig abgewogenen Entscheidung zwischen dem erwarteten Nutzen und dem Komplikationsrisiko im Einzelfall. Der zweite Punkt erscheint sehr wichtig – gerade für Rettungsmediziner.

Das Giftinformationszentrum Nord in Göttingen dazu ergänzend: »Die Datenlage ist unzureichend, um eine kurzzeitig nach Ingestion erfolgende Gabe von Ipecac zu bewerten.«

▶ *Kontroverse Empfehlungen bei oralen Verätzungen*

Auch die Therapieempfehlungen bei oralen Verätzungen sind in der Literatur sehr widersprüchlich. Aus der Primär- und Sekundärliteratur der letzten fünf Jahre stammen folgende Empfehlungen:

- ▶ Verdünnen mit kohlensäurefreiem Wasser,
- ▶ kein Verdünnen mit Wasser, da es zu einer exothermen (wärmefreisetzenden) Reaktion kommen kann,
- ▶ kein Verdünnen, aber Gabe von säurebindenden Mitteln (Antacida),
- ▶ keine Neutralisationsversuche,
- ▶ Trinken von Milch, damit das Eiweiß des Magens geschont wird,
- ▶ Trinken von Eiermilch,
- ▶ kein Trinken von Milch oder Eiern, da geronnenes Eiweiß zu Übelkeit führen kann.

Schaut man sich die Empfehlungen zur Gabe von Kortisonpräparaten nach oralen Verätzungen an, findet man analog kontroverse Empfehlungen. Darauf soll an dieser Stelle nicht eingegangen werden.

Die meisten Verätzungen werden durch menschliches Fehlverhalten verursacht. Aus Eitelkeit oder Bequemlichkeit wird die Schutzbrille vergessen oder aus Unachtsamkeit der Toilettenreiniger nicht vor Kindern gesichert. Die beste Therapie vor Verätzungen ist die Vorbeugung. Soweit der örtliche Rettungsdienst in seinem Bereich einen entsprechenden Betrieb als »potenziellen Kunden« hat, sollte er ggf. bereits vorbeugend Hinweise zur Arbeitssicherheit geben. »Überholen Sie ruhig, wir schneiden Sie raus« ist ein gern benutzter Aufkleber auf dem privaten Pkw von Rettungsprofis. »Arbeiten Sie ruhig ohne Schutzbrille, wir spülen effizient«, sollte in jedem Labor hängen.

Um Licht in das Dunkel zu bringen, führte RETTUNGSDIENST ein Gespräch mit Dr. Dieter Müller, Arzt und Mitarbeiter am Giftinformationszentrum Nord in Göttingen. Das Interview führte Matthias Bastigkeit.

RETTUNGSDIENST: Herr Dr. Müller, soll nun bei einer oralen Verätzung verdünnt werden oder nicht?

Müller: Ziel ist es, die Substanz in konzentrierter Form von der vergleichsweise empfindlichen Speiseröhrenschleimhaut in den Magen fortzuspülen. Dies gilt zum Beispiel für konzentriertes Natriumhydroxid. Es ist in vielen Backofen-/Grill- und Abflussreinigern enthalten. Das Argument, dass sich Ätzmittel dabei erhitzen, ist richtig, steht jedoch bei den Mengenverhältnissen im Regelfall nicht im Vordergrund. Man verabreicht kohlensäurefreies Wasser in kleinen Schlucken und kann dabei gleichzeitig den Schluckakt beurteilen.

RETTUNGSDIENST: Welche Menge Wasser sollte verwendet werden?

Müller: Mehr als 200 bis 300 ml sollten es nicht sein. Bei deutlich größeren Mengen kann ein Dehnungsreiz ausgelöst werden, der zum unerwünschten Erbrechen führt. Bei sehr stark konzentrierten Säuren und Laugen wären sowieso große Mengen notwendig, um den pH-Wert erheblich zu steigern bzw. zu senken.

RETTUNGSDIENST: Was ist mit dem Ratschlag, säurebindende Mittel (Antacida) statt Wasser zur Verdünnung anzuwenden?

Müller: Es ist nicht auszuschließen, dass sich dabei Gase bilden, die zu einer Magenruptur oder zu Erbrechen führen können. Grundsätzlich gilt: keine Neutralisationsversuche.

RETTUNGSDIENST: In einem renommierten Fachbuch für innere Medizin wird empfohlen, direkt nach der Ätzmittelaufnahme Erbrechen auszulösen. Sinnvoll oder gefährlich?

Müller: In dem Positionspapier zum induzierten Erbrechen wird eindeutig ausgeführt, dass Erbrechen grundsätzlich nicht nach der Einnahme von Ätzmitteln ausgelöst werden sollte! Auch wenn sich für fast alle Situationen individuelle Ausnahmen konstruieren lassen, ist das Risiko einer erneuten Verätzung oder möglichen Aspiration hoch.

RETTUNGSDIENST: Dass Kohle bei Verätzungen kontraindiziert ist, hat sich herumgesprochen. Dennoch auch bitte hierzu Ihr Statement!

Müller: Eine Gabe von Kohle ist nach Ätzmitteleinnahme nicht hilfreich, weil sie Säuren und Laugen kaum bindet. Vielmehr entsteht ein zusätzliches Aspirationsrisiko und eine eventuell notwendige (Notfall-) Endoskopie wird erschwert.

Fragen

1. Bei welcher Verätzung handelt es sich um die schwerwiegendste Form?
a. Säuren
b. Laugen
c. Lösungsmittel
d. Wasserstoffperoxid

2. Welche Aussage zum Reaktionsprodukt von Ätzmitteln ist richtig?
a. Säure und Eiweiß reagieren zu einer Seife.
b. Lauge und Eiweiß reagieren zu einer Seife.
c. Lauge und Fett reagieren zu einer Seife.
d. Säure und Eiweiß bilden einen Zucker.

3. Wer bildet was?
a. Bei einer Säurenverätzung kommt es zu einer Kolliquationsnekrose.
b. Bei einer Laugenverätzung kommt es zu einer Koagulationsnekrose.
c. Bei einer Laugenverätzung kommt es zu einer Kolliquationsnekrose.
d. Bei einer Säurenverätzung kommt es zu einer Konzentrationsnekrose.

4. Welche Aussage zu Flusssäure ist richtig?
a. Flusssäureverätzungen dürfen wegen der exothermen Reaktion nicht gespült werden.
b. Bei einer Verätzung mit Flusssäure kommt es zu einer Kolliquationsnekrose.
c. Da Flusssäure eine Säure ist, kommt es bei einer Verätzung zu einer Koagulationsnekrose.
d. Verätzungen mit Flusssäure schmerzen bereits zu Beginn sehr stark.

5. Flusssäure bildet unlösliche Komplexe mit ...
a. Eisen.
b. Kalzium.
c. Kalium.
d. Silizium.

6. Ein Patient hat versehentlich Natronlauge getrunken, was tun Sie?
a. Erbrechen auslösen.
b. Kohle zur Giftbindung verabreichen.
c. Mit kohlensäurehaltigen Mineralwasser verdünnen, Säure neutralisiert die Lauge.
d. Mit Leitungswasser verdünnen.

7. Welche Menge wird zum Verdünnen nach einer oralen Verätzung verabreicht?
a. 20-30 ml
b. 200-300 ml
c. 20-30 dl
d. 2.000-3.000 ml

8. Welche Aussage zu einer oralen Säurenverätzung ist richtig?
a. Neutralisiert wird mit 5 ml Natriumhydrogencarbonat oral.
b. Neutralisiert wird mit 50 ml Natriumhydrogencarbonat i.v.
c. Neutralisiert wird mit Antacida.
d. keine Neutralisationsversuche

9. Was ist die häufigste Ursache für Verätzungen?
a. menschliches Fehlverhalten
b. Laborexplosionen
c. Chemieunfälle im Straßenverkehr
d. Unfälle mit Batteriesäure durch falschen Ladevorgang

10. Welche Aussage zur Verätzungssymptomatik ist richtig?
a. Bei Verätzungen mit Säuren fühlt sich die Haut seifig an.
b. Bei Verätzungen mit Salpetersäure färbt sich die Haut gelb.
c. Kohlensäure reagiert mit der Haut exotherm.
d. Ameisensäure ist eine anorganische Säure.

Antworten

▶ Antworten

1 Apoplektischer Insult: der »Blitzschlag im Gehirn«

1. Welche Aussage zur TIA ist richtig?
a. Hierbei handelt es sich um eine neurologische Störung, die sich innerhalb von 24 h vollständig zurückbildet.

2. Wie hoch ist die Zahl der Kinder, die jährlich einen Apoplex erleidet?
c. 300-500 Kinder

3. Was versteht man unter der Penumbra?
a. Den an den Infarktkern angrenzenden gefährdeten Bereich beim Apoplex.

4. Welches Symptom deutet auf einen hämorrhagischen Insult hin?
b. Pupillendifferenz (Anisokorie)

5. Welche Aussage zu den Maßnahmen ist richtig?
b. Bei syst. RR-Werten < 130 mmHg sollte das Rettungsfachpersonal 500-1.000 ml kristalloide Lösung zügig infundieren.

6. Welche Aussage zur Blutdruckregulation ist richtig?
c. Blutdruckwerte < 110 mmHg syst. bedürfen einer umgehenden Therapie durch einen Notarzt.

7. Die frühzeitige Bewertung des neurologischen Zustandes erfolgt durch ...
a. die Erhebung des GCS und der Seitenzeichen.

8. Die Temperaturerhöhung im Rahmen des Apoplex ...
c. sollte bereits präklinisch zum Einsatz von Paracetamol führen.

9. Welche Aussage zur Intubation/Beatmung ist richtig?
c. Eine kontrollierte Hyperventilation bewirkt zwar eine Senkung des Hirndrucks, kann jedoch zu einem gefährlichen Abfall der Hirndurchblutung führen.

10. Welche der folgenden Aussagen ist richtig?
a. Vor einem optimalen Behandlungserfolg steht ein frühzeitiger Behandlungsbeginn.

2 Asthma bronchiale: Ursachen, Symptome, Massnahmen

1. Welche pathophysiologische Trias liegt einem Asthma bronchiale zugrunde?
c. Bronchokonstriktion, Hypersekretion, Ödem der Bronchialschleimhaut

2. Die Atemnot resultiert aus …
c. Bronchokonstriktion.

3. Salbutamol ist ein …
b. Beta-2-Sympathomimetikum.

4. Wie hoch wird Salbutamol bei einem akuten Asthmaanfall eines Erwachsenen zur inhalativen Applikation initial dosiert?
b. 5 mg

5. Welche Formen des nicht allergischen Asthma gibt es nicht?
b. Barbiturat-Asthma

6. Wobei handelt es sich um Anzeichen für einen schweren Asthmaanfall?
a. Zyanose

7. Welche Aussagen zur Intubation und Beatmung sind richtig?
c. Sie lösen nicht das Atmungsproblem, ermöglichen jedoch den Einsatz stark bronchodilatatorischer Präparate.

8. Kortison ist im Rahmen des akuten Asthmaanfalls …
b. sinnvoll, da es die Entzündung, die ursächlich ist, unterdrückt.

9. Wie sollte ein Patient mit einem akuten Asthmaanfall gelagert werden?
a. Ansprechbare Patienten sollten in OHL 60-90° zum Einsatz der Atemhilfsmuskulatur gelagert werden

10. Welches Medikament eignet sich besonders, aufgrund seiner zusätzlichen bronchodilatatorischen Wirkung, bei einem Asthmaanfall zur Narkoseinleitung?
d. Ketamin

3 Neugeborenen-Management im Rettungsdienst

1. Aus welchem Grund ist es wichtig zu überprüfen, ob die Fruchtblase bereits eröffnet ist?
b. Es besteht die Gefahr des Nabelschnurvorfalls, wenn die Schwangere weiterhin läuft.

2. Liegt die Pulsfrequenz bei einem deprimierten Neugeborenen < 60/min, ist umgehend ...
b. die Thoraxkompression einzuleiten.

3. Das Freimachen der Atemwege beim Neugeborenen wird erreicht durch ...
c. Lagerung des Kopfes in Neutralposition sowie Anheben des Unterkiefers mit dem Esmarch-Handgriff.

4. Der Begriff »Gestationsalter« bezeichnet ...
c. das Schwangerschaftsalter in Wochen.

5. Wann wird ein Neugeborenes als übertragen bezeichnet?
d. Die Geburt liegt nach der 42. Schwangerschaftswoche (SSW).

6. Der Begriff Mekonium bezeichnet ...
d. Darminhalt vor der Geburt, auch »Kindspech« genannt.

7. Ein Neugeborenes mit den Parametern: Herzfrequenz 80/min, zyanotische Extremitäten, rosiger Körperstamm, das Neugeborene schreit und bewegt sich träge, erhält eine Gesamtpunktzahl nach APGAR Score von ...
a. 7 Punkten.

8. Der Begriff »Asphyxie« bezeichnet ein Kind, das ...
d. keinen tastbaren Puls aufweist.

9. Welcher der nachfolgenden Parameter wird nicht im APGAR Score erhoben?
d. Atemreflexe

10. Beim Absaugen des Neugeborenen darf kein Sog über ...
c. – 0;2 bar verwendet werden.

4 Akutes Koronarsyndrom: Ursachen, Symptome, Massnahmen

1. Welche Aussage zur EKG-Diagnostik beim ACS ist richtig?
c. Deutliche Infarktzeichen im EKG sind gegeben bei: ST-Streckenhebungen von ≥ 0,1 mV in mindestens 2 zusammenhängenden Extremitätenableitungen und/oder ≥ 2 mV in mindestens 2 zusammenhängenden Brustwandableitungen.

2. Welche Aussage zum Begriff des »akuten Koronarsyndroms« ist richtig?
b. Mit dem Begriff werden die lebensbedrohlichen Phasen der KHK definiert – instabile Angina pectoris, Myokardinfarkt und plötzlicher Herztod.

3. Welche Aussage zur Gabe von Niroglyzerin ist richtig?
c. Die Gabe erfolgt im Rahmen des ACS nur dann, wenn der systolische RR > 100 mmHg beträgt.

4. Was versteht man unter einer Vorlastsenkung?
b. eine Verminderung des venösen Rückstroms

5. Was ist ein Myokardinfarkt?
a. Eine Unterversorgung eines Myokardareals mit Sauerstoff, die zu einer Nekrose führt, wenn das Gefäß nicht rechtzeitig wiedereröffnet wird.

6. Welche Maßnahme ist bei einem ACS besonders wichtig?
d. Sauerstoffgabe

7. Welche Aussage zur Akut-PTCA ist richtig?
d. Sie sollte der Lyse vorgezogen werden, wenn sie innerhalb von 90 min nach Eintreffen des Notarztes durchgeführt werden kann.

8. Ziel der medikamentösen Therapie beim ACS ist …
b. die Begrenzung der Infarktgröße.

9. Unter einem Pardee-Q versteht man …
c. ein deutliches Q, das neben dem infarzierten Areal während der Erregung sichtbar wird.

10. Die Oberkörperhochlagerung beim ACS bewirkt …
a. die Erleichterung der Atmung, gerade bei adipösen Patienten.

5 Das 12-Kanal-EKG: Standardableitungen im Rettungsdienst

1. Welche Aussage zum Summenvektor ist korrekt?
c. Wenn der Summenvektor genau senkrecht zur Ableitungsebene steht, sieht man auf dem EKG keinen Ausschlag mehr.

2. Welche Aussage zu den Ableitungen ist richtig?
d. Zu den Einthoven-Ableitungen gehören I, II und III.

3. Welche Aussage zu den Elektrodenpositionen bei der Brustwandableitung ist korrekt?
c. V6, im 5. ICR auf der mittleren Axillarlinie.

4. Welche Aussage zu den EKG-Ableitungen ist korrekt?
a. Bei den Ableitungen nach Goldberger bilden jeweils zwei Elektroden zusammen den negativen Pol.

5. Welche Aussage zum normalen EKG ist korrekt?
a. Die PQ-Strecke entspricht der Zeit von stattgefundener Sinusknotenerregung bis zum Beginn der Ventrikeldepolarisation.

6. Welche Aussage zum 12-Kanal-EKG beim Myokardinfarkt ist korrekt?
c. Eine signifikante ST-Strecken-Hebung ist in den Extremitätenableitungen vorhanden, wenn die ST-Strecke mehr als 1 mV von der isoelektrischen Linie erhoben ist.

7. Welche Aussage zum 12-Kanal-EKG ist korrekt?
b. Wichtig für die Interpretation und Bewertung eines Infarktes im EKG ist die Suche nach sicheren Infarktzeichen.

8. Welche Aussage zur ST-Streckenhebung ist korrekt?
c. Eine signifikante ST-Streckenhebung muss in den Extremitätenableitungen größer als 1 mV sein.

9. Welche Aussage zum 12-Kanal-EKG beim Infarkt ist korrekt?
b. Bei Bedarf können die sechs Brustwandableitungen mit weiteren Ableitungen, z.B. V7, V8, V9, ergänzt werden.

10. Welche generelle Aussage zur EKG-Ableitung ist nicht korrekt?
a. Der negative Ausschlag vor einer R-Zacke heißt S-Zacke.

▶ Antworten Zertifizierte Fortbildung

6 Einsatzdokumentation im Rettungsdienst: Ein Mittel zur Qualitätsverbesserung?

1. Welche Aussage zur Einsatzdokumentation ist richtig?
c. Die Dokumentation wird zunehmend auch im gesundheitsökonomischen Bereich genutzt.

2. Eine Dokumentation ist ...
a. sinnvoll bei allen Einsätzen.

3. Wie lange müssen ärztliche Dokumentationen nach Abschluss der Behandlung aufbewahrt werden?
b. 10 Jahre

4. Welche Aussage zu Abkürzungen innerhalb der Einsatzdokumentation ist richtig?
c. Abkürzungen können zu Missverständnissen führen.

5. Was bedeutet die Bezeichnung MIND innerhalb der Einsatzdokumentationsformen?
a. MIND bezeichnet einen Kerndatensatz, über den vergleichbare Daten aus unterschiedlichen Protokollen erhoben werden können.

6. Welche Aussage zur nachträglichen Bearbeitung des Protokolls ist richtig?
c. Nachträgliche Änderungen einzelner Durchschläge sind unzulässig.

7. Welche Beschreibung des Patientenstatus findet sich in NACA Stufe IV?
d. akute Lebensgefahr nicht auszuschließen.

8. Welche der nachfolgenden Aussagen ist falsch?
a. In allen Bundesländern ist eine Dokumentationspflicht für den Rettungsassistenten im Rettungsdienstgesetz festgeschrieben.

9. Welche Aussage zur Beweislastumkehr ist richtig?
b. Sie führt dazu, dass nicht mehr der Patient ein Verschulden des Behandelnden beibringen muss, sondern der Behandelnde nachweisen muss, dass er fachlich korrekt gehandelt hat.

10. Welche Aussage zur Dokumentation ist richtig?
d. Dokumentation dient auch dem Schutz des Patienten.

7 Vergiftungen: Zum Stand der präklinischen Therapie

1. Welche Aussage ist richtig?
c. Beim Abbau von Glukose entsteht im Organismus nutzbare Energie in Form von ATP sowie Wasser und Kohlendioxid als Stoffwechselprodukte.

2. Welche Aussage zu Zyanidvergiftungen ist richtig?
b. Das bei der Gabe von Natriumthiosulfat in Rhodanid umgewandelte Zyanid kann als wasserlöslicher Komplex über die Nieren ausgeschieden werden.

3. Welche Aussage ist richtig?
a. Unter Antidottherapie versteht man eine direkte Inaktivierung oder Antagonisierung des Giftes.

4. Welche Aussage ist richtig?
c. Etwa 10% aller Rettungsdiensteinsätze sind direkt oder indirekt auf toxische Einwirkungen zurückzuführen.

5. Welche Aussage ist richtig?
a. Eine Asservierung ist für eine nähere und exaktere Giftbestimmung nötig.

6. Welche Aussage zur Giftnotrufzentrale ist richtig?
b. Die meisten Giftnotrufzentralen sind unter der Ortsvorwahl + 19240 erreichbar.

7. Welche Aussage zum Eigenschutz ist richtig?
c. Patienten in stark verrauchten Gebäuden dürfen nur durch die Feuerwehr mit Atemschutz gerettet werden.

8. Welche Aussage zur Giftentfernung ist richtig?
d. Bewusstseinsgetrübte Patienten benötigen vor der Magenspülung eine qualifizierte Sicherung der Atemwege.

9. Welche Aussage zur Kohlenmonoxidvergiftung ist richtig?
c. Nach CO-Vergiftungen ist die Hyperbare Therapie (Druckkammer) das Mittel der Wahl.

10. Welche Aussage ist richtig?
a. Antidote können in ihrer Wirkung mitunter schneller nachlassen als das noch vorhandene Gift.

▶ Antworten   Zertifizierte Fortbildung

8 »Bretter, die die Welt bedeuten«: Das Spineboard

1. In den USA wird zur Rettung Wirbelsäulenverletzter standardisiert eingesetzt:
c. das Spineboard.

2. Ein Spineboard aus Kunststoff bietet gegenüber einem aus Holz gefertigten folgenden Vorteil:
d. Schwimmfähigkeit.

3. Nachteil des Spineboard ist:
b. der hohe Trainingsaufwand des Personals.

4. Während des Transportes kann der Patient auf dem Spineboard liegen gelassen werden. Tolerabel sind Zeiten:
a. bis zu 60 Minuten.

5. Bei der »Lagerung aus Bauchlage« auf dem Spineboard ...
c. fixiert der Teamleiter mit beiden Händen den Kopf.

6. Bei der »Lagerung des stehenden Patienten« ...
a. kann der Patient alternativ auch während der Standphase fixiert werden.

7. Bei der Rettung eines Wirbelsäulenverletzten aus dem Fahrzeug ...
d. sollte neben einem Immobilisationskragen auch ein KED-System angelegt werden.

8. Die schnelle Rettung eines Wirbelsäulenverletzten ohne Verwendung von Hilfsmitteln wie dem Spineboard, dem KED-System o.Ä. darf nur durchgeführt werden beim ...
c. kreislaufinstabilen Patienten.

9. Die Fixierung des Patienten auf dem Spineboard ...
a. ist auch für den Kopf immer sicherzustellen.

10. Das Spineboard ...
b. stellt eine sinnvolle Ergänzung des vorhandenen Materials dar.

▶ Antworten Zertifizierte Fortbildung

9 Pathophysiologie, Symptome und Primärversorgung des Schocks

1. Welche Antwort trifft *nicht* zu? Beim hypovolämischen Schock kommen folgende Symptome vor:

b. Abnahme der Atemfrequenz infolge Sauerstoffmangels und metabolischer Azidose.

2. Beim Verbrennungs-Verbrühungstrauma …

a. können durch Katecholaminfreisetzung normotensive Blutdruckwerte erreicht werden.

3. Bei der Infusionstherapie …

a. verteilen sich kristalloide Lösungen rasch zwischen Interstitium und Intravasalraum.

4. Welche Symptomatik findet sich *nicht* bei einer anaphylaktischen Reaktion im Stadium III?

a. Herz-Kreislauf-Versagen

5. Was trifft *nicht* zu? Der traumatisch-hypovolämische Schock …

b. tritt nur bei Verbrühungen auf.

6. Der anaphylaktische Schock …

b. stellt eine immunologisch vermittelte Sofortreaktion vom Typ I dar.

7. Patienten im neurogen/spinalen Schock …

b. können supportiv mit Katecholaminen behandelt werden.

8. Was trifft *nicht* zu? Starke Schmerzen …

d. können meist ausreichend durch NSAID behandelt werden.

9. Was trifft *nicht* zu? Beim anaphylaktischen Schock sollte der Rettungsassistent wie folgt vorgehen:

d. großzügig mit der Pharmakotherapie ab Stadium II beginnen

10. Der spinale Schock …

a. tritt meist bei Verletzungen oberhalb des 5. Brustwirbelkörpers auf.

▶ Antworten   Zertifizierte Fortbildung

10 Präklinische Narkose in der Rettungsmedizin, Teil I

1. Narkose ist ein durch Zufuhr von Narkotika …
b. induzierter reversibler Zustand.

2. Welches Problem bei der präklinischen Narkose/Narkose im Rettungsdienst trifft nicht zu?
c. stabile Vitalfunktion

3. Welches Organ ist durch Hypoxie-vermittelte Mediatoreffekte und damit folgender Gewebsschädigung am wenigsten betroffen?
b. Milz

4. Ein folgenschweres Problem beim Einsatz von Narkosemedikamenten ist nicht …
d. der Tinnitus.

5. Ein durch Schmerz, Stress und Angst erhöhter Sympathikotonus …
a. erhöht den Sauerstoffverbrauch.

6. Eine Indikation zur Intubation besteht zunächst nicht bei …
b. dem Myokardinfarkt.

7. Welches Narkosezubehör muss nicht bei jeder Intubation vorbereitet sein?
d. Larynxmaske

8. Welche Medikamentengruppe ist zur Narkose nicht notwendig?
c. Antiemetikum

9. In der Rettungsmedizin eingesetzte Hypnotika sollten welche Eigenschaft besitzen?
a. kurze Anschlagzeit

10. Das Medikament mit der geringsten Auswirkung auf das Herz-Kreislauf-System ist:
c. Etomidate

▶ Antworten   Zertifizierte Fortbildung

11 Präklinische Narkose in der Rettungsmedizin, Teil II

1. Wodurch kann die sichere Tubuslage eindeutig verifiziert werden?
c. Kapnometrie

2. Wie wird ein Patient bei V.a. HWS-Verletzung intubiert?
d. durch In-Line-Immobilisation durch einen Helfer

3. Wie groß ist der Sauerstoffspeicher der Lunge unter Sauerstoffatmung?
c. ca. 3.000 ml

4. Wie wird der Patient vor der Narkoseeinleitung mit Sauerstoff aufgesättigt?
c. durch eine ausreichende Präoxygenierung mittels dichtsitzender Sauerstoffmaske mit Reservoirbeutel und hohem Sauerstoffflow.

5. Was macht der Helfer, wenn der Larynxeingang *nicht* einstellbar ist?
a. BURP-Manöver einleiten

6. Was sollte während der Narkoseeinleitung *nicht* parallel durchgeführt werden, um wertvolle präklinische Zeit zu sparen?
b. Basischeck auf weitere Verletzungen

7. Welcher der alternativen Atemwege stellt nach Anlage einen sicheren Aspirationsschutz dar?
d. Kombitubus

8. Wenn der Larynxeingang bei der Intubation *nicht* einsehbar ist, dann …
b. ist die Lagerung des Patienten zu optimieren.

9. Die »Cannot ventilate, cannot intubate«-Situation ist …
d. oft durch einen gut trainierten Algorithmus für Atemwegsmanagement zu beherrschen.

10. Wie hoch wird die Erfolgsrate einer endotrachealen Intubation mit der Intubationslarynxmaske angegeben?
b. ca. 97 %

▶ Antworten   Zertifizierte Fortbildung

12 Schrittmacher, AICD und implantierbare Ereignisrekorder

1. Was gehört nicht zu einem Zweikammer-Schrittmachersystem?
c. Koronarvenensinussonde

2. Welches Antiarrhythmikum ist das Medikament der Wahl bei Patienten im »Electrical Storm« mit einem implantierten Defibrillator (AICD) und eingeschränkter linksventrikulärer Pumpfunktion?
c. Cordarex® (Amiodaron)

3. Welcher Schrittmacherkomplikation ist die typische Spätkomplikation?
a. Batterieerschöpfung

4. Bei einem Twiddler-Syndrom handelt es sich um ...
c. die Rotation des Schrittmacheraggregates um die Elektroden mit Störungen der Schrittmacherstimulation und/oder Signalerkennung.

5. Welche Abkürzung beschreibt den Zeitpunkt für einen elektiven Schrittmacheraggregatwechsel bei Batterieerschöpfung?
c. ERT

6. Welcher der folgenden Zustände kann ein Oversensing bedingen?
a. Isolationsdefekt

7. Welche Aussage trifft zu?
b. Bei einem VVI-Schrittmacher handelt es sich um einen Schrittmacher mit einer Kammerelektrode.

8. Welche Aussage zum Schrittmachersyndrom trifft zu?
d. Es kommt zum Verlust der Vorhofsystole und zum plötzlichen Druckanstieg im Vorhof mit einem damit verbundenen reflektorischen Blutdruckabfall.

9. Welche Maßnahme ist bei einem Totalausfall des Schrittmacheraggregates bei einem Patienten ohne suffizienten Eigenrhythmus am erfolgversprechendsten?
c. nicht-invasive, transkutane Schrittmacheranwendung

10. Bei Patienten mit einem implantierten Defibrillator (AICD) trifft folgende Aussage zu:
d. Durch antitachykardes Pacing (ATP) kann eine ventrikuläre Tachykardie auch ohne Schockabgabe terminiert werden.

13 Analgetika im Rettungsdienst: Allgemeine Aspekte

1. Was versteht man unter einem Analgetikum?
a. schmerzstillendes Mittel

2. Das ideale Analgetikum für die präklinische Notfallmedizin sollte folgende Eigenschaft besitzen:
d. gute Steuerbarkeit

3. Welche Basismaßnahme einer präklinischen Schmerztherapie ist sinnvoll?
a. ruhiges, souveränes Auftreten

4. Wie sollte eine adäquate präklinische Schmerztherapie erfolgen?
b. intravenös

5. Metamizol ist Analgetikum der ersten Wahl bei …
a. Patienten mit Koliken.

6. Auf welches Analgetikum sollte man präklinisch bei Kindern generell verzichten?
c. Acetylsalicylsäure

7. Die klassische Indikation zur präklinischen Therapie mit Acetylsalicylsäure besteht bei …
d. Patienten mit akutem Koronarsyndrom.

8. Welches der folgenden Analgetika wird oft bei Kindern wegen seiner geringen therapeutischen Breite überdosiert?
c. Paracetamol

9. Bei welcher der unten genannten Medikamentenüberdosierung ist N-Acetylcystein das Antidot der ersten Wahl?
d. Paracetamol

10. Welche der folgenden Substanzen gehört pharmakologisch nicht zur Gruppe der »peripheren Analgetika«?
c. Butylscopolamin

14 Analgetika im Rettungsdienst: Zentral wirksame Substanzen

1. Was sind Opioidanalgetika?
c. natürliche oder synthetische Substanzen mit morphinartigen Eigenschaften

2. Welcher der folgenden Wirkstoffe unterliegt dem BTM-Gesetz?
c. Piritramid

3. Sie werden als NAW-Besatzung zu einem 65-jährigen Notfallpatienten gerufen, der über stärkste retrosternale Schmerzen mit Ausstrahlung in den linken Arm klagt. Der Blutdruck beträgt 90/60 mmHg, die Herzfrequenz liegt bei 100/min. Welches Analgetikum wäre hier Mittel der Wahl?
c. Morphin

4. Sie werden als RTH-Besatzung zu einem schweren Verkehrsunfall angefordert. Am Unfallort finden Sie einen polytraumatisierten Patienten vor, der bewusstlos und kreislaufinstabil ist. Sie stellen die Indikation zur Narkoseeinleitung und Intubation. Welches Medikament würde sich in dieser Situation im Rahmen der Narkoseeinleitung anbieten?
b. Ketamin

5. Warum sollte Ketamin *nicht* bei spontan atmenden Patienten mit isoliertem Schädel-Hirn-Trauma und stabilen Kreislaufverhältnissen benutzt werden?
c. wegen der Erhöhung des Hirndruckes

6. Warum sollte bei einer Atar-Analgesie auch Atropin gegeben werden?
c. um die Hypersalivation und Vagusaktivität zu dämpfen

7. Welche Eigenschaft macht Morphin beim akuten Lungenödem zu einer wichtigen Therapieoption?
c. Vorlastsenkung

8. Welche Eigenschaft trifft für die Substanz Tramadol zu?
d. unterliegt nicht dem BTM-Gesetz

9. Was ist typisch für die Trias der Opioidüberdosierung?
b. Atemstörung bis Atemstillstand

10. Welche Substanz wird als Antidot bei der Opioidüberdosierung verwendet?
a. Naloxon

15 Reanimation nach den gültigen Leitlinien des ERC

1. Für die Diagnostik des Kreislaufstillstands unter Rettungsdienstbedingungen gilt folgende Aussage:
c. Die gesamte Diagnostik sollte maximal 10 Sekunden dauern.

2. Welche Aussage ist richtig?
c. Bei Kindern liegt der Druckpunkt im unteren Drittel des Sternums.

3. Für die Beatmung von erwachsenen Reanimationspatienten gilt welche der folgenden Aussagen?
b. Das empfohlene Beatmungszugvolumen beträgt 500-600 ml.

4. Welche Maßnahme wird bei einem Bolusgeschehen nicht mehr durchgeführt?
a. das blinde Auswischen des Mundes

5. Welche der folgenden Aussagen zur Defibrillation ist richtig?
a. Es kann zu Bränden kommen, daher wird die Einhaltung bestimmter Sicherheitsregeln empfohlen.

6. Welche Aussage zum Reanimationsalgorithmus gilt nicht?
d. Bei Erfolglosigkeit eines Defibrillationsversuchs werden vor weiteren Maßnahmen maximal zwei weitere Schocks abgegeben.

7. Welche der folgenden Aussagen zur Gabe von Medikamenten ist richtig?
b. Die Standarddosis von Adrenalin für die Reanimation von Erwachsenen lautet 1 mg i.v. alle 3-5 min.

8. Welche der folgenden Abkürzungen ist fehlerhaft interpretiert?
c. ROSC ist der Zeitpunkt, an dem die Helfer eintreffen (»Rescue team on the scene«).

9. Welche der folgenden Aussagen zur Kinderreanimation ist richtig?
a. Bei einem schwach tastbaren Puls von 50/min darf unter bestimmten Umständen reanimiert werden.

10. Welches Medikament kann bei einer Asystolie erwogen werden?
d. Atropin

▶ Antworten Zertifizierte Fortbildung

16 Postexpositionelle HIV-Prophylaxe im Rettungsdienst

1. Wie hoch ist das durchschnittliche Infektionsrisiko einer HIV-Infektion nach einer Stichverletzung?
  d. 0,3%

2. Was muss man nach einer Stichverletzung als Erstes machen?
  c. durch Druck auf die Umgebung (nicht direkt auf den Stich) der Stichverletzung eine Blutung induzieren

3. Was sollte man nach der Kontamination eines Auges am besten machen?
  c. sofort ausgiebig mit einer 2,5-prozentigen PVP-Jodlösung (oder im Verhältnis 1:2 mit Wasser verdünnter normaler PVP-Jodlösung) spülen

4. Wann ist eine medikamentöse Postexpositionsprophylaxe sinnvoll?
  c. nach Stichverletzung mit einer HIV-kontaminierten Nadel

5. Eine medikamentöse Postexpositionsprophylaxe ist noch sinnvoll, wenn die Exposition nicht mehr als wie viele Stunden zurück liegt?
  a. 72

6. Die medikamentöse Prophylaxe sollte über wie viele Tage erfolgen?
  d. 28

7. Durch eine medikamentöse Postexpositionsprophylaxe wird das Risiko einer HIV-Infektion um mindestens wie viel Prozent gesenkt?
  b. 80

8. Was muss geschehen, damit jeder RD-Mitarbeiter zu jeder Zeit weiß, was er bei einer Stichverletzung tun muss?
  c. Der ärztliche Leiter des Rettungsdienstbereiches gibt »Standard Operating Procedures« (SOP) heraus, in denen das Vorgehen klar geregelt ist. Diese sind jederzeit zugänglich.

9. Wie kann man zu jeder Zeit sicherstellen, dass die benötigten Medikamente zur Verfügung stehen?
  b. Die Medikamente werden im Vorfeld beschafft und an einem jederzeit zugänglichen Ort, z.B. im Büro des Wachleiters, gelagert.

10. Das höchste Risiko einer HIV-Infektion besteht bei …
  d. Kanülenstichverletzungen mit einer Hohlnadel.

17 Der hypothermische Notfall: Ein Einsatz mit vielen Facetten

1. Was ist das Steuerzentrum der Thermoregulation?
a. Hypothalamus

2. Welche zwei Hormone führen zur Wärmeproduktion?
b. Serotonin und Noradrenalin

3. Ab welcher Temperatur spricht man von einer Hypothermie?
c. < 35 °C

4. Zu welcher Gegenregulation kommt es zunächst bei absinkender Körperkerntemperatur?
b. Vasokonstriktion und Tachykardie

5. Bei welcher Temperatur ist ein Überleben über einen längeren Zeitraum (ohne Hilfsmittel) im Wasser möglich?
a. > 25 °C

6. Was versteht man unter dem Begriff »Bergungstod«?
d. Durch Lageänderungen wird vermehrt kaltes Schalenblut an den Körperkern abgegeben.

7. Was versteht man unter dem Begriff »After Drop«?
c. Nach der Kälteexposition gibt der Körperkern vermehrt Wärme an die Schale ab.

8. Wann ist die Intubation und anschließende Beatmung des hypothermen Patienten indiziert?
b. bei Bewusstlosigkeit, Ateminsuffizienz und/oder schweren Begleitverletzungen

9. Das Stadium II der Erfrierung wird auch bezeichnet als ...
d. Dermatitis congelationis.

10. Bei der Erfrierung kommt es in schweren Fällen zu einer Abnahme der Durchblutung um bis zu ...
c. 90%.

▶ Antworten Zertifizierte Fortbildung

18 Tauchunfälle: die Physik bestimmt den Notfall

1. Beim Abtauchen nimmt der Umgebungsdruck um welchen Wert zu?
c. pro 10 Meter um 1 bar

2. Welche der folgenden physikalischen Gesetze spielen beim Tauchen eine wesentliche Rolle?
b. die Gesetze von Boyle-Mariotte, Henry, Gay-Lussac, Dalton, Charles

3. Druckbedingte Schädigungen beim Tauchen können an folgenden Organen oder Stellen auftreten:
a. Mittelohr, Nasennebenhöhlen, Innenohr, Gehörgang, Augen, Zähne, Haut, Lunge, Darm

4. Welche der folgenden Aussagen ist richtig?
a. Ein Lungenriss ruft in der Regel sehr schnell Symptome hervor.

5. Welche der folgenden Aussagen ist richtig?
c. Eine Dekompressionskrankheit kann bis zu 48 Stunden nach dem Ende des Tauchgangs auftreten.

6. Welche der folgenden Aussagen ist richtig?
a. O_2 kann unter Druck toxische Wirkungen haben, die Grenze liegt bei 1,6 bar.

7. Welche der folgenden Aussagen ist richtig?
a. Beim Tauchen mit normaler Pressluft liegt die absolute Tiefengrenze bei ca. 70 m.

8. Bei der Versorgung eines verunfallten Tauchers sind folgende Maßnahmen angezeigt:
d. A-B-C, Sauerstoffgabe, Anlage eines periphervenösen Zugangs, Lagerung in Flachlage oder stabiler Seitenlage, Monitoring.

9. Zu den Symptomen einer Dekompressionserkrankung können gehören:
a. Schwellungen, Hautrötung, Juckreiz (Taucherflöhe), Gelenk- und/oder Muskelschmerzen (bends), Störungen des zentralen Nervensystems, Schmerzen in der Brust, Hustenreiz (chokes), massive Atemnot, Bewusstlosigkeit.

10. Zu den Symptomen eines Lungenüberdruckunfalls können gehören:
d. Atemnot, milde neurologische Ausfälle bis zur Halbseitenlähmung, Bluthusten, Kopfschmerzen, Bewusstlosigkeit, Schock.

19 Gynäkologische Notfälle

1. Bei welchem Grad einer Placenta praevia findet sich eine komplette Bedeckung des Muttermundes?
d. Placenta praevia totalis

2. Welche Form der Placenta praevia gibt es?
d. P.p. totalis

3. Was bezeichnet die Abkürzung SIH?
b. schwangerschaftsinduzierte Hypertonie

4. Ein Cervixkarzinom ist ...
c. etwas, das bei Frauen zu einer gefährlichen Blutung führen kann.

5. Wo nistet sich das befruchtete Ei bei einer Extrauteringravidität am häufigsten ein?
c. Tube

6. Was bezeichnet man in der Gynäkologie als Stieldrehung?
d. eine Situation, in der es zu einer Verdrehung z.B. des Eierstocks aufgrund einer schnellen Drehbewegung kommt

7. Welche Aussage ist richtig?
a. Der Mutterpass stellt bei Schwangerschaften eine wichtige Informationsquelle dar.

8. Was wird als Abort bezeichnet?
c. die ungewollte Schwangerschaftsbeendigung vor der 28. SSW

9. Die Aufgabe der Plazenta ist:
a. Versorgung des Fetus mit Nährstoffen über den mütterlichen Blutkreislauf.

10. Was ist ein Vena-cava-Kompressionssyndrom?
a. In der Rückenlage drückt der Uterus auf die Vena cava inferior gegen die links darunter verlaufende Wirbelsäule.

▶ Antworten Zertifizierte Fortbildung

20 Der anaphylaktische Schock

1. Der anaphylaktische Schock ist ...
a. die stärkste Reaktion des Körpers auf eine Allergie.

2. Welche Symptome finden sich im Stadium III einer anaphylaktischen Reaktion nicht?
a. Herz-Kreislauf-Stillstand

3. Welche Aussage in Bezug auf den Auslöser einer anaphylaktischen Reaktion ist richtig?
b. Prinzipiell kann jeder Stoff in unserer Umwelt ein Auslöser sein.

4. Welche Aussage ist richtig?
d. Das Wort Anaphylaxie bedeutet im weitesten Sinne »Schutzlosigkeit«.

5. Für welchen der genannten Vorgänge ist Histamin nicht verantwortlich?
c. Schmerzen

6. Wie sollte der Patient mit einem anaphylaktischen Schock gelagert werden?
b. in Schocklage, wenn er ansprechbar ist

7. Die empfohlene Adrenalin-Dosierung beim Erwachsenen im anaphylaktischen Schock beträgt ...
a. 0,1 mg i.v.

8. Adrenalin im Rahmen des anaphylaktischen Schocks sollte vom Rettungsassistenten eingesetzt werden ...
b. ab dem Stadium 2, wenn sich nach 1.000 ml kristalloider Lösung noch keine Besserung eingestellt hat.

9. Welche Aussage zu Antihistaminika ist richtig?
d. Es wird die Kombination eines H_1- und H_2-Blockers empfohlen.

10. Welche Aussage zur anaphylaktischen Reaktion ist richtig?
d. Die anaphylaktische Reaktion sollte nicht unterschätzt werden, da sie innerhalb von Minuten zum Tode führen kann.

21 Behandlung von Extremitätenfrakturen – Schienungssysteme im Überblick

1. Welches Schienungssystem wird auch als In-Line-Traction-Schiene bezeichnet?
c. KTD-System

2. Welche der folgenden Verletzungen ist nicht mit einem der beschriebenen Systeme optimal zu schienen?
d. Oberschenkenhalsfrakuren, HWS-Verletzungen und Beckenfrakturen

3. Mit welchem Schienungssystem ist eine dauerhafte Extension der betroffenen Extremität möglich?
c. KTD-System

4. Woraus besteht die Oberfläche einer Vakuumschiene?
b. vinylbeschichtetes Nylon

5. Welche Frakturart lässt sich besonders gut mit einer In-Line-Traction-Schiene behandeln?
a. mediale Femurfrakturen

6. Welche Zugkraft zur Extension sollte beim Donway-Traction-System angewendet werden?
b. 10-17 kg

7. Welche der genannten Maßnahmen ist vor jeder Frakturversorgung an der betroffenen Extremität durchzuführen?
d. Überprüfung der Durchblutung, der nervalen Versorgung und der motorischen Funktion

8. Welche Frakturen sollten nicht mit einem Prosplint-System geschient werden?
a. offene Frakturen III. Grades

9. Welches der genannten Schienungssysteme wird in Deutschland am meisten angewendet?
c. Pneumatische Schiene

10. Worin besteht der Nachteil der Vakuumschienen?
c. Zusammenziehen der Schiene mit nachfolgendem Luftspalt

22 Verletzungen im Bereich von Mund, Kiefer und Gesicht

1. Einen Patienten mit Unterkiefertrümmerfraktur muss man wie folgt lagern:
c. auf dem Bauch, der Kopf darf dabei nicht aufliegen

2. Eine Massenblutung aus der Nase in Kombination mit einer LeFort-I-Fraktur ...
d. muss mit einer Nasentamponade und gleichzeitiger Kompression des Oberkiefers gegen die Schädelbasis gestillt werden.

3. Ein sicheres Frakturzeichen ist:
b. Krepitation.

4. Bei einer Unterkieferluxation erfolgt die Reposition nach folgendem Schema:
d. nach unten und dann nach hinten drücken.

5. Bei einem Patienten mit Unterkiefertrümmerfraktur darf man nicht ...
a. den Kopf überstrecken.

6. Wenn der Oberkiefer nicht mehr fest mit der Schädelbasis verbunden ist, handelt es sich um eine ...
c. Fraktur der Klasse LeFort I.

7. Die Kieferklemme bei einer Jochbeinfraktur kommt zustande durch ...
a. Einklemmung des M. temporalis.

8. Unter einem Hyposphagma versteht man ...
c. eine Einblutung in die Sklera.

9. Bei der LeFort-II-Fraktur ist ...
b. die Maxilla abgelöst.

10. Bei einer Phlegmone besteht folgende Gefahr:
c. Verlegung der Atemwege.

23 Verletzungsmechanismen bei Pkw-Unfällen

1. Das entscheidende Kriterium für die Gefährlichkeit eines Unfalles ist ...
b. die Zeit, in der die Geschwindigkeit auf Null verzögert wurde.

2. Unter Organkollision versteht man ...
b. die Kollision der inneren Organe gegen ihre Begrenzungen im Körper.

3. Folgende Aussage über Airbags ist korrekt:
d. Airbags schützen in Kombination mit einem Sicherheitsgurt vor Verletzungen.

4. Kopfstützen sind richtig eingestellt, wenn ...
c. der obere Rand der Kopfstütze mit der Kopfoberkante in einer Höhe ist.

5. Ein Pkw hat sich mit ca. 100 km/h überschlagen. Der Fahrer steht bei Eintreffen Ihres Rettungsteams am Straßenrand und gibt an, nicht verletzt zu sein. Die Leitstelle ersucht Sie dringend um Lagemeldung, da Ihr RTW zu einem weiteren Notfall disponiert werden soll. Wie verhalten Sie sich?
c. Die Geschwindigkeit und der Fahrzeugüberschlag erfordern eine genaue Untersuchung des Patienten und eine weitere Abklärung im Krankenhaus – unabhängig vom aktuellen Bild des Patienten.

6. Welche Deformierungen müssen Sie beachten, um ein Verletzungsausmaß richtig abzuschätzen?
a. Deformierungsgrad des Fahrzeugs, Schäden in der Fahrzeugkabine, Verletzungsmuster des Patienten

7. Bis zu welcher Geschwindigkeit können Airbags bei korrekt angelegtem Dreipunktgurt vor Kopf- und Thoraxverletzungen schützen?
c. 60 km/h

8. Bei einem Frontalaufprall sind folgende Verletzungen typisch:
b. Schädel-Hirn-Trauma, HWS-Verletzungen, Verletzungen im Thorax bzw. Abdomen

9. Die Information »Verkehrsunfall« im Protokoll ist ...
d. nicht ausreichend, weil Informationen über Art der Kollision, Fahrzeugtyp, geschätzte Geschwindigkeiten, Ausmaß der Fahrzeugdeformation außen und innen, verwendete Sicherheitseinrichtungen, Funktion und Position des Patienten usw. fehlen.

10. Personen, die aus einem Fahrzeug herausgeschleudert werden, ...
b. haben eine statistisch gesehen 25-fach erhöhte Letalität.

24 Toxikologie der Ätzmittel: Behandlungsstrategien

1. Bei welcher Verätzung handelt es sich um die schwerwiegendste Form?
b. Laugen

2. Welche Aussage zum Reaktionsprodukt von Ätzmitteln ist richtig?
c. Lauge und Fett reagieren zu einer Seife.

3. Wer bildet was?
c. Bei einer Laugenverätzung kommt es zu einer Kolliquationsnekrose.

4. Welche Aussage zu Flusssäure ist richtig?
b. Bei einer Verätzung mit Flusssäure kommt es zu einer Kolliquationsnekrose.

5. Flusssäure bildet unlösliche Komplexe mit ...
b. Kalzium.

6. Ein Patient hat versehentlich Natronlauge getrunken, was tun Sie?
d. Mit Leitungswasser verdünnen

7. Welche Menge wird zum Verdünnen nach einer oralen Verätzung verabreicht?
b. 200-300 ml

8. Welche Aussage zu einer oralen Säurenverätzung ist richtig?
d. keine Neutralisationsversuche

9. Was ist die häufigste Ursache für Verätzungen?
a. menschliches Fehlverhalten

10. Welche Aussage zur Verätzungssymptomatik ist richtig?
b. Bei Verätzungen mit Salpetersäure färbt sich die Haut gelb.

Anhang

Literatur

1 Apoplektischer Insult: Der »Blitzschlag im Gehirn«
1. Adler S (2003) *Zeitliche Darstellung des Zellunterganges.* In: Peters O, Runggaldier K (2003) Algorithmen im Rettungsdienst. Urban & Fischer bei Elsevier, München, Jena

2 Asthma bronchiale: Ursachen, Symptome, Maßnahmen
1. Adler S (2005) *Trias der Atemnot.* In: Peters O, Runggaldier K (2005) Algorithmen im Rettungsdienst, 2. Aufl. Urban & Fischer bei Elsevier, München, Jena

3 Neugeborenen-Management im Rettungsdienst
1. Flake F, Scheinichen F (2005) *Kindernotfälle im Rettungsdienst.* Springer Verlag, Wien, Heidelberg, New York
2. Lutomsky B, Flake F (2003) *Leitfaden Rettungsdienst,* 3. Aufl. Urban & Fischer, München, Jena
3. Markenson DS (2002) *Pediatric Prehospital Care.* Brady, Prentice Hall, NAEMT, New Jersey
4. American Academy of Pediatrics (2000) *Textbook Pediatric Education for Prehospital Professionals.* Jones and Bartlett Publishers, Sudbury Massachusetts
5. Enke K, Knacke PG (Hrsg.) (2005) *LPN – Lehrbuch für präklinische Notfallmedizin,* Band 3, 3. Aufl. Stumpf + Kossendey, Edewecht
6. Sitzmann FC (2002) *Pädiatrie,* 2. Aufl. MLP Duale Reihe, Thieme

4 Akutes Koronarsyndrom: Ursachen, Symptome, Maßnahmen
1. Deutsche Gesellschaft für Kardiologie (2004) *Leitlinien: Akutes Koronarsyndrom (ACS). Teil 1: ACS ohne persistierende ST-Hebung.* Z. Kardiol. 93:72–90
2. Deutsche Gesellschaft für Kardiologie (2004) *Leitlinien: Akutes Koronarsyndrom (ACS). Teil 2: Akutes Koronarsyndrom mit ST-Hebung.* Z. Kardiol. 93:324–341
3. Arntz H-R, Gulda D, Tebbe U (Hrsg) (2002) *Notfallbehandlung des akuten Koronarsyndroms.* Springer, Berlin, Tokio
4. Klinge R (2002) *Das Elektrokardiogramm.* Thieme, Stuttgart, New York
5. Kosters J et al. (2004) *Präklinische Notfalltherapie beim akuten Koronarsyndrom – Beschreibung eines aktuellen Standards nach EBM-Kriterien.* Der Notarzt 20:3–9
6. Andresen D, Bahr J, Kettler D (Hrsg.) (2004) *Reanimation – Empfehlungen für die Wiederbelebung.* Deutscher Ärzte-Verlag, Köln
7. Peters O, Runggaldier K (2005) *Algorithmen im Rettungsdienst,* 2. Aufl. Urban & Fischer bei Elsevier, München, Jena
8. *Pocket-Leitlinien Akutes Koronarsyndrom (ACS) der Deutschen Gesellschaft für Kardiologie* (2004), www.dkg.org

9. SCHLECHTRIEMEN T, LACKNER CK, MOECKE H ET AL. (2003) *Präklinische Versorgung von Patienten mit akutem Coronarsyndrom, akutem Schlaganfall, schwerem Schädel-Hirn-Trauma und Polytrauma. Empfehlungen zur Dokumentation und Datenauswertung im Rahmen des Qualitätsmanagements.* Notfall & Rettungsmedizin 3:175–188
10. OBERDISSE E, HACKENTHAL E, KUSCHINSKY K (Hrsg.) (2001) *Pharmakologie und Toxikologie.* Springer, Berlin, Tokio

5 Das 12-Kanal-EKG: Standardableitungen im Rettungsdienst

1. HAAS R, AMBERG SC (1992) *Physiologie,* 12., erw. Aufl. Jungjohann, Neckarsulm, Stuttgart
2. KLINKE R, SILBERNAGL S (Hrsg.) (1996) *Lehrbuch der Physiologie.* 2., neugest. und überarb. Aufl. Thieme, Stuttgart, New York
3. THEWS G, MUTSCHLER E, VAUPEL P (1989) *Anatomie, Physiologie, Pathophysiologie des Menschen,* 3., völlig neu bearb. und erw. Aufl. Wissenschaftliche Verlagsgesellschaft, Stuttgart
4. FLEMMING A (Hrsg.) (2005) *LPN – Lehrbuch für präklinische Notfallmedizin,* Band 1, 3., überarb. Aufl. Stumpf + Kossendey, Edewecht
5. HAMPTON RJ (2000) *EKG leicht gemacht,* 8. Aufl. Urban & Fischer, München, Jena
6. HORACEK T (1998) *Der EKG-Trainer.* Thieme, Stuttgart
7. PHALEN T (1996) *The 12-Lead ECG – In Acute Myocardial Infarction.* Mosby Lifeline, St. Louis
8. HAVERKAMP W, BREITHARDT G (2003) *Moderne Herzrhythmustherapie.* Thieme, Stuttgart

6 Einsatzdokumentation im Rettungsdienst

1. HECKL R (2004) *Mit freundlichen Grüßen ... Sprachdummheiten in der Medizin.* Steinkopf, Darmstadt
2. KILL C, ANDRÄ-WELKER M (2004) *Referenzdatenbank Rettungsdienst Deutschland. Bundesanstalt für Straßenwesen,* Bergisch Gladbach
3. KÜHN D, LUXEM J, RUNGGALDIER K (Hrsg.) (2004) *Rettungsdienst.* Urban & Fischer bei Elsevier, München
4. PETERS O, RUNGGALDIER K (Hrsg.) (2005) *Algorithmen im Rettungsdienst.* 2. Aufl. Urban & Fischer bei Elsevier, München
5. REDELSTEINER C (1998) *Papierkrieg.* Rettungsmagazin 5:64–70
6. SCHLECHTRIEMEN T, LACKNER CK, MOECKE H ET AL. (2003) *Präklinische Versorgung von Patienten mit akutem Coronarsyndrom, akutem Schlaganfall, schwerem Schädel-Hirn-Trauma und Polytrauma. Empf. zur Dokumentation u. Datenauswertung im Rahmen des Qualitätsmanagements.* Notfall & Rettungsmedizin 3:175–188
7. SCHLECHTRIEMEN T, BURGHOFER K, LACKNER CK, ALTEMEYER K-H (2005) *Validierung des NACA-Score anhand objektivierbarer Parameter.* Notfall & Rettungsmedizin 3:96–108

8. Lutomsky B, Flake F (2003) *Leitfaden Rettungsdienst,* 3. Aufl. Urban & Fischer, München, Jena

7 Vergiftungen: Zum Stand der präklinischen Therapie
1. Silbernagel S, Despopoulos A (2003) *Taschenatlas Pathophysiologie,* 6. Aufl. Thieme, Stuttgart
2. Hündorf HP, Rupp P (Hrsg.) (2005) *LPN – Lehrbuch für präklinische Notfallmedizin,* Band 2, 3. Aufl. Stumpf + Kossendey, Edewecht
3. Siegentaler W (1997) *Klinische Pathophysiologie,* 8. Aufl. Thieme, Stuttgart
4. Böhmer R, Schneider T, Wolcke B (2005) *Taschenatlas Rettungsdienst,* 5. Aufl. Naseweis, Mainz
5. Ludewig R et al. (1999) *Akute Vergiftungen,* 9. Aufl. Wissenschaftliche Verlagsgesellschaft, Stuttgart
6. Lutomsky B, Flake F (2003) *Leitfaden Rettungsdienst,* 3. Aufl. Urban & Fischer, München, Jena

8 »Bretter, die die Welt bedeuten«: Das Spineboard
1. Norman E. Mc Swain (Hrsg.) (1999) *Basic and Advanced Prehospital Trauma Life Support,* 4. Aufl. NAEMT, Mosby Inc., St. Louis
2. Butman AM, Martin SW, Vomacka RW, Mc Swain NE (1995) *Comprehensive Guide to Pre-Hospital Skills, Emergency Training.* Ohio
3. McSwain NE, White RD, Paturas JL, Metcalf WR (1997) *The Basic EMT, Comprehensive Prehospital Patient Care,* Mosby, St. Louis
4. Lutomsky B, Flake F (2003) *Leitfaden Rettungsdienst,* 3. Aufl. Urban & Fischer, München, Jena
5. Schou J, Kiermayer H, Ummenhofer W, Herion HP (2001) *In search of the most suitable technique for truncal spinal immobilization with associated radiography.* European Journal of Emergency Medicine 8:89–92
6. Peters O, Runggaldier K (2006) *Algorithmen im Rettungsdienst,* 3. Aufl. Urban & Fischer bei Elsevier, München, Jena

9 Pathopysiologie, Symptome und Primärversorgung des Schocks
1. Alderson P, Schierhout G, Roberts I et al. (2000) *Colloids versus crystalloids for fluid resuscitation in critically ill patients.* Cochrane Database Syst Rev (2) CD 000567
2. Adams H, Baumann G, Cascorbi I et al. (2004) *Empfehlungen zur Diagnostik und Therapie der Schockformen der IAG Schock der DIVI.* www.divi-org.de
3. Eckart J, Forst H, Buchardi H (2004) *Intensivmedizin. Kompendium und Repetitorium zur interdisziplinären Weiter- und Fortbildung.* 8. Erg.-Lfg., Ecomed
4. Eckart J, Forst H, Buchardi H (2002) *Intensivmedizin. Kompendium und Repetitorium zur interdisziplinären Weiter- und Fortbildung.* 1. Erg.-Lfg., Ecomed

5. N.N. (2000) *The international Guidelines 2000 for CPR and ECC – A consensus on science. Part 8: Advanced Challenges in Resuscitation. Section 3: Special Challenges in ECC. 3D: Anaphylaxis.* Resuscitation 46:285–288
6. BERNHARD M, GRIES A, KREMER P. ET AL. (2005) *Präklinisches Management von Rückenmarksverletzungen.* Der Anaesthesist 54:357–376
7. OSTERWALDER JJ, EYMARD M (2000) *Aggressive oder restriktive Volumentherapie beim Mehrfachverletzten?* Der Notarzt 16:51–55
8. HINKELBEIN J, THOME C, GENZWÜRKER H ET AL. (2003) *Präklinische Anwendungsmöglichkeiten hypertoner Infusionslösungen beim Patienten mit Schädel-Hirn-Trauma.* Anästhesiol. Intensivmed. Notfallmed. Schmerzther. 38:143–150

10 + 11 Präklinische Narkose in der Rettungsmedizin, Teile I und II

1. PSCHYREMBEL W (1994) *Klinisches Wörterbuch,* 257. Aufl. de Gruyter, Berlin, 1036
2. DEITCH EA (1992) *Multiple Organ failure: pathophysiology and potential future therapy.* Ann Surg 216:117–133
3. BEAL AL, CERRA FB (1994) *Multiple organ failure in the 1990s. Systemic inflammatory response and organ dysfunction.* JAMA 271:226–233
4. PARIS A, PHILIPP M, TONNER PH ET AL. (2003) *Activation of alpha 2B-adrenoceptors mediate the cardiovascular effects of etomidate.* Anesthesiology 99:889–895
5. CAPLAN RA, BENUMOF JL, BERRY FA ET AL. (2002) *ASA Task Force on Difficult Airway Management (2002) Practice guidelines for management of the difficult airway.* www.asahq.org/publicationsandservices, Abruf July 2004
6. LANGERON O, MASSO E, HURAUX C, GUGGIARI M, BIANCHI A, CORIAT P, RIOU B (2000) *Prediction of difficult mask ventilation.* Anesthesiology 92:1229–1236
7. OCKER H, WENZEL V, SCHMUCKER P, STEINFATH M, DÖRGES V (2002) *A comparison of the laryngeal tube with the laryngeal mask airway during routine surgical procedures,* Anesth. Analg. 95:1094–1097
8. CAPONAS G (2002) *Intubating laryngeal mask airway.* Anaesth Intensive Care 30:551–569
9. COOK Y-T, SUN M-S, WU H-S (2003) *Randomized crossover comparison of the ProSealTM laryngeal mask airway with the Laryngeal Tube® during anaesthesia with controlled ventilation.* Br J Anaesth 91:678–683
10. URTUBIA R, AGUILA C, CUMSILLE M (2000) *Combitube: a study for proper use.* Anesth Analg 90:958–962
11. GAITINI L, VAIDA S, MOSTAFA S, YANOVSKI B (2001) *The combitube in elective surgery.* Anesthesiology 94:79–82

12 Schrittmacher, AICD und implantierbare Ereignisrekorder

1. LEMKE B, NOWAK B, PFEIFFER D (2005) *Leitlinien zur Herzschrittmachertherapie. Arbeitsgruppe Herzschrittmacher der Deutschen Gesellschaft für Kardiologie.* Düsseldorf

2. LUTOMSKY B, FLAKE F (2003) *Leitfaden Rettungsdienst,* 3. Aufl. Urban & Fischer, München, Jena
3. SENNING A (1983) *Cardiac pacing in retrospect.* Am J Surg 145:733–739
4. COOLEY DA (2000) *In memoriam. Tribute to Ake Senning, pioneering cardiovascular surgeon.* Tex Heart Inst J 27(3):234–235

13 Analgetika im Rettungsdienst: Allgemeine Aspekte

1. MAIER B (1998) *Analgesie und Sedierung.* Notfall und Rettungsmedizin 1:49–63
2. LINDENA G (2002) *Kinderschmerzen – Schmerzenskinder.* Manuelle Medizin 40:50–52
3. KONTOKOLLIAS JS, REGENSBURGER D, RUPPRECHT H (1997) *Arzt im Rettungsdienst.* Stumpf + Kossendey, Edewecht, Wien
4. KAROW T, LANG R (2004) *Allgemeine und Spezielle Pharmakologie und Toxikologie.* Druckerei F. Hansen, Bergisch-Gladbach
5. MUTSCHLER E ET AL. (2001) *Arzneimittelwirkungen – Lehrbuch der Pharmakologie und Toxikologie,* 8. Aufl. Wissenschaftliche Verlagsgesellschaft mbH, Stuttgart
6. KRETZ FJ, SCHÄFFER J (2000) *Anästhesie, Intensivmedizin, Notfallmedizin, Schmerztherapie,* 3. Aufl. Springer, Berlin, Heidelberg, New York
7. LARSEN R (2002) *Anästhesie,* 7. Aufl. Urban & Fischer, München, Jena
8. STRIEBEL HW (2002) *Therapie chronischer Schmerzen,* 4. Aufl. Schattauer, Stuttgart, New York
9. JÖHR M (2004) *Kinderanästhesie,* 6. Aufl. Urban & Fischer bei Elsevier, München
10. SEFRIN P (1998) *Notfalltherapie,* 6. Aufl. Urban und Schwarzenberg, München, Wien, Baltimore
11. HOFMANN-KIEFER K ET AL. (1998) *Qualität schmerztherapeutischer Maßnahmen bei der präklinischen Versorgung akut kranker Patienten.* Anaesthesist 47:93–101
12. RUPP T, DELANEY KA (2004) *Inadequate analgesia in emergency medicine.* Ann Emerg Med 43(4):494–503
13. MÜCKE KH, BEUSHAUSEN T (2001) *Verbrühung und Verbrennung im Kindesalter.* Notfall und Rettungsmedizin 4:184–188
14. KRETZ FJ, BEUSHAUSEN TH (2001) *Das Kinder Notfall Intensiv Buch,* 2. Aufl. Urban & Fischer, München, Jena
15. *Fachinformation zu Perfalgan®* (2004) Bristol-Myers Squibb GmbH Pharmazeutisches Unternehmen, 80809 München

14 Analgetika im Rettungsdienst: Zentral wirksame Substanzen

1. MAIER B (1998) *Analgesie und Sedierung.* Notfall und Rettungsmedizin 1:49–63
2. LINDENA G (2002) *Kinderschmerzen – Schmerzenskinder.* Manuelle Medizin 40:50–52
3. KONTOKOLLIAS JS, REGENSBURGER D, RUPPRECHT H (1997) *Arzt im Rettungsdienst.* Stumpf + Kossendey, Edewecht, Wien

4. KAROW T, LANG R (2004) *Allgemeine und Spezielle Pharmakologie und Toxikologie.* Druckerei F. Hansen, Bergisch-Gladbach
5. MUTSCHLER E ET AL. (2001) *Arzneimittelwirkungen – Lehrbuch der Pharmakologie und Toxikologie,* 8. Aufl. Wissenschaftliche Verlagsgesellschaft mbH, Stuttgart
6. KRETZ FJ, SCHÄFFER J (2000) *Anästhesie, Intensivmedizin, Notfallmedizin, Schmerztherapie,* 3. Aufl. Springer, Berlin, Heidelberg, New York
7. LARSEN R (2002) *Anästhesie,* 7. Aufl. Urban & Fischer, München, Jena
8. STRIEBEL HW (2002) *Therapie chronischer Schmerzen,* 4. Aufl. Schattauer, Stuttgart, New York
9. JÖHR M (2004) *Kinderanästhesie,* 6. Aufl., Urban & Fischer bei Elsevier, München
10. SEFRIN P (1998) *Notfalltherapie,* 6. Aufl. Urban und Schwarzenberg, München, Wien, Baltimore
11. HOFMANN-KIEFER K ET AL. (1998) *Qualität schmerztherapeutischer Maßnahmen bei der präklinischen Versorgung akut kranker Patienten.* Anaesthesist 47:93–101
12. RUPP T, DELANEY KA (2004) *Inadequate analgesia in emergency medicine.* Ann Emerg Med 43(4):494–503
13. MÜCKE KH, BEUSHAUSEN T (2001) *Verbrühung und Verbrennung im Kindesalter.* Notfall und Rettungsmedizin 4:184–188
14. KRETZ FJ, BEUSHAUSEN TH (2001) *Das Kinder Notfall Intensiv Buch,* 2. Aufl. Urban & Fischer, München, Jena
15. *Fachinformation zu Perfalgan®* (2004) Bristol-Myers Squibb GmbH Pharmazeutisches Unternehmen, 80809 München

15 Reanimation nach den gültigen Leitlinien des ERC

1. INTERNATIONAL LIAISON COMMITTEE ON RESUSCITATION (2005) *International Consensus on Cardiopulmonary Resuscitation and Emergency Cardiovascular Care Science with Treatment Recommendations.* Circulation 112 (suppl III): III-1 – III-125
2. INTERNATIONAL LIAISON COMMITTEE ON RESUSCITATION (2005) *International Consensus on Cardiopulmonary Resuscitation and Emergency Cardiovascular Care Science with Treatment Recommendations.* Resuscitation 67:157–341
3. EUROPEAN RESUSCITATION COUNCIL (2000) *International Guidelines 2000 for CPR and ECC.* Resuscitation 46:1–448

16 Postexpositionelle HIV-Prohylaxe im Rettungsdienst

1. *Postexpositionelle Prophylaxe der HIV-Infektion. Deutsch-Österreichische Empfehlungen.* Aktualisierung August 2004. www:rki.de/HIVAIDS/Prophylaxe
2. CENTERS FOR DISEASE CONTROL (1989) *Guidelines for prevention of transmission of human immunodeficiency virus and hepatitis B virus to health-care and public-safety workers.* MMWR 38 (No. S-6)
3. N.N. (2004) *Unfallverhütungsvorschrift (UVV) Grundsätze der Prävention (BGV A1).* Jan. 2004

▶ Literatur Zertifizierte Fortbildung

4. *Prävention blutübertragbarer Virusinfektionen. Leitlinie des Arbeitskreises Krankenhaushygiene der AWMF.* www.hygiene-klinik-praxis.de, ges. am 18.10.2007
5. *Panel on Clinical Practices for Treatment of HIV Infection. Guidelines for the use of antiretroviral agents in HIV-infected adults and adolescents.* http://aidsinfo.nih.gov/guidelines, Abruf 18.10.2007
6. DEUTSCHE AIDS GESELLSCHAFT (DAIG) (2004) *Konsensusempfehlung zur Therapie der HIV-Infektion,* Aktualisierung April 2004. www.rki.de
7. CARDO DM, CULVER DH, CIESIELSKI CA, ET AL. (1997) *A case-control study of HIV seroconversion in health care workers after percutaneous exposure to HIV-infected blood: clinical and public health implications.* N Engl J Med 337:1485–90
8. CENTERS FOR DISEASE CONTROL (1995) *Case-control study of HIV seroconversion in health-care workers after percutaneous exposure to HIV-infected blood – France, United Kingdom, and United States, January 1988-August 1994.* MMWR Morbidity & Mortality Weekly Report 44:929–933

17 Der hypothermische Notfall: Einsatz mit vielen Facetten
1. LUTOMSKY B, FLAKE F (2003) *Leitfaden Rettungsdienst,* 3. Aufl. Urban & Fischer, München, Jena
2. SIEGENTHALER W (2000) *Klinische Pathophysiologie,* 8. Aufl. Thieme, Stuttgart
3. EUROPEAN RESUSCITATION COUNCIL (2005) Guidelines for Resuscitation 2005, Resuscitation 67:Suppl. 1
4. SCHMIDT R, THEWS G (1995) *Physiologie des Menschen,* 26. Aufl. Springer, Berlin, Heidelberg
5. MADLER C, JAUCH K-W, WERDAN K ET AL. (2005) *Das NAW Buch,* 3. Aufl. Urban & Fischer bei Elsevier, München, Jena

19 Gynäkologische Notfälle
1. ENKE K, KNACKE PG (Hrsg.) (2005) LPN – *Lehrbuch für präklinische Notfallmedizin,* Band 3, 3. Aufl. Stumpf + Kossendey, Edewecht
2. LUTOMSKY B, FLAKE F (Hrsg.) (2003) *Leitfaden Rettungsdienst,* 3. Aufl. Urban & Fischer, München, Jena
3. LUXEM J, KÜHN D, RUNGGALDIER K (Hrsg.) (2006) *Rettungsdienst RS/RH.* Urban & Fischer bei Elsevier, München, Wien, Baltimore
4. PETERS O, RUNGGALDIER K (Hrsg.) (2006) *Algorithmen im Rettungsdienst,* 3. Aufl. Urban & Fischer bei Elsevier, München, Jena

20 Der anaphylaktische Schock
1. PETERS O, RUNGGALDIER K (Hrsg.) (2006) *Algorithmen im Rettungsdienst,* 3. Aufl. Urban & Fischer bei Elsevier, München, Jena

21 Extremitätenfrakturen

1. LUTOMSKY B, FLAKE F (1995) *Das Kendrick Traction Device zur Extension von Frakturen.* Rettungsdienst 18: 621–623
2. LUTOMSKY B, FLAKE F (Hrsg.) (2006) *Leitfaden Rettungsdienst,* 4. Aufl. Urban & Fischer bei Elsevier, München, Jena
3. FLAKE F (2004) *In-Line-Traction mit dem Donway Traction Splint®.* Rettungsdienst 27: 334–339

22 Verletzungen im Bereich von Mund, Kiefer und Gesicht

1. GUTWALD R, GELLRICH N-C, SCHMELZEISEN R (2001) *Einführung in die Zahnärztliche Chirurgie.* Urban & Fischer, München, Jena
2. REICHART PA, HAUSAMEN J-E, BECKER J ET AL. (2002) *Curriculum Zahnärztliche Chirurgie,* Bd. 1–3. Quintessenz Verlag, Berlin
3. SCHWENZER N, EHRENFELD M (Hrsg.) (1999) *Zahn- Mund- Kiefer- Heilkunde. Lehrbuch zur Aus- und Fortbildung,* Bd. 1–3, 3. Aufl. Thieme, Stuttgart
4. WIESE KG (2004) *Mund-, Kiefer und Gesichtsschädelverletzungen.* Rettungsdienst 27:1006–1011

23 Verletzungsmechanismen bei Pkw-Unfällen

1. BAHOUTH J (2004) *Characteristics and Crash Factors Producing High-Severity Injuries in Multiple-Impact Crashes.* The George Washington University, Ashburn
2. CAMPBELL JE (2003) *Basic Trauma Life Support for Advanced Providers,* 5. Aufl. Prentice Hall, Upper Saddle River
3. NATIONAL ASSOCIATION OF EMERGENCY MEDICINE (1999) *PHTLS Basic and Advanced Prehospital Trauma Life Support,* 4. Aufl. C.V. Mosby, St. Louis
4. REDELSTEINER C (2004) *Verletzungsmechanismen.* In: Kühn D, Luxem J, Runggaldier K (Hrsg.) Rettungsdienst, 3. Aufl. Urban & Fischer bei Elsevier, München, 719–735
5. REDELSTEINER C, SCHADEN W (2005) *Verletzungsmechanismen.* In: Redelsteiner C et al. (Hrsg.) Handbuch für Notfall- und Rettungssanitäter. Braumüller, Wien, 230–242

Abbildungsnachweis

Beitrag 1
Abb. 1: MHD, Köln
Abb. 3: R. Hermann, Boehringer Ingelheim
Abb. 4: MHD, Köln
Abb. 5: S. Adler, aus: Peters/Runggaldier (2003)

Beitrag 2
Abb. 1 – 2, 4 – 6: MHD, Köln
Abb. 3: S. Adler, aus: Peters/Runggaldier (2005)

Beitrag 3
Abb. 1, 3 – 6: St. Marienhospital, Vechta
Abb. 2: American Heart Association (AHA)
Abb. 7: LPN III, 3. Auflage

Beitrag 4
Abb. 1 – 5: MHD, Lohne
Abb. 6: R. Schnelle
Abb. 7: Prähospitalstudie Ludwigshafen

Beitrag 5
Abb. 1, 3, 5 – 7: F. Flake
Abb. 2, 4: DRK-KV Rheinland-Pfalz
Abb. 8, 9: LPN III, 3. Aufl.
Abb. 10: R. Kleindienst

Beitrag 6
Abb. 1 – 4: MHD Lohne

Beitrag 7
Abb. 1: K. Püschel, LPN IV
Abb. 2, 3, 5, 7: R. Schnelle
Abb. 4: P. Knacke
Abb. 6: U. Mayer

Beitrag 8
Abb. 1 – 6: F. Flake
Abb. 7: Christoph 4, LPN I, 3. Auflage

Beitrag 9
Abb. 1, 3: H. Richter
Abb. 2, 4 – 7: R. Schnelle

Beitrag 10
Abb. 1 – 2: P. Knacke

Beitrag 11
Abb. 1 – 3: R. Schnelle

Beitrag 12
Abb. 1 – 6: B. Lutomsky

Beitrag 13
Abb. 1: T. Viergutz
Abb. 2: F. Flake
Abb. 3, 4: R. Schnelle

Beitrag 15
Abb. 1, 3: F. Flake
Abb. 2: R. Schnelle

Beitrag 16
Abb. 1: BilderBox
Abb. 2, 3: F. Flake

Beitrag 17
Abb. 1: M. Leitner
Abb. 2: LPN III, 3. Aufl.
Abb. 3, 4: B. Domres

Beitrag 18
Abb. 1: OÖRK/W: Asanger
Abb. 2: LPN III, 3. Auflage

Beitrag 19
Abb. 1: R. Schnelle
Abb. 2: O. Peters

Beitrag 20
Abb. 1: Peters/Runggaldier (2006)

Beitrag 21
Abb. 1, 3 – 9: F. Flake
Abb. 2: LPN I, 3. Auflage

Beitrag 22
Abb. 1, 17: P. Knacke
Abb. 2 – 16: M. Stoetzer
Abb. 18: LPN III, 3. Auflage

Beitrag 23
Abb. 1 – 3: P. Knacke

Beitrag 24
Abb. 1: P. Knacke
Abb. 3: LPN III, 3. Auflage

Herausgeber

Frank Flake
Leiter Rettungsdienst, Qualitätsbeauftragter und stv. Leiter Rettungsdienst Malteser Hilfsdienst Bundesebene
Malteser Hilfsdienst gGmbH
Nadorster Str. 133a
26123 Oldenburg
frank.flake@maltanet.de

Prof. Dr. Phil. Klaus Runggaldier
Leiter Malteser Rettungsdienst, Schulleiter Schulungszentrum Nellinghof, Professor für Medizinpädagogik an der SRH Fachhochschule für Gesundheit Gera gGmbH
Malteser Hilfsdienst GmbH
Holdorfer Str. 33
49434 Neuenkirchen-Vörden
klaus.runggaldier@maltanet.de

Thomas Semmel
Dozent im Rettungsdienst,
Ausbildungsleiter Rettungsdienst
Deutsches Rotes Kreuz, KV Gelnhausen
tsemmel@t-online.de

Autoren

Matthias Bastigkeit
Fachdozent für Pharmakologie
Dorfstraße 83
23815 Geschendorf
Bastigkeit@aol.com

Dirk Biersbach
Essensheimer Str. 119a
55128 Mainz
info@dirk-biersbach.de

Univ.-Doz. Dr. Heinz Kuderna
Facharzt für Unfallchirurgie,
Chefarzt des Wiener Roten Kreuzes

Dr. med. Dipl.-Ing. (FH) Boris Lutomsky
Universitäres Herzzentrum gGmbH
Klinik für Kardiologie, Angiologie
Universitätsklinikum Hamburg-Eppendorf
Martinistr. 52
20246 Hamburg
lutomsky@uke.uni-hamburg.de

Christiane Mayer
Oberärztin für Kinder- und Jugendmedizin
mayer@marienhospital-vechta.de

Ulrich Mayer
Dozent in der Erwachsenenbildung,
Lehrrettungsassistent
Bildungsinstitut des DRK-Landesverbandes Rheinland-Pfalz
Bauerngasse 7
55116 Mainz
u.mayer@lehranstalt-rd.drk.de

Paul Müller-Lindloff
Bachelor of Engineering,
Lehrrettungsassistent
Deutz-Mülheimer-Straße 280
51063 Köln
mueller.lindloff@gmx.de

MARKUS NIEMANN
Lehrrettungsassistent
Malteser Hilfsdienst gGmbH
Adenauerring 48
49393 Lohne
markus.niemann@maltanet.de

OLIVER PETERS
Dienststellenleiter
Malteser Hilfsdienst gGmbH
Reselager Rieden 4
49401 Damme
oliver.peters@maltanet.de

STEFAN POLOCZEK
Referatsleiter I E
Senatsverwaltung für Gesundheit, Umwelt
und Verbraucherschutz
Oranienstr. 106
10969 Berlin

MAG. (FH) DSA CHRISTOPH REDELSTEINER
M.Sc., NFS-NKI, Leiter Rettungsdienst Wiener
Rotes Kreuz, Fachwissenschaftlicher Lehrgangsleiter Universitätslehrgang für
Rettungsdienstmanagement
Donau Universität
Nottendorfer Gasse 21
1030 Wien
Österreich
redelsteiner@wrk.at

DR.MED. HANS RICHTER
Charité-Universitätsmedizin Berlin
Klinik für Anäthesiologie und
operative Intensivmedizin
Hindenburgdamm 30
12200 Berlin
hrichter@zedat.fu-berlin.de

DR. MED. PETER RUPP
Chefarzt Notfallzentrum der
Hirslanden Klinken Bern
Schänzlistr. 39
3000 Bern 25
Schweiz
Peter.rupp@hirslanden.ch

DR. WOLFGANG SCHADEN
Facharzt für Unfallchirurgie, Allgemeine
Unfallversicherungsanstalt,
Oberarzt Unfallkrankenhaus Wien Meidling
Österreich

FRANK SCHEINICHEN
Malteser Hilfsdienst GmbH
Schulungszentrum Nellinghof
Holdorfer Str. 33
49434 Neuenkirchen-Vörden
frank.scheinichen@rettungsdienstschule.de

DR. MED. RALF SCHNELLE
Facharzt für Innere Medizin, Notfallmedizin
Malteser Hilfsdienst e.V.
Stadtgeschäftsstelle Stuttgart
Ulmer Straße 231
70327 Stuttgart
ralf.schnelle@malteser-stuttgart.de

DR. MED. ROBERT STANGL
Oberarzt Notfallzentrum
Salem-Spital
Schänzlistr. 39
3000 Bern 25
Schweiz
robert.stangl@hirslanden.ch

CAND. MED. DENT. MARCUS STOETZER
Christian-Albrechts-Universität Kiel
promedica Rettungsdienste
Hanssenstr. 5
24106 Kiel
marcus_stoetzer@web.de

DR. MED. TIM VIERGUTZ
DR.MED. JOCHEN HINKELBEIN
DR. MED. HARALD GENZWÜRKER
Klinik für Anäthesiologie und operative
Intensivmedizin
Universitätsklinikum Mannheim
Theodor-Kutzer-Ufer 1 – 3
tim.viergutz@anaes.ma.uni-heidelberg.de

CARSTEN WASKOW
Vivantes-Klinikum Spandau
Klinik für Anäthesiologie und
operative Intensivmedizin
Neue Bergstraße 6
13585 Berlin